Herderbücherei

Band 1281

Über das Buch

Gewiß kann man als westdeutscher Korrespondent oder sogar Tourist ein sowjetisches Krankenhaus besuchen und vielleicht auch mit einigen Ärzten sprechen. Aber wie lebt ein Arzt nun wirklich in der Sowjetunion? Goljachowski, der Autor dieses Erinnerungsbuches, schildert sein Medizinstudium und seinen Lebensweg als einer der prominentesten Orthopäden der UdSSR. Vor allem seine Ellbogenprothese hat ihn international bekannt gemacht. Mehrere Jahre lang gehörte er zu den Bevorzugten der Sowjetunion, als Arzt hochgestellter Parteifunktionäre. Er wurde von Chruschtschow zu einer medizinischen Untersuchung eingeladen, erfuhr von hochgestellten Persönlichkeiten Einzelheiten über das Sterben Stalins und hatte sogar eine Zeitlang Zugang zu dem Luxus der »Nomenklatura«. Er war ein leidenschaftlicher Arzt und viele Jahre seines Lebens auch ein Sowjet-Patriot. Dennoch stellte er 1977 den Ausreiseantrag. Warum? Die Gründe über seine Wandlung schildert er in diesem ehrlichen und gleichzeitig fesselnden Buch.

Vladimir Goljachowski

Arzt in der Sowjetunion

Übersetzt von
Hans Jürgen Baron von Koskull

Herderbücherei

Veröffentlicht als Herder-Taschenbuch
Die Originalausgabe erschien
unter dem Titel »Russian Doctor«,
bei St. Martins Marck, 175 5th Avenue, New York

Buchumschlag: Werner Bleyer

Herder Freiburg · Basel · Wien
Herstellung: Freiburger Graphische Betriebe 1986
ISBN 3-451-08281-0

FÜR MEINEN SOHN,
EINEN KÜNFTIGEN
AMERIKANISCHEN ARZT

Inhalt

Vorwort

Die Amerikaner glauben, daß alle Russen Kommunisten sind, und die Russen glauben, alle Amerikaner seien Millionäre. Das zeigt, wie wenig sie voneinander wissen.

Ich habe Rußland vor fünf Jahren als 48jähriger erfolgreicher orthopädischer Chirurg verlassen, obwohl ich dort ein für russische Verhältnisse recht angenehmes Leben hätte führen können. Aber ich war kein Kommunist. Und das ist auch der Grund, weshalb ich mich nach einer langen und qualvollen Gewissenserforschung entschloß, auszuwandern. Die Heimat zu verlassen bedeutete den Verlust all dessen, was meinem Dasein bisher einen Sinn gegeben hatte. Es war der Verzicht auf eine angesehene gesellschaftliche Stellung, auf den Erfolg im Beruf, auf ein geordnetes Leben und viele angenehme Dinge, an die ich mich gewöhnt hatte. Was mich zu meinem Entschluß veranlaßt hat, versuche ich in diesem Buch zu erklären. In Amerika habe ich meine Lebensgeschichte und die Erfahrungen, die ich im Lauf eines Vierteljahrhunderts in meiner beruflichen Laufbahn als Arzt mit Menschen und Ereignissen gemacht habe, niedergeschrieben. Alles, was ich hier berichte, entspricht bis auf ein paar Namen, die ich verändert habe, um die heute noch in Rußland lebenden Persönlichkeiten zu schützen, den Tatsachen.

Von hier aus sieht das jenseits des Atlantischen Ozeans gelegene Land, das einmal meine Heimat gewesen ist, wie ein riesiger Eisberg aus. Aus der Entfernung kann der Außenseiter nicht mehr sehen als einen Bruchteil der Wirklichkeit. Aber ich habe die unter der Oberfläche wirkenden Strömungen als Arzt und Schriftsteller nur zu gut gekannt. Als Arzt habe ich engen Kontakt zu Tausenden von Patienten gehabt, vom politischen Führer des Landes, Nikita Chruschtschow, bis zu einem unglücklichen jungen Mädchen, das durch Selbstmord endete. Als Schriftsteller hatte ich mich darin geübt, die einzelnen Persönlichkeiten und die Umstände, unter denen sie leben mußten, genau zu beobachten.

Seit wir Rußland verlassen haben, sind meine Familie und ich auf mancherlei Schwierigkeiten gestoßen, wie sie die meisten Einwanderer erleben. Doch im Lauf von fünf Jahren haben wir uns allmählich an das neue amerikanische Leben in New York gewöhnt. In dieser Stadt kann einen nichts überraschen. Hier gibt es praktisch alles, die verschiedenartigsten Menschen und Dinge. Und doch haben mir viele New Yorker, nachdem ich ihnen etwas über mein bisheriges Leben erzählt hatte, immer wieder die beiden typischen Fragen gestellt: Sind Sie froh, Rußland verlassen zu haben, und gefällt es Ihnen in Amerika?

Nicht alle waren so geduldig, meine Erklärungen bis zum Schluß anzuhören, wenngleich ich versucht habe, mich möglichst präzise und klar auszudrücken (wer ist nicht ständig in Eile?). Wenn der Leser mehr Zeit und Geduld hat, um mein Buch ganz durchzulesen, dann wird es ihm nicht schwerfallen, eine Antwort auf die erste Frage zu finden.

Was nun die zweite Frage betrifft, so kann ich nur sagen, daß ich als Amerikaner bisher noch nicht Millionär geworden bin.

Aber ... das ist eine ganz andere Geschichte.

New York City, 1983 *Dr. Vladimir Goljachowski*

1

Die Familie: Juden und Aristokraten

An einem Augusttag des Jahres 1947 saß ich im Marmorsaal der Zweiten Moskauer Medizinischen Josef Stalin-Akademie an einem langen hölzernen Tisch bei meiner vierten und letzten Aufnahmeprüfung im Fachgebiet Chemie. Ich war siebzehn Jahre alt und hatte eben mein Abitur bestanden. Die Konkurrenz war scharf, denn es gab vier Bewerber für jeden Studienplatz. Jeder von ihnen mußte eine von den auf einem Tisch liegenden Karten mit jeweils drei Fragen ziehen und hatte dann einige Minuten Zeit, über die Antworten nachzudenken.

Etwa ein Fünftel der Bewerber und einige der Professoren, welche die Prüfung abnahmen, waren ehemalige Kriegsteilnehmer. Sie trugen fast alle ihre ordensgeschmückten Uniformen, aber ohne Rangabzeichen. Die meisten von ihnen hatten einfach nicht das Geld, sich Zivilanzüge zu kaufen, aber ihre Auszeichnungen zeigten, daß sie im Kriege tapfere Soldaten gewesen waren.

Neben mir saß ein junger, aber schon grauhaariger Veteran mit acht Ordensbändern und Medaillen auf der Brust. Es fiel ihm ganz offensichtlich schwer, die richtigen Antworten zu finden. Nach all den Jahren, die er im Felde zugebracht hatte, erinnerte er sich nicht mehr an die Formeln und Lehrsätze, die mir noch frisch im Gedächtnis waren. Er tat mir leid, und deshalb flüsterte ich ihm die Antworten zu. Er wiederholte sie leise und versuchte, sie auswendig zu lernen.

Unser Prüfer saß uns gegenüber und tat so, als bemerke er nicht, daß wir miteinander sprachen. Er trug die gleiche Uniform und die gleichen Orden, sah aber doppelt so alt aus. Plötzlich fragte er: »Wo haben Sie das Kriegsende erlebt?«

»In Prag«, antwortete der junge Mann stolz. »Ich war Oberleutnant bei der Panzertruppe.«

»Bei welchem Truppenteil?«

»Bei der dritten Garde-Panzerarmee unter General Rybalko.«

»Warum haben sie das nicht gleich gesagt? Ich war in derselben Armee. Ich war Major in einer Brigade unter General Jakubowskij.«

»Ich war Zugführer in der Nachbarbrigade«, sagte der junge Veteran begeistert. »Wir haben Seite an Seite gekämpft.«

»Seite an Seite!« rief der Prüfer aus. Er sprang auf, um seinen jungen Kameraden zu umarmen. Alle Anwesenden unterbrachen ihre Arbeit und wendeten ihre Blicke den beiden Veteranen zu, die jetzt ihre Stimmen dämpften.

»Hören sie«, sagte der Prüfer, »ich werde Ihnen eine Fünf geben (die beste Note). Kommen sie mit, wir wollen ein Glas zusammen trinken.« Er packte seine Papiere zusammen, stand auf und wollte mit seinem neuen Freund fortgehen. Für mich bedeutete das, daß ich mir eine neue Karte holen und mich einem neuen Prüfer stellen mußte. Deshalb fragte ich:

»Und was ist mit mir?«

»Mit ihnen?« Plötzlich schien er zu verstehen, in eine wie unangenehme Lage er mich gebracht hatte. Er nahm seine Liste aus dem Aktenstoß heraus und notierte irgendetwas neben meinem Namen. Dann ergriff er meine Hand, schüttelte sie und sagte: »Sie haben die Prüfung bestanden. Ich werde ihnen auch eine Fünf geben – denn sie haben einem alten Soldaten, der im Frieden in eine schwierige Situation geraten war, die richtigen Antworten gegeben. Zur Belohnung sollen sie Arzt werden.«

Arm in Arm verließen die beiden Kriegskameraden den Prüfungssaal. Wahrscheinlich würden sie jetzt eine Flasche Wodka austrinken und sich darüber unterhalten, wer von ihren alten Mitkämpfern gefallen und wer noch am Leben war.

Und ich konnte meine Ausbildung als Medizinstudent beginnen.

Nach meiner Zulassung zum Medizinstudium rechnete ich mit entscheidenden Veränderungen in meinem persönlichen Leben. In jenen ersten Nachkriegsjahren erwartete die ganze Bevölkerung der Sowjetunion, daß sich jetzt alles zum Besseren wenden werde. Der Krieg, der ungezählte Millionen das Leben gekostet und unsagbare Leiden verursacht hatte, war ein absoluter Tiefpunkt im Schicksal unseres Landes gewesen. Und jetzt nährten die Regierung und die Medien die allgemeine Hoffnung, daß wir besseren Zeiten entgegengingen.

Der Zweite Weltkrieg hatte auch das Leben unserer Familie entscheidend verändert. Die Jugendjahre meiner Eltern waren vergangen, und ich selbst war zum erwachsenen Mann herangereift. Wir waren glücklich, als mein Vater, July Sak, nach Hause zurückkehrte, nachdem er vier Jahre bei mehreren Armeen als Chefchirurg gedient hatte. Nun nahm er im Alter von 47 Jahren als Oberst mit vierzehn Auszeichnungen seinen Abschied. Er war der erste Arzt und Akademiker in einer großen und armen jüdischen Familie. Die Saks hatten schon seit vielen Generationen in Rußland gelebt und dabei alle die bitteren Erfahrungen machen müssen, welche die Schrecken des russischen Antisemitismus zur Zarenzeit mit sich brachten.

Mein Vater hatte schon in frühester Jugend davon geträumt, Arzt zu werden. Nach der Revolution hatten Juden keine Schwierigkeiten, die Universitäten zu besuchen, und 1926 bestand er sein Abschlußexamen an der Universität von Kasan. Während eines Urlaubs in Suchumi an der Schwarzmeerküste verliebte er sich in die schöne, 26jährige Krankenschwester Augusta Goljachowski, die damals in einem Sanatorium der Gewerkschaften arbeitete. Meine Mutter stammte aus einer alten Adelsfamilie mit einem eindrucksvollen Familienwappen und einer langen militärischen Tradition. Ihre Vorfahren waren seit Generationen Kosakengeneräle gewesen, aber ihr Vater, Wladimir, war Beamter bei der Eisenbahn. Graf Leo Tolstoi war entfernt mit der Familie Goljachowski verwandt, die auch in einigen seiner Werke wie in dem Roman *Krieg und Frieden* erwähnt wird.

Meine Mutter war in einem Internat für adelige Töchter erzogen worden. Alle männlichen Mitglieder ihrer Familie hatten während der Revolution gegen die Kommunisten gekämpft. Viele von ihnen sind dabei gefallen, und andere flohen nach Europa und ließen ihre Gutshäuser und Besitzungen in Rußland zurück. Die wenigen, die in ihrer Heimat blieben, paßten sich dem Leben unter dem neuen Regime an. Meine Mutter wurde Krankenschwester und lebte von einem kümmerlichen Gehalt. Mein Vater verliebte sich leidenschaftlich in sie und machte ihr schon nach einem Monat einen Heiratsantrag. Nach Kasan zurückgekehrt schickte er ihr das Reisegeld, und schon bald folgte sie ihm. Noch heute wundert es mich, daß sie das ihr gewohnte Milieu verlassen und einen jungen Mann aus einer armen jüdischen Familie geheiratet hat.

Die so ganz verschiedenen Lebensumstände hatten den Charakter meiner Eltern geformt. Auf der Seite meiner Mutter waren es die Kosaken gewesen, die über mehr als hundert Jahre die Judenpogrome durchgeführt hatten!

Aber in einer Beziehung glichen sich meine Eltern; sie waren ungeheuer gastfrei und gesellig. Soweit meine Erinnerung zurückreicht, gehörten zu ihrem großen Freundeskreis Leute aus allen Schichten der Bevölkerung; Intellektuelle und Künstler, aber auch ganz einfache Menschen.

Meiner jungen Mutter gefiel es, daß ihr Mann als gebildeter Akademiker gute Berufsaussichten hatte, während mein Vater seine schöne russische Frau bewunderte und stolz darauf war, vor seinen Freunden und Kollegen mit ihr zu glänzen. Meine Geburt am 24. Dezember 1929 in Kasan, auf den Tag genau neun Monate nach der Ankunft meiner Mutter, war für die jüdischen Verwandten meines Vaters ein freudiges Ereignis. Meine russischen Verwandten mütterlicherseits lebten damals in einem ganz anderen, weit von uns entfernten Teil Rußlands.

Ich blieb das einzige Kind meiner Eltern. Die Lebensumstände waren so schwierig, daß sie auf weiteren Nachwuchs verzichteten.

Mein Vater hatte als junger Arzt zwar einen guten Start gehabt, wurde aber wegen seiner Religionszugehörigkeit nicht in die Ärztekammer aufgenommen. Auf der Suche nach einer neuen Arbeitsstelle zogen meine Eltern in die Stadt Gorki, wo mein Vater Chefarzt in einem Krankenhaus wurde und eine bequeme Wohnung mit zwei Schlafzimmern und einem geräumigen Wohnzimmer bezog. Wir mußten diese Wohnung aber schon nach wenigen Monaten räumen, weil der Chef der örtlichen Geheimpolizei ein Auge darauf geworfen hatte. Mein empörter Vater wollte die Sache vor Gericht bringen, aber kluge Freunde rieten ihm davon ab und sagten, es wäre wahrscheinlich das beste für ihn, wenn er die Stadt verließe. Der Chef der Geheimpolizei könnte ihn unter dem Vorwand der politischen Unzuverlässigkeit verhaften oder sogar zum Tode verurteilen lassen. Mein Vater gehörte nicht der kommunistischen Partei an, und dieser Umstand konnte als Gegnerschaft gegen das Regime interpretiert werden.

»Da wir in der Provinz kein Glück haben, laß uns nach Moskau gehen«, schlug meine Mutter vor.

Mein Vater war in einer Provinzstadt aufgewachsen und fürchtete sich vor dem ihm unbekannten Leben in einer Großstadt. Meine Mutter mit ihrer aristokratischen Erziehung sehnte sich dagegen nach den vielen kulturellen Anregungen, die ihr in der russischen Hauptstadt geboten wurden.

Die Pläne meiner Mutter waren unrealistisch, denn sie hatte nicht daran gedacht, daß es in Moskau schwer sein würde, eine Wohnung zu finden. Doch schließlich überließ der ältere Bruder meines Vaters, Michael Sak, uns eines der beiden Schlafzimmer seiner Wohnung in einem zweistöckigen Holzhaus am Rande der Stadt. Dort haben wir fünfundzwanzig Jahre gelebt.

Ich war ein wohlbehütetes und verwöhntes Kind, und die erste Konfrontation mit der Außenwelt war eine schmerzliche Erfahrung für mich. Am 1. September 1937 brachte mich meine Mutter zur Grundschule, wo ich mit dem Familiennamen meines Vaters als Vladimir Sak registriert und in die erste Klasse aufgenommen wurde. Am ersten Schultag stellte unsere Lehrerin den vierzig Jungen und Mädchen der Klasse die folgende Frage: »Kinder, wißt ihr, was eine Nationalität ist?«

Wir bejahten die Frage.

»Ich werde jetzt die verschiedenen Nationalitäten, aus denen unsere Nation besteht, aufrufen, und wer zu der aufgerufenen Nationalität gehört, hebt die Hand.«

Es war ein Spiel, und es gefiel uns.

»Russisch«, sagte sie, und die meisten Kinder hoben die Hand.

Ich war etwas verwirrt, denn ich wußte, daß meine Mutter Russin und mein Vater Jude war. »Ukrainisch«, rief die Lehrerin, und mehrere Kinder hoben die Hand. »Jüdisch« sagte sie, und ich, glücklich darüber, endlich auch an der Reihe zu sein, meldete mich als einziger. Ich weiß noch heute, wie sich die Stimmung in der Klasse plötzlich veränderte. Zuerst wurde es ganz still, und dann brachen die Kinder in lautes Gelächter aus. Sie zeigten mit den Fingern auf mich und riefen, »Sak ist ein Jude, Sak ist ein Jude!« Ich begriff nicht, was das bedeutete. Ich hatte doch ebenso die Hand gehoben wie alle anderen.

»Kinder, ihr dürft Sak nicht auslachen. Die Juden gehören ebenso einer Nationalität an wie alle anderen«, versuchte die Lehrerin die Klasse zu beruhigen, aber in einem nicht sehr überzeugenden Ton. Die Kinder schienen nicht mit ihr einverstanden zu sein. Aber schließlich waren sie still, und ich mußte erschüttert feststellen, daß es weh tut, ein Jude zu sein.

Zu Hause erzählte ich, was vorgefallen war. Mein Vater war sichtlich beunruhigt und bedeckte sein Gesicht mit den Händen. Meine Mutter blieb ganz ruhig und handelte entschlossen. Was sie unternahm, sollte mein ganzes Leben verändern: Sie ging mit mir in eine andere Grundschule und ließ mich dort unter ihrem russischen Namen als Vladimir Goljachowski registrieren. Mein Vater hatte nichts dagegen einzuwenden, sondern hielt diese Maßnahme für notwendig.

Seither hat mich niemand mehr wegen meiner jüdischen Herkunft verspottet, aber die Narbe ist geblieben. Während meines ganzen weiteren Lebens mußte ich meine jüdische Herkunft verleugnen, um in der sowjetischen Gesellschaft akzeptiert zu werden. Ich habe darunter gelitten, und die Menschen, die meine Geschichte kannten, haben mich auch weiterhin als Juden angesehen.

Ich selbst weiß bis heute nicht, ob ich Russe oder Jude bin. Wahrscheinlich bin ich beides.

In unserem kleinen Zimmer stand das Bett meiner Eltern hinter einem Vorhang, meine Großmutter schlief auf einem Klappbett und ich auf ein paar Koffern in einer Zimmerecke. Küche, Toilette und Bad teilten wir nicht nur mit der Familie meines Onkels, sondern auch mit einer dritten Familie, die das dritte Zimmer bewohnte. Unser Kartoffelvorrat lag in der Badewanne, und wir hatten nie genug Holz, um den Herd zu heizen, geschweige denn den Badeofen. Jede Familie hatte ihren eigenen Tisch in der Küche, und darauf stand eine elektrische Heizplatte. Es gab aber nur ein einziges Spülbecken. Im ganzen waren es acht Erwachsene, aber damals mußten die meisten Sowjetbürger mit solchen Wohnverhältnissen vorliebnehmen.

Trotz aller Schwierigkeiten führten wir ein sorgloses und glückliches Leben. Mein Vater verdiente recht gut, und meine Eltern hatten viele gebildete Freunde; Ärzte, Rechtsanwälte, Schauspieler, Schriftsteller und Wissenschaftler. Oft hatten wir bis zu zehn Gäste in unserer kleinen Wohnung. Dann wurden die Möbel auf den Flur gestellt, damit man im Zimmer tanzen konnte. Während dieser Gesellschaften machte ich meine Schulaufgaben im Badezimmer neben den Kartoffeln.

Die zahlreichen jüdischen Freunde meiner Eltern meinten, die Verhältnisse hätten sich seit der Zeit vor dem Kriege kaum gebessert. Während des Krieges war es vielen von ihnen gut gegangen, denn die Kommunisten brauchten ihre besonderen Fähigkeiten so dringend, daß sie in der Regierung und in der Industrie einträgliche Positionen einnehmen durften.

Nun bemühten sich die jüdischen Familien darum, ihren Kindern den Weg zum gesellschaftlichen Aufstieg zu ebnen. Ganz allgemein hatten die Juden das Gefühl, die Greueltaten der Nationalsozialisten hätten den Antisemitismus ein für allemal diskreditiert.

2
Medizinstudium im Stalinismus

Die erste Vorlesung, die ich bei Beginn meines Medizinstudiums hörte, wurde von Professor N. Dubinin in einem mit großen Porträts von Lenin und Stalin geschmückten Hörsaal über den Marxismus-Leninismus-Stalinismus gehalten. Sein Vortrag bestand aus sinnlosen Zitaten und Schlagwörtern und unbewiesenen Lehrsätzen. Natürlich hörte niemand auf dieses Geschwätz, und ich erinnere mich noch genau, daß ich während der ganzen Zeit die hübsche blonde Studentin Lena Kosak anstarrte.

Diese politischen Kurse nahmen während meines sechs Jahre dauernden Medizinstudiums etwa ein Drittel der Studienzeit in Anspruch. Die heiligste aller marxistischen Schriften war damals das vierte Kapitel der *kurzen Geschichte der bolschewistischen Partei,* das angeblich von Stalin persönlich verfaßt worden war.

Dieser Text wurde offiziell mit viel größerer Ehrfurcht behandelt als etwa die Zehn Gebote. Die Studenten mußten ihn auswendig lernen. Natürlich hat es niemand getan, aber es gab auch keinen, der sich geweigert hätte. Die Studenten murmelten die Worte im gleichen Tonfall wie eine Kirchengemeinde ein bekanntes, aber langweiliges Gebet herunterleiert.

Wichtige Nachrichten wurden in Moskau innerhalb weniger Minuten von Mund zu Mund weitergegeben. Die Zeitungen brachten sie oft erst viele Wochen später. Der Sowjetbürger, der sich privat über die Öffentlichkeit interessierende oder politische Nachrichten unterhält, fragt seinen Gesprächspartner, »haben Sie schon gehört?« und nicht »haben Sie gelesen?«

1948 hörte ich zum ersten Mal etwas über die Kampagne gegen sogenannte Kosmopoliten. Sie begann mit Angriffen gegen den Kunstkritiker Jusowskij, einen Juden. Obwohl er zunächst nur einem kleinen Kreis von Intellektuellen bekannt gewesen war, wurde er plötzlich zum Ziel verbreiteter öffentlicher Beschuldigungen, mit denen ihm vorgeworfen wurde, es fehle ihm an der richtigen patriotischen Einstellung, und er sei ein Bewunderer des Westens. In den folgenden Monaten richteten sich die gleichen Vorwürfe gegen Hunderte von Schriftstellern, Wissenschaftler, Schauspielern und Künstlern, die alle als »Kosmopoliten« bezeichnet wurden. Die kommunistische Partei veranstaltete Versammlungen in Fabriken, Instituten, Universitäten, Theatern, Verlagen und in anderen Organisationen, um diese Vorwürfe zu erheben und zu begründen. Die Opfer wurden entlassen, verhaftet und in vielen Fällen in sibirische Arbeitslager verschickt. Die meisten der von den Kommunisten des »Kosmopolitanismus« beschuldigten Personen waren Juden.

Das erste Opfer an unserer Fakultät war der sehr beliebte Professor Dr. Anatoly Geselewitsch, ein fünfzigjähriger Jude und Mitglied der kommunistischen Partei. Er war Chef der Abteilung für topographische Anatomie und Chirurgie und hatte das beste Lehrbuch über sein Fachgebiet geschrieben. Er war ein freundlicher und humorvoller Mann mit einem van-Dycke-Bart. Oft würzte er seinen Vortrag mit witzigen Bemerkungen und lachte gern. Er trug die Uniform eines Obersten der Armee und war Inhaber des Leninordens.

Die Vorwürfe gegen ihn wurden 1948 auf einer Versammlung der Parteimitglieder erhoben. Die Parteisekretärin, Dr. W. Dobrynina (eine Verwandte des sowjetischen Botschafters in den Vereinigten Staaten, Anatoly Dobrynin), eine Biochemikerin, verlas eine Rede über den Kosmopolitanismus von Dr. Geselewitsch. Darin behauptete sie, seine Artikel, Vorlesungen und Lehrbücher propagierten die Thesen westlicher Wissenschaftler auf Kosten russischer und sowjetischer Fachleute. Insbesondere warf sie ihm vor, die Werke des großen russischen Anatomen und Chirurgen aus dem 19. Jahrhundert, Dr. Nikolai Pirogow, nicht zitiert zu haben.

Der Vorfall wurde sehr bald in der ganzen Universität und der Moskauer Ärzteschaft bekannt. Die Menschen, die davon gehört hatten, teilten sich in zwei Lager. Die eine Gruppe, die aus Kommunisten und Russen bestand, besprach die Beschuldigungen ganz offen und stimmte ihnen zu. Die andere, kleinere Gruppe, es waren hauptsächlich Juden, zeigte sich verwirrt und besorgt. Das Auffallende war, daß die Dobrynina die Rede verlesen hatte. Das bedeutete, sie war an höherer Stelle verfaßt worden.

Am folgenden Tag hatte sich die äußere Erscheinung von Dr. Geselewitsch in dramatischer Weise verändert. Gebeugt, mit hängenden Schultern und traurigem Gesicht erschien er zur Vorlesung. In seinen Vorträgen erwähnte er jetzt häufiger auch russische Ärzte, aber was er zu sagen hatte, verlor an Originalität. Sein Sohn Viktor studierte in der gleichen Klasse wie ich, und eines Tages bemerkte ich, daß er Tränen in den Augen hatte.

Auf der nächsten Parteiversammlung wurde das Ergebnis einer Untersuchung behandelt, die ein dazu ernannter Ausschuß durchgeführt hatte. Der Ausschuß bezeichnete Dr. Geselewitsch in seinem Gutachten nicht mehr als Professor, sondern nannte ihn einen »entwurzelten Kosmopoliten«.

Zwei Studenten, die bei Dr. Geselewitsch promoviert hatten, der Russe Juri Lopuchin und der Jude Ilja Mowschowitsch, mit denen ich befreundet war, verteidigten ihn, obwohl beide Kommunisten waren. Es kam zu lauten und heftigen Diskussionen. Schließlich bat Dr. Geselewitsch um die Erlaubnis, sich zu verteidigen. Die Anwesenden berieten den Antrag und gewährten ihm schließlich eine Redezeit von fünf Minuten.

Er sagte: »Ich danke diesem ganzen Kollektiv und besonders der Sekretärin des Parteikomitees für diese wohldurchdachte und grundsätzliche Kritik. Wie Sie wissen, stelle ich das Interesse der Partei und der Nation über alles andere. Aus diesem Grund habe ich die Werke des großen Stalin während meines ganzen Lebens gründlich studiert und befolgt. Ich werde meine ganze künftige Arbeit von seinen Techniken und Ihrer Kritik leiten lassen.«

Die versammelten Kommunisten nahmen seine Worte mit geteilten Gefühlen auf. Die meisten berieten sich eine Zeitlang mit leiser Stimme. Einige von ihnen waren mißtrauisch, andere erleichtert. Dann stand der Student Boris Jelenin auf, um etwas zu sagen. Im Kriege hatte er als Hauptmann in der brutalen Gegenspionageorganisation »Smersch« gedient.

»Wir Studenten«, sagte er, »brauchen keinen Professor, der den Westen verherrlicht und uns auffordert, das gleiche zu tun. Die Partei und der große Genius der Humanität, Genosse Stalin, haben uns gelehrt, daß die ideologische Erziehung unserer künftigen Spezialisten die wichtigste Aufgabe jeder höheren Lehranstalt ist. Wir müssen unser Kollektiv deshalb von solchen vaterlandslosen Kosmopoliten reinigen. Wir müssen und werden es tun. Genossen, wir haben dieses Recht mit unserem Blut an der Front erworben.«

Zunächst sagte niemand ein Wort. Doch dann begann die Parteisekretärin der Region, Jekaterina Furtsewa, die, wie viele glaubten, hinter diesen Beschuldigungen stand, zu applaudieren. Auch Dr. Valentina Dobrynina applaudierte, und schließlich klatschten auch alle anderen. Sogar Lopuchin und Mowschowitsch taten so, als schlössen sie sich dem Beifall an. Dr. Geselewitsch sah sich in der Runde um, und da alle seine Kollegen und Parteigenossen in die Hände klatschten, tat er schließlich das gleiche.

Aber seine Unterwerfung half ihm nichts. Schon nach wenigen Tagen wurde er aus der Partei ausgeschlossen und entlassen. Wir, die Studenten, schwänzten, wenn irgendmöglich, die Vorlesungen seines Nachfolgers.

Dr. Geselewitsch konnte ein ganzes Jahr keinen neuen Arbeitsplatz finden. Schließlich wurde er in einer kleinen medizinischen Bibliothek angestellt und bekam dort nur noch ein Sechstel seines bisherigen Gehalts.

Der Student Boris Jelenin wurde zum zweiten Sekretär des Parteikomitees befördert. Er war der erste Student, der diese Position einnahm, und er nutzte seinen hohen Posten im Parteiapparat dazu aus, den Professoren zu sagen, was und wie sie lehren sollten. Die Lehrer wiederum waren so eingeschüchtert, daß sie ihm stets die besten Noten gaben. Außerdem wurde ihm ein sogenanntes »Stalinstipendium« gewährt, eine viel höhere Summe als die Stipendien für die anderen Studenten.

Der immer wieder gegen die Professoren erhobene Vorwurf, sie verherrlichten den Westen, führte dazu, daß die Namen berühmter westlicher Wissenschaftler durch diejenigen russischer Wissenschaftler ersetzt wurden. So war zum Beispiel das elektrische Licht angeblich vom großen Jablotschkin (und nicht von Edison), das Radio vom großen Popow (und nicht von Guglielmo Marconi) und das Flugzeug vom großen Moschajskij (und nicht von den Brüdern Wright) erfunden worden. Auf medizinischem Gebiet hatten die großen russischen Ärzte M. Mudrow, N. Pirogow, G. Sacharin, S. Botkin, I. Pawlow und N. Filatow alle fundamentalen Theorien über die medizinische Pathologie entwickelt und alle modernen Behandlungsmethoden erfunden. Eine ganze Reihe von Symptomen, Syndromen und Krankheiten, die bisher nach medizinischen Wissenschaftlern aus dem Westen benannt worden waren, wurden jetzt nach russischen Wissenschaftlern umbenannt. Wir Studenten wurden beauftragt, die Biographien dieser russischen Wissenschaftler gründlicher zu studieren als die Krankheiten selbst.

Natürlich war es vielen von uns bewußt, wie unsinnig dieses Vorgehen war, wir fürchteten uns aber, es laut zu sagen. Gehorsam plapperten wir die uns vorgekauten Behauptungen von der Überlegenheit der russischen Wissenschaft nach, machten aber, wenn wir unter uns waren, unsere Witze darüber.

3

Verfolgung einer jüdischen Kriegsheldin

Jeder Medizinstudent bekam ein staatliches Stipendium von 22 Rubeln im Monat. Mit diesem Geld mußte er die Vorlesungsgebühren in Höhe von 20 Rubel im Monat bezahlen. Auch nachdem die Regierung 1949 die Zahlung der Vorlesungsgebühren abgeschafft hatte, konnten die Studenten mit ihrem Stipendium nur auskommen, wenn sie sich ausschließlich von Wasser und Brot ernährten. Ich hatte das Glück, daß mir meine Mutter jeden Tag ein paar belegte Brote mitgab. Eines davon aß ich selbst und verschenkte die anderen an meine Kommilitonen.

Viele Studenten nahmen irgendeine Nachtarbeit an, um etwas Geld zu verdienen. Das waren vielleicht 4 Rubel pro Nacht, aber am nächsten Tag schliefen sie manchmal während der Vorlesungen ein. Im ersten Semester mußten etwa fünf Prozent der Studenten das Studium aus irgendwelchen Gründen wieder aufgeben. Der junge Soldat, dem ich bei seiner Aufnahmeprüfung geholfen hatte, übernahm zum Beispiel für ein Monatsgehalt von 85 Rubel die Leitung des Universitätsclubs.

»Es ist mir schwergefallen«, sagte er mir, »auf meine medizinische Laufbahn zu verzichten. Ich habe den ganzen Krieg davon geträumt, Arzt zu werden. Wenn ich überlebte, wollte ich auf jeden Fall Medizin studieren. Aber ich habe eine Frau und ein kleines Kind und muß für meine Familie sorgen.«

Die weiblichen Studenten waren in meinem Jahrgang mit siebzig Prozent in der Überzahl. Natürlich war ich ebenso wie alle anderen männlichen Studenten fasziniert von ihnen. Schon in den ersten Tagen des Semesters verliebte sich jeder von uns in eines dieser Mädchen, und diese Beziehungen endeten in vielen Fällen mit der Heirat.

Die jungen Frauen ließen sich in zwei ungleiche Gruppen einteilen. Die größere Gruppe bestand aus unschuldigen jungen Mädchen, während sich die kleinere aus Frauen zusammensetzte, die schon über gewisse Erfahrungen verfügten. Mein Ideal lag irgendwo zwischen beiden Kategorien. Es war ein Mädchen, das Männerbekanntschaften zwar nicht grundsätzlich ablehnte, aber auch noch nicht zu viele Erfahrungen gesammelt hatte.

Einige Studentinnen unseres Jahrgangs hatten aktiv am Zweiten Weltkrieg teilgenommen und waren schon fast dreißig Jahre alt. Auf uns Achtzehn- oder Neunzehnjährige wirkten sie wie alte Frauen.

Eine dieser Kriegsteilnehmerinnen fiel gegenüber allen anderen aus dem Rahmen. Man erzählte sich, sie habe im Rang eines Hauptmanns gestanden und sieben Kriegsauszeichnungen erhalten. Sie trug aber niemals Uniform oder Orden, sondern erschien zu den Lehrveranstaltungen immer in dem selben dunkelblauen alten, aber sauberen Kostüm. An unseren Gesprächen beteiligte sie sich nur selten. Ihr Äußeres und ihr Verhalten verliehen ihr etwas Geheimnisvolles, und das zog mich an – aber ich sah in ihr nur eine Idealgestalt und nicht eine Frau aus Fleisch und Blut. Ich bin schon immer ein Romantiker gewesen, und die geheimnisvolle Atmosphäre, die sie umgab, weckte mein Interesse.

In den Pausen stand sie gewöhnlich in irgendeiner Ecke und rauchte eine Zigarette nach der anderen. Sie war erschreckend mager, hatte schönes schwarzes Haar, die typisch jüdische lange Nase und große Augen. Sie hätte eine Schönheit sein können, aber sie lächelte nie. Sie wirkte gleichgültig und ungerührt. An den Versammlungen des Komsomol beteiligte sie sich nie.

Es gelang mir nicht, sie in ein Gespräch zu verwickeln, aber sie tat mir leid. Ich sprach mit meinem Vater über sie und bat ihn, ihr zu helfen. Er sagte mir, ich solle ihr seine Telefonnummer geben; wenn sie ihn anrief, werde er versuchen, etwas für sie zu tun.

Während der nun folgenden Tage versuchte ich, ihre Aufmerksamkeit auf mich zu lenken, um mich ihr vorstellen zu können. In den Pausen stellte ich mich neben sie, aber sie rauchte nur und blickte vor sich hin.

Ich berichtete meinem Vater von diesen Schwierigkeiten, und er rief den Dekan der medizinischen Fakultät an und bat ihn, Marina ans Telefon zu rufen. Mein Vater sagte ihr, er habe eine Arbeit für sie, und der Dekan habe sie dafür empfohlen. Sie sollte abends das Telefon im Chirurgischen Institut bedienen, wo mein Vater stellvertretender Direktor war, und 50 Rubel monatlich dafür bekommen. Sie nahm das Angebot an.

In der Folgezeit ging ich ihr aus dem Weg, denn sie sollte nicht erfahren, daß ich ihr diese Arbeit besorgt hatte. Aber nach zwei Monaten erschien sie in einem neuen blauen Kleid, und nach einiger Zeit hatte sie sogar neue Schuhe. Sie vermied es auch weiterhin, den Kontakt zu ihren Kommilitonen aufzunehmen, aber wenigstens sah sie nicht mehr so elend aus.

Offenbar hat sie mit meinem Vater über ihre Vergangenheit gesprochen, denn eines Abends – wir aßen gerade unsere Borschtsch – fragte er mich: »Weißt du etwas über das Schicksal unserer jungen Schutzbefohlenen Marina?«

Dann erzählte er mir, daß ihre ganze Familie, die Eltern, die jüngeren Geschwister, die Großeltern, Tanten und Neffen in nationalsozialistischen Konzentrationslagern umgekommen war. Ihr Verlobter und dessen Familie hatten das gleiche Schicksal erleiden müssen. Sie alle waren 1941 von den Nazis aus ihrer Heimatstadt Riga in Lettland vertrieben worden. Marina entging als einzige der Deportation. Sie trat in die Rote Armee ein und beteiligte sich als Scharfschütze im Rang eines Hauptmanns an den Kämpfen gegen die Deutschen.

»Dabei hat sie vierunddreißig nationalsozialistische Soldaten getötet«, erzählte mein Vater, »aber sie meint, es hätten drei mehr sein müssen, denn siebenunddreißig nahe Angehörige von Marina sind von den Nazis ermordet worden.«

An einem der nächsten Abende sprach mein Vater wieder über sie: »Sie ist wirklich tapfer. Kein Wunder, daß sie fünf

Auszeichnungen bekommen hat. Sie hat an alle möglichen jüdischen Organisationen überall auf der Welt geschrieben, um festzustellen, ob eines ihrer Familienmitglieder den Krieg überlebt habe. Ich sagte ihr, das sei gefährlich, aber sie antwortete, sie habe sich an der Front nicht gefürchtet und würde auch jetzt im Frieden keine Angst haben. Das war gut gesagt, aber auch im Frieden kann das Leben sehr gefährlich sein.« Ich wußte, daß mein Vater die Geheimpolizei meinte.

Irgendwann im Jahr 1949 brachte mein Vater das Gespräch wieder auf Marina: »Herr Suskin, der Direktor des jüdischen Theaters, liegt als Patient in unserem Institut. Er hat einen großen jüdischen Bekanntenkreis, und deshalb habe ich ihn gebeten, Marina bei der Suche nach ihren Angehörigen im Ausland zu helfen.«

Die Unterstützung von Suskin gab Marina offenbar neue Hoffnung, denn als ich sie an den folgenden Tagen wiedersah, machte sie einen viel zufriedeneren Eindruck.

Doch plötzlich erschien sie nicht mehr zu den Vorlesungen. Zur gleichen Zeit bemerkte ich, daß mein Vater, wenn er abends nach Hause kam, sehr deprimiert war. Schließlich fragte ich ihn, ob er Marina gesehen habe.

»Sie ist verhaftet worden.«

»Verhaftet! Weshalb?«

»Ich habe dir doch erzählt, daß der jüdische Direktor Suskin als Patient in unserem Institut gelegen hat. Nun, die Polizei hat ihn aus dem Bett heraus verhaftet, obwohl er hohes Fieber hatte. Andere Beamte kamen in das Büro, in dem Marina arbeitete, und haben auch sie festgenommen. Auch ich wäre mit der Begründung verhaftet worden, Suskin als Patienten aufgenommen zu haben, aber zum Glück hatte ich den Direktor des Instituts die Aufnahmepapiere unterschreiben lassen. Der Direktor, Dr. A. Wischnewskij, ist Russe, und ihm konnten sie nicht den Vorwurf machen, sich an einer jüdischen Verschwörung beteiligt zu haben. Der Direktor bürgte für mich, und deshalb bin ich diesmal der Verhaftung entgangen ... aber. Sie haben Marina gefragt, wer ihr diesen Arbeitsplatz vermittelt habe, aber sie hat meinen Namen nicht erwähnt. Diese Frau hat wirklich Mut!«

Wir haben Suskin und Marina nicht wiedergesehen. Sehr viel später erfuhren wir, daß beide im Gefängnis gestorben waren. Marina, die sowjetische Kriegsheldin, war das achtunddreißigste und letzte Mitglied einer jüdischen Familie, die vollständig ausgerottet wurde.

4
Operationskünstler Dr. Judin

Eines Tages sagte mir mein Vater: »Wenn ich mir einen ästhetischen Genuß bereiten will, dann besuche ich entweder die Aufführungen im Künstlertheater oder gehe in den Operationssaal von Dr. Sergej Judin.«

Die Aufführungen im Künstlertheater waren tatsächlich etwas ganz Besonderes, und auch ich besuchte sie gern, aber eine Operation von Dr. Judin hatte ich bisher noch nicht gesehen. Er war der beliebteste Chirurg in Moskau, ja vielleicht sogar in der ganzen Sowjetunion. Mein Vater war gut mit ihm bekannt, und deshalb bat ich ihn, mit Dr. Judin zu sprechen und ihn zu fragen, ob ich mir eine seiner Operationen ansehen dürfe.

Dr. Judin war etwa fünfundfünfzig Jahre alt. Er stammte aus einer hochgebildeten russischen Familie und beherrschte mehrere europäische Sprachen. Er war der Gründer des chirurgischen Sklifasowskij-Instituts für Unfallmedizin in Moskau, des ersten seiner Art in der Sowjetunion, hatte viele chirurgische Techniken entwickelt und Lehrbücher verfaßt, nach denen Generationen von sowjetischen Chirurgen ausgebildet worden sind. Dr. Judin war ein russischer Patriot, der in seinen Büchern und Vorlesungen die großen Leistungen der russischen Chirurgie betonte, besonders während des Zweiten Weltkrieges. Er kannte die Vereinigten Staaten und war als einziger sowjetischer Arzt Mitglied der Royal Society von England und damit Inhaber des Adelstitels eines Baronet.

Dr. Judin erlaubte mir, einer seiner Operationen beizuwohnen. Es handelte sich dabei um eine Speiseröhrenplastik aus Dünndarm, eine ganz neue und damals nur selten angewendete Technik. Unter den Zuschauern befanden sich zahlreiche Professoren der Chirurgie, und ich setzte mich bescheiden in die zweite Reihe.

Dr. Judin war ein hochgewachsener Mann, und der Operationstisch schien etwas zu niedrig für ihn zu sein. Er operierte ruhig und schweigsam ohne die sonst übliche Nervosität und das Gebrüll, wie ich es bei anderen Chirurgen erlebt hatte. Er sprach nur, um den Zuschauern seine Methoden zu erläutern und verglich sie in humorvoller und feinsinniger Art mit der Arbeit anderer berühmter Chirurgen.

Ich war fasziniert von den Bewegungen seiner Hände. Dr. Judin benutzte seine langen, schlanken Finger wie ein Pianist, der die Tasten seines Instruments berührt. Oft handhabte er mehrere Instrumente gleichzeitig – Skalpelle, Scheren, Klammern und Zangen. Sein Instrumentarium war aus Amerika, England und anderen Ländern importiert, die er besucht hatte. Ich hatte solche Instrumente bis dahin noch nie gesehen.

Seine Operationsschwester war die kleine, etwa fünfundvierzig Jahre alte Marina. Dr. Judin war zwar verheiratet, aber jeder wußte, daß Marina die Stelle seiner Frau einnahm. Die Zusammenarbeit des kleinen Operationsteams war bewundernswert. Marina stand auf einem Schemel und reichte Dr. Judin mit sicherer Hand die Instrumente.

Anschließend versammelten wir uns im Büro von Dr. Judin, wo er uns eine Vorlesung über den Verlauf der Operation hielt, und es fiel mir auf, daß er alle Fremdworte richtig aussprach. Ich bewunderte seine Technik, seine Instrumente und seine ganze Art.

Nach dem Vortrag stellte er sich an ein Waschbecken und urinierte hinein, ohne sich vor den anwesenden männlichen Kollegen zu genieren. Es zeigte sich, daß er im Herzen immer noch der einfache russische Bauer geblieben war.

1949 operierte er in Moskau einen hochrangigen britischen Diplomaten. Es war eine sehr schwierige Operation, aber der Patient blieb am Leben. Aus Dankbarkeit veranstaltete der britische Botschafter einen Empfang für den berühmten Chirurgen und Marina. Zwei Wochen später wurden beide auf Grund von Denunziation einiger Studenten und Assistenten von Dr. Judin verhaftet. Es fand ein geheimes Gerichtsverfahren gegen sie statt, aber sehr bald wurde gerüchtweise bekannt, was geschehen war. Sie wurden zu zehn Jahren Lagerhaft verurteilt, angeblich weil sie zum Zwecke der Spionage Kontakte mit Ausländern unterhalten hatten.

Dr. Judin und Marina wurden in einen abgelegenen Teil Sibiriens verschickt, wo sie in einem kleinen Krankenhaus für Strafgefangene arbeiten durften. Aber er erhielt nur die Erlaubnis, als Hausmeister den Operationssaal sauber zu halten oder seiner ehemaligen Operationsschwester Marina an die Hand zu gehen.

5
Religion und KGB

Mein Vater hielt sich nicht an die jüdischen religiösen Traditionen und Feiertage, ging nie in die Synagoge, und zu Hause wurde niemals über religiöse Fragen gesprochen. Während die Behörden das orthodoxe Christentum ablehnten, galt es als Verbrechen, die jüdische Religion zu praktizieren. Wer es trotzdem wagte, die einzige Synagoge in Moskau zu besuchen, galt als aktiver Zionist. Natürlich hatte niemand eine klare Vorstellung davon, was der Zionismus war; im allgemeinen wurde er auf die gleiche Stufe mit dem Faschismus gestellt.

Eines Tages, ich war noch ein kleiner Junge, nahmen mich meine Eltern an einem jüdischen Festtag in das Haus einer älteren Tante meines Vaters mit, deren Mann ein gläubiger Jude war. Zum ersten Mal erlebte ich die jüdischen Riten und sah religiöse jüdische Gewänder. Die Männer trugen Gebetsriemen an den Stirnen und murmelten lange Gebete in jiddischer Sprache, die ich nicht verstand. Zu meiner Überraschung kannte mein Vater diese Rituale und beteiligte sich mit großer Freude daran. Als die Gäste zu tanzen anfingen, schlossen sich meine Eltern ihnen an. Anschließend erklärte mir mein Vater, er habe als Kind die jüdische Schule besucht und dort alle diese Rituale gelernt.

»Heute abend bin ich hergekommen, um meiner Tante und ihrem Mann einen Gefallen zu tun, denn sie sind gläubige Juden«, sagte er und strich mir über das Haar. »Ich bin es nicht.«

Bei Ausbruch des Krieges gegen Hitler-Deutschland im Juni 1941 war ich elf Jahre alt. Am Tage des Ausbruchs der Feindseligkeiten wurde mein Vater einberufen und mußte an die

Front gehen. Vor seiner Abreise verabschiedete er sich von jedem einzelnen von uns, und meine Großmutter mütterlicherseits, eine orthodoxe Christin, segnete ihn mit dem Zeichen des Kreuzes. Das überraschte mich. Mein Vater stand mit ernster Miene vor ihr, während meine Großmutter ihm die Segensworte zuflüsterte. Dann sagte er: »Bete für mich, damit ich am Leben bleibe.«

Auch meine Mutter bekreuzigte ihn – sie hatte das in meiner Gegenwart noch nie getan. Plötzlich wurden mir zwei Dinge klar: Erstens wagten es die Menschen aus Furcht vor den Behörden, die den Atheismus predigten, nicht, ihre Religiosität offen zu zeigen, und zweitens zeigten sich ihre bis dahin verborgenen religiösen Überzeugungen, sobald die Todesfurcht stärker wurde als die Furcht vor den Behörden, und sie wendeten sich Gott zu. Ich habe im Lauf der Zeit viele Menschen kennengelernt, die von den äußeren Umständen veranlaßt wurden, ihre Religiosität entweder zu verbergen oder offen zu zeigen. Obwohl ich selbst nicht gläubig war, achtete ich den Glauben anderer Menschen. Ich hätte gern die Bibel und die Heiligen Schriften gelesen, konnte es aber nicht tun, denn es gab praktisch keine Möglichkeit, sich diese Bücher zu beschaffen.

An der Universität haben wir niemals über religiöse Fragen gesprochen. Aber irgend jemand meldete dem Komsomol, er habe festgestellt, daß eine der Studentinnen am Gottesdienst in der Jelochowskij-Kathedrale, einer der wenigen Moskauer Kirchen, die noch als solche benutzt wurden, teilgenommen hatte. Darauf beauftragte das Parteikomitee einige aktive Mitglieder des Komsomol, sie zu beschatten, und es wurde festgestellt, daß die Meldung der Wahrheit entsprach. Das Thema für die nun einberufene Versammlung des Komsomol lautete: »Die moralische Haltung des sowjetischen Studenten«. Auf dieser Versammlung wurde das junge Mädchen wegen ihrer religiösen Einstellung gerügt. Die Studentin ließ sich jedoch nicht einschüchtern, sondern vertrat gegenüber ihren Anklägern, dem Dekan der Fakultät und dem Parteisekretär, mutig ihren Standpunkt.

»Meine religiösen Überzeugungen sind meine Privatangelegenheit. Ich versuche nicht, irgend jemanden zu bekehren, und ich halte es nicht für richtig, daß man mir meine persönlichen Gefühle zum Vorwurf macht. Ich habe für meine Leistungen gute Noten bekommen, bin eine gute Studentin und werde eine gute Ärztin werden. Alles andere geht nur mich etwas an und niemanden sonst. Mich zu denunzieren ist im übrigen ein viel schlimmeres Vergehen als meine religiöse Einstellung.«

Am Schluß der Versammlung mußten die Anwesenden, wie üblich, mit Handaufheben über die Frage abstimmen, ob sie ihren Studienplatz verlieren solle oder nicht. Etwa zwei Drittel aller Anwesenden entschieden sich sofort für ihren Ausschluß. Die anderen zögerten eine halbe Minute und hoben dann auch die Hand. Ich schloß mich dieser Gruppe an. Obwohl ich das Mädchen kaum kannte, war ich überzeugt, daß sie recht hatte. Wer jedoch seine Stimme für ihr Verbleiben an der Universität abgegeben hätte, wäre wahrscheinlich als nächster ausgeschlossen worden. Daß man mich gezwungen hatte, mich an einer Ungerechtigkeit zu beteiligen, bedrückte mich, und auch die anderen, die zunächst gezögert hatten, haben wahrscheinlich ähnlich empfunden. Und doch wagte niemand, sich offen für diese Kommilitonin einzusetzen. Wir verließen die Versammlung mit dem Gefühl, gedemütigt worden zu sein. Ich wagte es nicht, meinen Kommilitonen ins Gesicht zu sehen, und vermied vor allem eine Begegnung mit dem unglücklichen jungen Mädchen. Ich wollte niemandem zeigen, in welchen Gewissenskonflikt ich geraten war. Eine ähnliche Erfahrung hatte ich schon in der Vorschule gemacht, als die anderen Kinder mich wegen meiner jüdischen Abstammung verspottet hatten. Damals war ich noch ein Kind, und in einem so frühen Alter heilen solche Wunden schneller. Diesmal brauchte ich viele Wochen, um die innere Ruhe zurückzugewinnen, aber das Gefühl der Ohnmacht und Verzweiflung hat mich seither nie wieder verlassen.

Jeder Nachbar konnte ein Informant des KGB sein. Deshalb waren wir bei unseren Gesprächen äußerst vorsichtig. Aber wir waren jung und konnten uns nicht immer beherrschen. Wir wollten das Leben genießen, unsere Ruhe haben und tapfer sein. Aber das war unmöglich!

Auf dem Korridor im ersten Stock neben dem Hörsaal 2 befand sich eine unauffällige schmale Tür. Sie hatte kein Türschild, aber alle Studenten wußten, es war das Büro der »ersten Abteilung« oder »Sonderabteilung«. Der Chef dieser Abteilung war Hauptmann Matwejew, ein Vertreter der Geheimpolizei, der über jedes Mitglied der Fakultät eine Personalakte führte. Er trug einen gewöhnlichen grauen Zivilanzug, und wenn er aus seinem Büro kam, mischte er sich schweigend unter die Studenten und Professoren in den Wandelgängen. An den Abenden rief er einzelne Studenten zu sich und fragte sie nach ihrer Meinung über ihre Kommilitonen und Lehrer. Die meisten Studenten stellten sich dumm und versuchten, solchen Fragen auszuweichen, aber wenigstens zwanzig Prozent von ihnen versorgen Matwejew regelmäßig mit Informationen. Einige denunzierten aus Überzeugung, andere weil sie glaubten, dadurch bessere Noten zu bekommen. Hauptmann Matwejew konnte jeden Professor zwingen, einen schlechten Studenten durch das Examen zu bringen oder einen guten Studenten durchfallen zu lassen. Einer meiner Kommilitonen befand sich in einer besonders prekären Lage, denn er war ganz auf sein Stipendium angewiesen und schon viermal beim Physikum durchgefallen. Bevor er den fünften Anlauf unternahm, rief ihn Hauptmann Matwejew in sein Büro und sagte ihm, wenn er sich bereit erklärte, als sein Informant zu arbeiten, werde ihm beim nächsten Examen nur eine einzige Frage über die Formel für einen hängenden Flüssigkeitstropfen gestellt werden. Am folgenden Tag stellte Professor Nikolai Sokolow tatsächlich nur diese Frage, und der Student bestand das Examen. Nur einige von uns wußten, was das bedeutete, denn einer meiner Freunde hatte beobachtet, wie der Student am Abend zuvor das Büro von Matwejew verließ.

Am Silvesterabend 1950 ereignete sich an der Medizinischen Akademie ein regelrechtes Verbrechen. Der sehr geizige, siebzigjährige Professor Dr. Ignatow, ein Spezialist auf dem Gebiet der Sterilisation von Wasser, wurde in seinem Büro mit einem Stemmeisen ermordet. Die Polizei stellte fest, daß ein hoher Geldbetrag, Regierungsobligationen und andere Wertsachen aus einem Schrank in dem Büro gestohlen worden waren.

Hauptmann Matwejew leitete eine gründliche Untersuchung des Verbrechens ein. Er rekrutierte eine Anzahl neuer Informanten und half der Polizei bei der Vernehmung möglicher Zeugen des Verbrechens. Nach sechs Monaten hatte er den Mörder jedoch immer noch nicht finden können.

Aber dann löste sich der Fall ganz unerwartet und plötzlich. Die Polizei in Baku verhaftete einen Mann, der auf dem schwarzen Markt Regierungsobligationen verkauft hatte. Die Seriennummern entsprachen denen der Wertpapiere, die Dr. Ignatow gestohlen worden waren. Bei den nun folgenden Vernehmungen stellte es sich heraus, daß zwei Studenten Dr. Ignatow beraubt und ermordet hatten. Die Studenten wiederum sagten aus, daß das ganze Verbrechen von ... Hauptmann Matwejew organisiert worden war. Einer seiner Informanten hatte ihm mitgeteilt, wo der geizige Professor seine Wertpapiere aufbewahrte, und dann hatte Matwejew die beiden Studenten, die bereits für ihn arbeiteten, beauftragt, den alten Mann zu ermorden und zu berauben. Die Kriminalpolizei verhaftete Matwejew in der Schule und führte ihn vor den Augen der erstaunten Studenten über die Gänge in der Universität ab, um ihn ins Gefängnis zu bringen.

6

Die richtige Linie des Frühlingsgedichts

Ich habe schon im Alter von fünf Jahren angefangen, Gedichte zu schreiben, und habe es während meiner ganzen Schulzeit getan.

Mein Interesse für die Lyrik wurde besonders auch dadurch geweckt, daß ich einige bedeutende russische Dichter wie Boris Pasternak, Alexander Twardowskij, Michael Isakowskij und Ilja Selwinskij persönlich kennenlernte. In den Jahren 1941 bis 1943 wurden meine Mutter und ich aus Moskau evakuiert und lebten während dieser Zeit in unmittelbarer Nachbarschaft dieser Dichter. Pasternak machte einen besonders nachhaltigen Eindruck auf mich. Der Umgang mit diesen Männern weckte in mir den Wunsch, selbst Schriftsteller zu werden, obwohl ich den Gedanken nicht aufgab, die medizinische Laufbahn zu ergreifen. Während meiner Studienjahre fuhr ich fort, Gedichte zu schreiben, und bemühte mich darum, sie zu veröffentlichen. Im Hörsaal verfaßte ich oft Spottgedichte über unsere Professoren und die Kommilitonen und zeigte sie meinen Freunden, vor allem den Mädchen. Daß sie darüber lachten, schmeichelte meinem dichterischen Ehrgeiz. Doch lange Zeit hatte ich Schwierigkeiten, meine Erzeugnisse drucken zu lassen.

Im Frühjahr 1950 schrieb ich ein Gedicht über den Frühling in Moskau und brachte es zum medizinischen Pressebüro. Die ersten vier Zeilen des Gedichts lauteten in grober Übersetzung wie folgt: »Der Zweig wurde gekrönt durch die Knospe/und die Kraft der Jugend öffnete die Knospe/alles steht in Blüte

–/der Frühling ist nach Moskau gekommen/und hat den Blättern die Freiheit geschenkt.«

Mein Gedicht gefiel den Redakteuren, aber sie meinten, ich sollte auch ein paar politische Gedanken einflechten. Sie sagten: »Es ist ein gutes Gedicht, Sie sollten darin aber auch etwas über einen sowjetischen Studenten sagen und zum Schluß den großen Stalin erwähnen. Schließlich schreiben Sie darin etwas über die Freiheit, und ohne Stalin gäbe es keine Freiheit.«

Mir lag sehr viel daran, mein Gedicht veröffentlichen zu lassen, und so zerbrach ich mir den Kopf darüber, wie ich den sowjetischen Studenten und Stalin damit in Verbindung bringen sollte. Schließlich gab ich den Versuch auf und schrieb drei verschiedene Gedichte; eines über den Frühling, ein zweites über den Studenten und das letzte über Stalin.

Das Gedicht über Stalin bereitete mir die größten Schwierigkeiten. Professionelle Dichter hatten schon Tausende von Gedichten über ihn geschrieben, und ich glaubte, nichts Neues mehr über ihn sagen zu können, womit ich das überschwengliche Lob, mit dem er überschüttet wurde, noch übertreffen sollte. Außerdem fürchtete ich, einen politischen Fehler zu machen und dadurch in Schwierigkeiten zu geraten. Das ganze Vorhaben versetzte mich in Angst und Schrecken statt mich zu inspirieren. Schließlich verfaßte ich ein Gedicht darüber, wie schön es sei, daß unsere Schule seinen Namen trug. Zwar konnte ich nicht sagen, weshalb gerade dieses Gedicht meine Auftraggeber befriedigen sollte, ich glaubte aber, bisher habe noch niemand zu genau diesem Thema ein Gedicht geschrieben.

Es vergingen zwei Monate, und die Zensoren waren immer noch mit der Prüfung meiner Gedichte beschäftigt. Meine Ungeduld wurde immer größer. Der Frühling war vergangen, und das erste Gedicht war schon aus diesem Grunde überholt. Schließlich stellte ich fest, daß meine Gedichte von sechzehn verschiedenen Behörden einschließlich einer besonderen Abteilung des Zentralkomitees hatten genehmigt werden müssen. Das war das Standardverfahren, das auch für alle Veröffentlichungen einer kleinen Zeitung wie der medizinischen Fachzeitschrift unserer Akademie galt.

Aber am Schluß wurden die Gedichte tatsächlich abgedruckt. In der Folgezeit reichte ich der Zeitschrift auch weitere von mir verfaßte Gedichte ein, wußte aber jetzt, daß sie auch irgendeine ideologische Botschaft enthalten mußten. Ich galt nun als der Dichter unter den Studenten der Medizinischen Akademie und freute mich besonders an dem Lob, das mir meine weiblichen Kommilitonen spendeten.

7

Warten auf die Verhaftung

Die räumliche Enge in dem von uns bewohnten winzigen Zimmer war für uns alle eine schwere Belastung. Meine Eltern und ich träumten davon, endlich auch über ein besonderes Schlafzimmer zu verfügen. Ich wurde immer älter, Freunde beiderlei Geschlechts kamen zu Besuch, und natürlich sehnten wir jungen Leute uns danach, ungestört zusammensein zu können. Besonders unerträglich wurde die Situation, wenn ich mit einem jungen Mädchen allein sein wollte. Ich konnte meinen Eltern nicht sagen, daß ich das Verlangen hatte, eine Liebesbeziehung anzuknüpfen, ohne die Grenzen des Schicklichen zu überschreiten, und so mußte ich oft wochenlang darauf warten, daß meine Eltern abends ins Theater oder zu einer Einladung gingen und mir damit endlich die Gelegenheit gaben, das junge Mädchen mit nach Hause zu bringen. Das Zimmer war so mit Möbeln vollgestellt, daß man sich praktisch nicht darin bewegen konnte. Zu der umfangreichen medizinischen Bibliothek meines Vaters kamen zahlreiche Bücher über Geschichte und Kunst, Romane, Dramen und Gedichte, die ich mir im Lauf der Zeit besorgt hatte. Ich träumte davon, Arzt und Schriftsteller zu werden, und las daher mit großem Eifer durchschnittlich hundert Seiten am Tage.

Ende der 1940er Jahre leitete die Regierung viel zu spät ein kleines Wohnungsbauprogramm ein, und einigen unserer Bekannten gelang es, sehr kleine, aber doch richtige Wohnungen zu bekommen. Auch mein Vater beschloß, sich für seine Familie um eine solche Wohnung zu bemühen, wenn auch nur mit einem einzigen Schlafzimmer. Er schrieb Briefe an alle möglichen Behörden und sprach persönlich mit vielen maßgebenden Leuten. Er begründete seinen Antrag damit, daß er als Chirurg und Professor Forschungsberichte schreiben und sich auf seine Vorlesungen vorbereiten müsse und dazu berechtigt sei, zusätzlichen Wohnraum in Anspruch zu nehmen. Nach sowjetischem Gesetz standen ihm in der Tat über die normalen neun Quadratmeter pro Kopf hinaus weitere zwanzig Quadratmeter zu. Aber in der Praxis wurde diese Bestimmung nicht beachtet, und die Anträge meines Vaters wurden immer wieder abgelehnt, und zwar jedesmal nach einer Verzögerung von mehreren Monaten. Jeder Mißerfolg wirkte sich natürlich negativ auf unsere Stimmung aus. Schließlich kam mein Vater in seiner Verzweiflung auf den Gedanken, einen persönlichen Brief an Stalin zu schreiben. Wir hatten gehört, daß einige mutige Leute mit einer direkt an Stalin gerichteten Bittschrift tatsächlich Erfolg gehabt hatten.

Im Lauf der Zeit befreundete sich mein Vater immer mehr mit diesem Gedanken, und auch meine Mutter und ich sahen keine andere Möglichkeit, unser Problem zu lösen. Andererseits wog mein Vater sorgfältig das Für und Wider eines solchen Unternehmens ab. Gerüchte besagten, daß nur zehn Prozent der an Stalin persönlich gerichteten Anträge zu einem positiven Ergebnis führten, während die negativen Folgen sehr unangenehm sein konnten. Ich hätte mich zum Beispiel bei Stalin nicht darüber beschweren dürfen, daß ich keine Möglichkeit hatte, mit meiner Freundin allein zu sein.

Um zu verhindern, daß unsere Mitbewohner etwas von unseren Absichten erfuhren, sprachen wir nur im Flüsterton über die Möglichkeit, einen solchen Brief zu schreiben. Außerdem wurde unser Wagemut auch durch die Furcht vor den unvorhersehbaren Konsequenzen eines solchen gewagten Unternehmens gedämpft. Meine Mutter und ich schlugen vor, das Los entscheiden zu lassen, aber mein Vater zögerte. Schließlich rang er sich zu einem Entschluß durch. An einem Sonntagnachmittag, als unsere Nachbarn spazierengegangen waren, setzten wir uns zu dritt an unseren kleinen Tisch. Mein Vater nahm ein Blatt gutes Schreibpapier heraus, das er sich unter großen Schwierigkeiten zu diesem Zweck besorgt hatte. Da wir keine Schreibmaschine besaßen (eine Schreibmaschine ist in Rußland auch heute noch ein Luxusgegenstand), schrieb er mit Tinte und Feder. Wir einigten uns über jedes einzelne Wort, bevor er es zu Papier brachte. Unser Problem war zu ernst, um auf die leichte Schulter genommen zu werden, aber die Nervosität meines Vaters amüsierte uns doch. Er schrieb: »Lieber Josef Wissarionowitsch! Ich nehme mir die Freiheit, mich mit einer persönlichen Bitte an Sie zu wenden ...« Als er so weit gekommen war, blickte mein Vater auf und fragte: »Sollte ich nicht das Wort ›lieber‹ auslassen? Es klingt irgendwie zu vertraulich ...«

Meine Mutter und ich versuchten, eine bessere Lösung zu finden.

»Warum schreibst du nicht, ›lieber und großer Wissarionowitsch!‹ « meinte meine Mutter.

»Nein, das paßt nicht gut zusammen, ›lieb und groß‹. Eine lächerliche Idee«, sagte ich.

»Aber was soll ich schreiben?« fragte mein Vater verwirrt. »Vielleicht verwende ich die gleiche Anrede wie die Kollektivbauern, deren an Stalin gerichtete Briefe in den Zeitungen veröffentlicht werden? ›Lieber Lehrer und Freund aller Völker‹. Diese Anrede ist sehr beliebt.«

»Nein, das ist nicht die Anrede, die man in einem persönlichen Brief verwenden würde«, sagte ich entschieden.

»Was habe ich mir nur für eine Aufgabe aufgehalst!« seufzte mein Vater.

»Hör zu«, sagte meine Mutter, »du solltest schreiben, ›an den Genossen Stalin, den Vorsitzenden des Ministerrats‹.«

Aber mein Vater konnte ihre Begeisterung nicht teilen. »Nein, das ist zu kalt. Außerdem ist er nicht nur Premierminister, sondern auch Generalsekretär des Zentralkomitees der Partei, Generalissimus und hat noch viele andere Titel.«

»Wenn du all seine Titel aufführen willst, dann wird für deinen Auftrag kein Platz mehr auf dem Blatt Papier sein«, lachte ich. »Außerdem wird er den Brief nicht selbst lesen – er hat seine Mitarbeiter, die diese Dinge erledigen.«

Mein Vater wurde wütend. »Ich kann nicht verstehen, was

daran so komisch ist«, sagte er. Offensichtlich war er sehr nervös. Meine Mutter versuchte, ihn zu beruhigen.

»Warum hast du solche Eile mit diesem Brief?« fragte sie. »Was wir wollen, ist ganz klar. Du hast es schon in vielen Briefen gesagt. Was nun den Brief an den Genossen Stalin betrifft, so können wir die Sache doch noch einmal überschlafen, und nach ein paar Tagen wird jeder von uns eine geeignete Anrede gefunden haben.«

Dieser Vorschlag gefiel meinem Vater, und er war sichtlich erleichtert.

»Sicher wird er unseren Brief nicht selbst lesen, aber immerhin ...« sagte er.

In meinem jugendlichen Übereifer gefiel es mir nicht, daß wir die Sache wieder verschoben.

»Wovor fürchtest du dich?« fragte ich. Meine Mutter trat mir unter dem Tisch auf den Fuß, um mich zum Schweigen zu bringen. Mein Vater sah mich streng an und sagte, »das kannst du nicht verstehen«.

Der Brief wurde nie geschrieben, und das war auch gut so. Meine Mutter hatte recht gehabt, denn schon bald geriet mein Vater in eine gefährliche Lage.

1952 kamen eines Abends zwei Damen unabhängig voneinander zu meinem Vater. Beide arbeiteten als Schreibkräfte im Büro unseres Hausverwalters, und beide erzählten die gleiche Geschichte. Sie waren schon früher oft bei meinem Vater gewesen, um ihn um Rat zu fragen, und er hatte ihnen großzügig geholfen, sie umsonst behandelt und dafür gesorgt, daß sie und ihre Kinder zur stationären Behandlung ins Krankenhaus aufgenommen wurden. Sie wußten seine Großzügigkeit und sein ärztliches Können zu schätzen. Aber diesmal kamen sie nicht, um ihn als Arzt zu konsultieren. Beide Frauen sahen sich, nachdem sie hereingekommen waren, scheu um und sprachen mit leiser Stimme.

»Agenten der Geheimpolizei sind in unserem Büro gewesen«, berichteten sie. »Sie haben das Verzeichnis der Mieter überprüft und nach Ihnen gefragt. Sie erkundigten sich nach Ihrer Zuzugsgenehmigung und nach Ihrem Kommen und Gehen. Außerdem interessierten sie sich dafür, wer Ihre Gäste seien und wie oft diese Leute Sie besuchten.« Jeder sowjetische Bürger braucht eine von der Polizei ausgestellte Bescheinigung, auf der bestätigt wird, daß er berechtigt ist, in dieser oder jener Wohnung zu leben. Ohne eine solche Bescheinigung erhält niemand irgendwo eine Wohnung. Die Geheimpolizisten interessierten sich nicht für dieses Papier, das, wie sie wußten, jeder Sowjetbürger haben muß; sie interessierten sich dafür, meinen Vater zu beschatten. Beide Frauen erzählten: »Sie haben gesagt, sie würden wiederkommen«, und flüsterten dann ganz leise und fast ohne die Lippen zu bewegen, »und sie würden sich nach Ihren Gästen erkundigen – wer Sie besucht und wann. Diese Leute überwachen Sie und verlangen von mir, Meldungen über Sie zu erstatten. Sie können sicher sein, daß ich niemals ein schlechtes Wort über Sie sagen werde, aber Sie kennen diese Leute und wissen, wie sie vorgehen, wenn sie etwas Bestimmtes wollen. Nehmen Sie sich bitte in acht ...«

Mein Vater dankte ihnen für ihren guten Rat, und meine Mutter bat sie zu bleiben und eine Tasse Tee mit uns zu trinken. Aber sie weigerten sich und verließen sofort wieder unsere Wohnung.

Als ich spät abends nach Hause kam, waren meine Eltern sehr aufgeregt. Sie packten schweigend die verschiedensten Dinge zusammen und gingen gegen Mitternacht mit mehreren Bündeln aus dem Haus. Ihr Verhalten überraschte mich zwar, aber ich war so sehr mit meinen eigenen Angelegenheiten beschäftigt, daß ich mich nicht weiter darum kümmerte. Erst als ich mein Bett aufmachte, stellte ich fest, daß ein kleiner Koffer aus Krokodilleder, den ich besonders schätzte, fehlte. Das behelfsmäßige Bett, auf dem ich schlief, bestand aus einigen nebeneinandergestellten Koffern, deren Zahl sich vergrößerte, als ich heranwuchs. Der kleine braune Koffer hatte mir als Keilkissen gedient. Ich bewahrte darin meine Andenken auf, darunter eine richtige Pistole mit einem zerbrochenen Schlagbolzen, die ich als Sechzehnjähriger irgendwo eingetauscht hatte. Ich hatte sie vor meinen Eltern versteckt, obwohl ich nur selten daran dachte, daß ich sie besaß. Ein weiterer Gegenstand aus diesem Koffer war ein alter Dolch aus Damaszener

Stahl in einer silberbeschlagenen Scheide. Er war von einem kaukasischen Waffenschmied hergestellt. Es war ein altes Familienstück, das meinem Großvater mütterlicherseits gehört hatte.

Kurz vor ein Uhr morgens kamen meine Eltern ohne die Bündel zurück und hatten nur noch die leeren Koffer in den Händen. Im Halbschlaf beschwerte ich mich bei ihnen über die Störung, bat sie, mir den Koffer unter den Kopf zu schieben, und schlief dann ein. Früh morgens erwachte ich von dem aufgeregten Geflüster im Bett meiner Eltern hinter dem Vorhang. Ich erinnerte mich an die eigenartigen Vorgänge der vergangenen Nacht und schämte mich, ihnen Vorwürfe gemacht zu haben. Alle jungen Leute sind egoistisch, und auch ich war keine Ausnahme.

Ich sprang hinüber in die Ecke, wo meine Eltern schliefen, und meine Mutter sagte mir alles. Sie erzählte, überall seien Ärzte verhaftet worden. Meine Eltern hatten diese Bündel am späten Abend fortgebracht, um gewisse Dinge loszuwerden, die als »Beweismaterial« benutzt werden konnten, wenn das KGB meinen Vater verhaften sollte. Meine Eltern wollten nicht, daß ich mir Sorgen machte, und hatten deshalb vor ihrem Fortgang nicht mit mir gesprochen. Sie hatten ein Taxi genommen und waren damit an das andere Ende der Stadt gefahren. Dort in irgendeiner dunklen Straße hatten sie die Pistole, den Dolch und die Briefe und Fotos vieler Freunde, die verhaftet oder sogar hingerichtet worden waren, in Abfalltonnen auf verschiedenen Hinterhöfen geworfen. Einige der Briefe waren von dem großen jüdischen Schauspieler Solomon Michoels und von dem bekannten jüdischen Arzt B. Schimeliowitsch, die vom KGB umgebracht worden waren. Die Eltern hatten auch das schöne Samuraischwert fortgeworfen, das mein Vater nach Beendigung des Krieges gegen Japan nach Hause mitgebracht hatte.

Während meine Mutter mir die Geschichte erzählte, seufzte mein Vater nur und streichelte mir mit einem hilflosen Ausdruck in den Augen die Hand.

Die Geschichte und der Gesichtsausdruck meines Vaters erschütterten mich so, daß mir kalte Schauer den Rücken hinunterliefen. Ich bedauerte den Verlust der Pistole nicht so sehr wie den des Dolchs und des Samuraischwerts. Ich überlegte mir, ob die Eltern auch mein Jagdgewehr fortgeworfen hatten, eine Winchester vom Kaliber zwanzig, die mein Vater mir nach seiner Rückkehr aus dem Kriege geschenkt hatte. Aber ich wagte nicht, danach zu fragen. Ich spürte die Furcht meiner Eltern und fühlte mich angesichts der unsicheren Zukunft meines Vaters hilflos und verzweifelt. Wenn man ihn verhaftete, würde man auch meine Mutter und mich nicht in Frieden lassen, sondern uns irgendwohin nach Sibirien verschleppen. Dann konnte ich meine Träume, Arzt und Schriftsteller zu werden, vergessen, denn dort würden wir wie die Millionen anderer Familien, von denen wir einige kannten, von allen staatlichen Behörden verfolgte »Volksfeinde« sein. Was das bedeutete, war jedem von uns bekannt. Aus diesem Grund hatten sich meine Eltern auch nicht an ihre Freunde gewandt und sie um Hilfe gebeten. Sie wollten diese Menschen für den Fall, daß mein Vater verhaftet wurde, nicht in Gefahr bringen.

»Wir müssen auf alles gefaßt sein«, sagte mein Vater schließlich. »*Lapa* (mit diesem Kosenamen pflegte mein Vater meine Mutter anzureden), bring mir bitte zwei Garnituren Unterwäsche, ein Paar Socken, ein Hemd, ein Handtuch und einen Schal für den Fall, daß sie mich abholen. Sie lassen den Leuten gewöhnlich nur fünfzehn Minuten Zeit, sich fertig zumachen...«

Ich holte den Koffer aus Krokodilleder von meiner Lagerstatt und stellte ihn neben das Bett meiner Eltern.

»Lege die Sachen, die Vater braucht, da hinein«, sagte ich meiner Mutter. »Ich möchte, daß du ihn mitnimmst«, wendete ich mich an meinen Vater.

Er nahm meinen Kopf in die Hände und küßte mich.

»Danke«, sagte er, »aber dein Koffer ist zu schade für das Lager, und sie werden ihn mir sicher wegnehmen. Aber wer weiß, vielleicht lassen sie ihn mir auch. Dein Jagdgewehr haben wir übrigens nicht fortgeworfen. Überlege, wo du es verstecken kannst. Aber es muß schon heute geschehen.«

Ich war deprimiert, aber die Haltung meines Vaters berührte mich tief. An diesem Vormittag verstärkte sich die Zuneigung zu meinen Eltern, und mein Egoismus war irgendwie verschwunden.

Wir alle waren dem Nervenzusammenbruch nahe. Mein Vater konnte nachts kaum noch schlafen. Aber niemand kam, ihn zu verhaften, und er arbeitete weiter als Dekan der Abteilung für Chirurgie und stellvertretender Direktor des Chirurgischen Instituts. Doch das Leben wurde immer unerträglicher für ihn, denn die Verwaltung ließ es ihn immer deutlicher spüren, daß er als Jude unerwünscht war und er nicht der Partei angehörte. Und trotz all dieser Belastungen mußte er die Arbeit in zwei Instituten beaufsichtigen.

Eines Abends spät, es war gegen Mitternacht, läutete das Telefon in unserer Wohnung. Mein Vater nahm den Hörer auf, und seine Antworten klangen bedrückt. Meine Mutter und ich hörten ängstlich auf seine einsilbigen Erwiderungen:

»Ja ... ich verstehe ... ich habe damit gerechnet ... ja, richtig ... wenn das die Entscheidung ist, kann ich nichts dagegen tun ... danke für ihren Anruf.«

Schweigend legte er den Hörer auf. Dann setzte er sich hin, stand wieder auf, ging ein paar Schritte durch das Zimmer und nahm wieder Platz. Wir warteten eine Weile, und schließlich sagte er:

»Der Direktor war am Apparat und hat mir gesagt, das Parteikomitee und der stellvertretende Minister, Dr. A. Belusow hätten an meiner Stelle einen anderen Stellvertreter und einen anderen Dekan ernannt. Sie wollten diese Positionen mit Parteimitgliedern besetzen. Die Kandidaten für diese Posten standen schon fest. Ich muß morgen meinen Rücktritt erklären. Wenn ich mich weigere, werden sie mich entlassen. Wenn ich ihrem Verlangen nachgebe, werden sie mir eine Stelle als stellvertretender Professor geben. Damit werde ich zwei Rangstufen unter meiner bisherigen Stellung arbeiten müssen, aber das ist nicht das Schlimmste, was mir hätte passieren können. Ich werde ein niedrigeres Gehalt beziehen, aber wir werden damit auskommen. Für die nächste Zeit wird es schon reichen.«

Meine Mutter blieb vollkommen ruhig. Sie sagte:

»Wenn Gott es so will, dann wird es das Beste sein. Du hast

in letzter Zeit zu viel arbeiten müssen, und vielleicht ist es ganz gut, daß du dich ein wenig ausruhen kannst. Rege dich also nicht auf, sondern laß uns überlegen, was wir mit deiner freien Zeit anfangen können. Ich denke, wir könnten jetzt häufiger ins Theater gehen. Das Geld wird schon reichen; wir werden unsere Einkaufsliste zusammenstreichen müssen.«

»Nun, vielleicht hast du recht.« Mein Vater lächelte sie dankbar an. »Unter diesen Umständen hätte es so nicht lange weitergehen können.«

8

»Die ärztlichen Giftmischer« Stalins

Alles wartete auf irgendeine offizielle Erklärung. In Moskau und anderen Großstädten waren so viele bekannte Ärzte verhaftet worden, daß die Regierung sich irgendwie dazu äußern mußte. Sie tat es an einem kalten Wintertag des Jahres 1953.

Da im Westen der reformierte Gregorianische Kalender gilt, in Rußland jedoch vor der Revolution der ungenauere Julianische Kalender gegolten hatte, waren die Daten im Westen den russischen um dreizehn Tage voraus. In Rußland wurden deshalb das Weihnachtsfest am siebenten Januar (nach dem Gregorianischen Kalender) und der Neujahrstag am dreizehnten Januar gefeiert. Nach der Revolution übernahm auch Rußland den Gregorianischen Kalender, aber viele Russen feiern auch heute noch traditionsgemäß den Beginn des neuen Jahres am dreizehnten Januar. Sie beginnen das Festmahl schon am Abend des zwölften Januar, und das Fest geht ununterbrochen während des ganzen dreizehnten Januar weiter.

An diesem einzigartigen, inoffiziellen, aber traditionell russischen Feiertag versucht die Sowjetregierung oft, die unter Alkoholeinfluß stehende Bevölkerung mit irgendeiner sensationellen Nachricht zu provozieren, die über Radio und Fernsehen verbreitet wird. Am 13. Januar 1953 berichteten Zeitungen und Rundfunk die Aufdeckung einer gewaltigen Verschwörung mit dem Ziel, führende Persönlichkeiten aus Partei und Militär mit Hilfe falscher medizinischer Behandlungsmethoden zu ermorden. Die Verschwörung wurde angeblich von einer »internationalen jüdischen bürgerlichen nationalistischen Organisation« geleitet. Im ganzen Lande fanden nun Versammlungen statt, auf denen diese Vorwürfe diskutiert und Maßnahmen gegen jüdische Ärzte beschlossen wurden.

Die meisten Menschen glaubten an die Richtigkeit der Beschuldigungen, sogar die Angehörigen der medizinischen Akademien. Aber oft wurden solche Beschuldigungen auf den Versammlungen nur deshalb wiederholt und bestätigt weil die Leute sich fürchteten, der Mittäterschaft verdächtigt zu werden, wenn sie dazu schwiegen. Meine Kommilitonen erklärten zum Beispiel: »Wahrscheinlich trifft es zu; irgend etwas muß schon dran sein.« Ich werde nie vergessen, wie bedrohlich die Atmosphäre damals war. Jeder russische Arzt beteiligte sich aktiv an der Verfolgung seiner jüdischen Kollegen. Ein Arzt im Kreml war auf die Idee gekommen, daß die Funktionäre mit medizinischen Maßnahmen ermordet werden sollten, und diese Behauptung wurde bereitwillig und systematisch durch die Aussagen anderer Ärzte bestätigt.

In der *Prawda* hieß es, die »ärztlichen Giftmischer« hätten geplant, alle führenden Regierungsbeamten und vielleicht sogar Josef Stalin selbst zu ermorden.

Die jüdischen Studenten senkten die Köpfe und erbleichten. Wir fühlten uns elend und verängstigt.

Jeder jüdische Arzt hatte die Pflicht, die »Verschwörer« zu verdammen, gleichgültig ob er sie kannte oder nicht. Meinem Vater ging das alles sehr nahe. Er war überzeugt, daß die Anschuldigungen unbegründet seien, wagte aber nicht, es laut zu sagen. Er mußte sich vielmehr auf den Versammlungen der Meinung der anderen anschließen und mit ihnen die »strengste Bestrafung« der Menschen verlangen, an deren Unschuld er nicht eine einzige Sekunde zweifelte.

Jeden Abend horchten wir ängstlich auf die Schritte im Eingang unseres alten Holzhauses. Würden sie heute kommen, um meinen Vater abzuholen? Mein brauner Koffer aus Krokodilleder stand neben dem Bett meiner Eltern bereit. Manchmal nahm mein Vater den Koffer beim Griff und trug ihn durchs Zimmer. »Man muß das schon rechtzeitig üben«, sagte er dann.

Plötzlich verschärfte sich die Lage. Stalin wurde krank. Drei

Tage später, am 5. März 1953 um zwei Uhr morgens gaben die Medien seinen Tod bekannt. Mein Vater und ich waren entsetzt. Wir glaubten, der Tod des Diktators bedeute das Ende für uns. Mein Vater würde verhaftet und deportiert werden, weil die Geheimpolizei die Schuld am Verlust des *Woschd*, des großen Führers, wahrscheinlich denen in die Schuhe schieben würde, die als politisch unzuverlässig galten. Was mich selbst betraf, so würde ich meine Hoffnungen, Arzt zu werden und ein normales Leben führen zu können, wahrscheinlich begraben müssen. Als daher der Ansager im Radio, Jurij Lewitan mit seiner tiefen, wohlklingenden Stimme verkündete, »Genosse Stalin ist tot« weinte mein Vater wie ein Kind. Mit Tränen in den Augen sah ich ihn an und wußte, daß er nicht den Tod Stalins betrauerte, sondern an sich selbst und unser aller Schicksal dachte.

Unsere Professorin für Chirurgie, Dr. E. Dybejkowskaja, teilte uns am folgenden Morgen mit, es sei den verhafteten jüdischen Ärzten trotz aller Vorsichtsmaßnahmen gelungen, Stalin zu ermorden. Sie brach in Tränen aus und sagte ihre Vorlesungen für die nächsten Tage ab.

Die Tränen waren noch nicht getrocknet, als das Radio am 20. März verkündete, die Ärzte seien keine Giftmischer gewesen, und die Beschuldigungen seien von mehreren Agenten des KGB erfunden worden, die »während der Untersuchungen unerlaubte Methoden« verwendet hätten – das heißt, sie hatten die Festgenommenen gefoltert. Später erfuhren wir, daß die ganze Verschwörung im Gehirn eines Stellvertreters von Beria mit Namen Rjumin entstanden war.

Doch die »öffentliche Meinung« änderte sich nicht so rasch. Die meisten Russen, russischen Ärzte und Medizinstudenten kratzten sich die Köpfe, zuckten mit den Schultern und sagten, »nun gut, man kann sich irren«. Aber oft spürte man hinter diesen Worten die Enttäuschung.

Die Ärzte wurden rehabilitiert, und die antisemitische Kampagne wurde eingestellt. Wir brauchten nicht mehr für meinen Vater zu fürchten. Ich holte mein Jagdgewehr aus dem Versteck, und meine Eltern schwiegen. Mein Vater lächelte und legte mir die Hand auf die Schulter. Aber die Jahre der ständigen Furcht hatten eine Narbe in meinem Herzen hinterlassen. Ich war erst 23 Jahre alt, aber das Gefühl des Mißtrauens und der Unsicherheit begleitete mich von nun an durch mein ganzes Leben. Ich hatte das Vertrauen zu der Gesellschaft, in der ich lebte, ein für allemal verloren.

Über den Verlauf der Krankheit, die zu Stalins Tod führte, weiß man verhältnismäßig wenig, und die bruchstückhaften offiziellen Erklärungen darüber weichen oft von bekannten Tatsachen ab.

Ironischerweise wurde Stalin selbst zum Opfer seiner Methode, die tüchtigsten Ärzte verhaften und in die Verbannung schicken zu lassen. Als er erkrankte, gab es niemanden, der ihn so behandeln konnte, wie es notwendig gewesen wäre.

Im ersten Bericht über seine Erkrankung hieß es, er habe das Bewußtsein verloren, seine rechte Seite sei gelähmt, und er könne nicht sprechen. Die folgenden ärztlichen Bulletins sagten über den Gesundheitszustand des Patienten nichts Konkretes mehr aus: »Die Behandlung des Genossen Stalin wird unter ständiger Aufsicht des Zentralkomitees und des Ministerrats durchgeführt.« Die meisten Sowjetbürger gaben sich damit zufrieden, aber viele Ärzte waren sich der Tatsache bewußt, daß die Aufsicht des Zentralkomitees und des Ministerrats noch keine gute ärztliche Behandlung garantierte.

Der Leibarzt Stalins, der tüchtige Dr. Wladimir Winogradow saß während dieser Zeit zusammen mit dem jüdischen Arzt Dr. Alexander Grinstein, dem besten Neurologen in Moskau, im Keller des Ljubjanka-Gefängnisses. Die Familien dieser Ärzte waren bereits nach Sibirien deportiert worden.

Stalin hatte einen Schlaganfall erlitten und wurde von einer aus acht Ärzten bestehenden Kommission behandelt. Sie alle waren Parteimitglieder, aber nur zweitrangige Ärzte. Sie hatten gar nicht die Chance, Stalin wirksam zu behandeln, denn seine Krankheit war inzwischen kein medizinisches Problem mehr, sondern nur noch ein politisches. Jede Maßnahme der Ärztekommission wurde von zwei medizinischen Verwaltungsbeamten überwacht, die jedoch noch weniger medizinische Erfahrungen hatten. Alle diese Ärzte hatten das Gefühl, vor einem

Dilemma zu stehen: Sollten sie das Leben ihres Patienten oder ihr eigenes Leben aufs Spiel setzen?

Als Stalin erkrankte, befand er sich in seiner Datscha in Kunzewo, etwa fünfundzwanzig Kilometer außerhalb von Moskau an der nach Minsk führenden Straße. Hier standen den behandelnden Ärzten keine medizinischen Geräte zur Verfügung, nicht einmal Sauerstoffflaschen. Stalin hätte sofort in das Neurochirurgische Burdenko-Institut nach Moskau verlegt werden sollen, aber augenscheinlich hielt man dieses Institut für zu primitiv, als daß der große Diktator dort hätte behandelt werden dürfen.

In der letzten regierungsamtlichen Erklärung vom 7. März (zwei Tage nach dem Tode Stalins) hieß es, »die energischen Maßnahmen zur Behandlung des Patienten konnten zu keinen positiven Ergebnissen mehr führen oder den verhängnisvollen Tod verhindern«. In Wirklichkeit wurden jedoch keinerlei »energische Maßnahmen zur Behandlung des Patienten« angewendet. Es wurde nur etwas gegen die Symptome unternommen. Stalin bekam Injektionen zur Stützung des Kreislaufs, und an seiner Brust wurden Schropfköpfe und Senfpflaster angesetzt. Man setzte ihm sogar Blutegel an die Schläfen. Das waren auch für sowjetische Verhältnisse die denkbar primitivsten Behandlungsmethoden.

Am Ende seines Lebens wurde Stalin so behandelt, wie jeder gewöhnliche Sowjetbürger nach seiner kommunistischen Lehre behandelt werden sollte. Man verfuhr mit ihm wie mit irgendeinem alten Mann in irgendeinem abgelegenen Teil des Landes, und er starb an dieser Behandlung.

Später habe ich von der Dienerin und Geliebten Stalins, Walentina Wasiljewna Istomina, »Waletschka«, Genaueres über die Behandlung des prominenten Patienten erfahren. »Waletschka« war eine typische, warmherzige Russin mit hohen Backenknochen, freundlichen Augen und wunderschönen blonden Haaren. Während des Krieges hatte sie als Nachbarin meines Onkels in einer Wohnung des Hauses Arbatstraße 51 in Moskau gelebt, in dem zahlreiche Agenten des KGB untergebracht waren. Walentina war fast niemals zu Hause. Angeblich arbeitete sie als Lehrerin in einem Kindergarten, aber jeder wußte, daß sie Agentin des KGB im Rang eines Hauptmanns war. Ihren Bekannten erzählte sie, sie arbeite als Dienstmädchen für »den großen General«. Stolz berichtete sie, »mein General sagt, niemand versteht es besser als ich, die weißen Kragen an seine Uniformen zu nähen.« Während des Krieges begleitete sie Stalin zu den Konferenzen von Teheran und Jalta. Walentina wurde sogar für ihre Dienste während dieser Konferenzen mit Orden ausgezeichnet.

Als Stalin starb, war sie etwa vierzig Jahre alt. Sie hatte diesem bösen alten Mann dreizehn Jahre gedient und ihm ihre Jugend geschenkt. Aus reinem Idealismus hatte sie ihm den Haushalt geführt und das Bett mit ihm geteilt. Er hatte ihr nichts dafür gegeben. Die Möbel in ihrer Wohnung waren sehr bescheiden.

Augenscheinlich war Stalin in seinen letzten Lebensjahren impotent geworden. Walentina heiratete einen Offizier seiner Leibwache, einen jungen KGB-Major. Sie stellte ihren Mann meinem Onkel und meinen Eltern vor, und nach Stalins Tod erzählte sie ihnen von ihren persönlichen Beziehungen zum Diktator.

Einige Jahre nach Stalins Tod bat Walentina meinen Vater, ihren Mann ärztlich zu untersuchen. Er erklärte sich einverstanden, und das Ehepaar kam in einem Wagen des KGB zu unserer Wohnung. An jenem Abend erzählte uns Walentina, wie Dr. Mjasnikow und Dr. Lukomskij Stalin mit Saugnäpfen, Senfpflastern und Blutegeln behandelt hatten. Sie stellten sich dabei sehr ungeschickt an, weil solche Behandlungsmethoden gewöhnlich den Krankenschwestern überlassen bleiben. Während sich die beiden Ärzte um den Kranken bemühten, wechselten sich der Gesundheitsminister und der Chef des medizinischen Direktorats im Kreml dabei ab, Stalin mit Sauerstoff zu beatmen. Beria stand hinter ihnen und beobachtete mißtrauisch alles, was sie taten.

Walentina sagte, seither habe sie kein Vertrauen mehr zu den Ärzten im Kreml. Deshalb hatte sie auch ihren kranken Mann zu meinem Vater gebracht einem gewöhnlichen Arzt, der dazu noch Jude war.

9
Abschlußprüfung

Im Frühjahr 1953, die »Verschwörung der Ärzte« war uns noch frisch im Gedächtnis, kam es zu einem entscheidenden Wendepunkt für alle Medizinstudenten meines Jahrgangs. Das war die Abschlußprüfung und die daran anschließende Approbation. Das Universitätsstudium war kostenlos gewesen, aber jetzt waren wir verpflichtet, für wenigstens drei Jahre die Stellungen anzunehmen, die uns von einer staatlichen Sonderkommission zugeteilt wurden, und zwar in jedem beliebigen Teil des Landes.

Ich war eben dreiundzwanzig Jahre alt geworden und glücklich, endlich das Diplom in der Hand zu halten. Meine unmittelbare Zukunft lag in den Händen der Mitglieder der staatlichen Kommission. Am Vorabend der Abschlußprüfung herrschte große Nervosität unter den Studenten. Ich wäre am liebsten in Moskau geblieben, machte mir aber keine zu großen Sorgen, denn ich hatte das ruhige Temperament meiner Mutter. Aber diesmal war auch sie nervös. Sie wollte sich nicht von mir trennen und fürchtete, ich könnte in die Provinz versetzt werden, würde dort hungern müssen, und niemand würde richtig für mich sorgen. Außerdem glaubte sie, ich könnte unter Umständen ein primitives Mädchen aus der Provinz heiraten.

»Ich kann mir vorstellen, wie du in der Provinz irgendwo vor einem abgestandenen Mittagessen, einem Buch und einer Schuhbürste am Tisch sitzt«, seufzte meine Mutter.

Als ich in das Büro des Dekans gerufen wurde, wo sich die Mitglieder des Ausschusses versammelt hatten, sagte man mir:

»Das Vaterland schickt sie nach Petrosawodsk. Wenn sie Chirurg werden wollen, dann ist das der einzige Ort, an dem eine Assistentenstelle frei ist.« Ich wußte praktisch nichts über diese Stadt. Auch die vor mir sitzenden Beamten gaben mir keine näheren Auskünfte. Es war, als wollten sie sagen: »Sie sind Halbjude und können daher nichts Besseres erwarten; begreifen sie das nicht?«

Ich verstand genau, was sie meinten, Schweigen kann vieles bedeuten. Es kann einen auf die Probe stellen, einen bedrohen und die Atmosphäre eines Verhörs schaffen. Ich tauchte die Feder in das Tintenfaß. Es war eine ganz gewöhnliche Schreibfeder, nichts Besonderes. Aber in diesem Augenblick war sie für mich das Werkzeug, mit dem ich meine Unterwerfung besiegelte. Mit meiner Unterschrift erklärte ich mich einverstanden, die Stelle in Petrosawodsk anzunehmen.

Die guten Posten wurden nur an Studenten vergeben, die sich aktiv an der politischen Arbeit im Komsomol-Komitee beteiligt hatten. Fast alle aktiven Komsomols wurden zu wissenschaftlichen Mitarbeitern an den verschiedenen Abteilungen der Moskauer Akademie ernannt. Während des ganzen sechs Jahre dauernden Studiums hatten diese Studenten die meiste Zeit nicht bei den Vorlesungen, sondern auf den Versammlungen des Komsomol zugebracht. Viele von ihnen wurden Mitglieder der Kommunistischen Partei. Ihre berufliche Laufbahn begann auf den hölzernen Stühlen der Versammlungsräume des Komsomol und endete auf den bequemen Polstersesseln der medizinischen Elite.

Auf der inoffiziellen Examensfeier im Restaurant Metropol betranken sich viele Studenten und gerieten mit einem Teil ihrer Kommilitonen und den Professoren in Streit. Es kam zu Prügeleien, und der Galaabend endete damit, daß unser Professor für politische Wirtschaft, N. Podgallo, am frühen Morgen auf dem Karl Marx Platz verprügelt wurde. Das war der letzte Akt unseres studentischen Lebens.

10

»Das Vaterland schickt Sie nach Petrosawodsk«

Petrosawodsk ließ sich von Moskau nur mit dem nach Murmansk gehenden Zug Nummer 16 erreichen. Als ich im August 1953 den Schlafwagen bestieg, war er schon von betrunkenen Matrosen besetzt, die Ziehharmonika spielten und sich von ihren Mädchen verabschiedeten. Damals baute die sowjetische Flotte eine große U-Boot-Basis in Murmansk. Es reisten nur wenige Zivilisten mit dem Zuge, und es war nicht ganz einfach gewesen, eine Fahrkarte zu bekommen.

Während die betrunkenen Matrosen lärmten und sangen, lag ich auf meinem Bett und dachte über meine persönliche Vergangenheit und Zukunft nach. Vor einem Monat hatte ich in dem für sowjetische Schriftsteller reservierten Kurort Gagra am Schwarzen Meer Urlaub gemacht. Eines morgens ging ich am menschenleeren Strand spazieren und sah draußen ein junges Mädchen schwimmen. Ich sprang ins Wasser und schwamm zu ihr hinüber.

Weit und breit war kein Mensch zu sehen. Ich sprach sie an: »Mein Fräulein, warum schwimmen sie ohne Begleitung so weit hinaus?«

Sie lächelte mich an, sagte aber nichts. Ihr freundliches, schüchternes Lächeln beeindruckte mich. Ich umkreiste sie im Wasser, um ihr zu zeigen, ein wie guter Schwimmer ich sei (in Wirklichkeit war ich es nicht). Als wir schließlich aus dem Wasser an den Strand kamen, begann ich ein Gespräch mit ihr. Sie hieß Irina, studierte an der Moskauer Universität und war fast drei Jahre jünger als ich. Ich stellte mich vor und sagte, ich sei Chirurg, obwohl ich noch nicht einen einzigen Tag in meinem Beruf gearbeitet hatte.

Das beeindruckte sie, und sie lächelte wieder, aber nicht mehr so schüchtern wie zuerst. Ich hatte das Bedürfnis, mich um sie zu kümmern und sie zu beschützen. Ich bat sie, zum Essen an meinem Tisch Platz zu nehmen, und später lud ich sie in Restaurants und Kaffees ein. Es war eine Freude, mit ihr zu sprechen, aber ein noch größeres Vergnügen war es, sie zu küssen. Wir verliebten uns ineinander. Und das alles geschah am gleichen Ort, wo sich meine Eltern vor fünfundzwanzig Jahren kennen- und liebengelernt hatten. Ich konnte noch keine Pläne für die Zukunft machen, weil ich in Kürze Moskau verlassen und meine erste Stelle antreten mußte, und sie mußte nach Moskau zurückkehren und ihre Studien fortsetzen. Aber es war eine wunderschöne Zeit, die ich mit ihr verlebte, und jetzt hatte ich große Sehnsucht nach ihr.

Am übernächsten Tag um zwei Uhr morgens kam ich in Petrosawodsk an. Der Bahnhof war ein kleines, drei Kilometer außerhalb der Stadt gelegenes Holzhaus. Eine einzige Laterne erleuchtete die unwirkliche Szene. Es gab keine öffentlichen Transportmittel und keine Taxis. Eine Frau, die ich während der Fahrt kennengelernt hatte, sagte mir, ihr Mann werde sie in einem Lastwagen abholen und könnte mich in die Stadt mitnehmen. Das Ehepaar erklärte sich bereit, mich zum »Nördlichen Hotel« Sewernaja zu bringen, dem einzigen in ganz Petrosawodsk.

Ich kletterte auf den Laderaum des Lastwagens und fuhr über eine holprige Straße in meine ungewisse Zukunft.

Petrosawodsk war zwar die Hauptstadt der Karelisch-Finnischen Republik, aber doch nur ein kleiner Ort. Die einstöckigen Holzhäuser an der Straße machten einen düsteren, unfreundlichen Eindruck auf mich.

Im Hotel war kein Zimmer frei, deshalb machte ich es mir auf einer Couch bequem, um dort den Rest der Nacht zu verbringen. Aber die Frau am Empfang hatte Mitleid mit mir und gab mir ein für einen Deportierten des Obersten Sowjets reserviertes Zimmer, das noch leer stand, weil der Mann nicht gekommen war.

Mein erster Gang führte mich am nächsten Morgen zum Gebäude des Gesundheitsministeriums der Republik. Die Leiterin der Personalabteilung, Dr. Tatjana Beljakowa empfing mich und zeigte zunächst nicht das geringste Interesse für meine Person.

»Wer hat Ihnen gesagt«, sagte sie spöttisch, »daß Sie hier als Chirurg arbeiten werden?«

»Die für die Stellenbesetzung zuständige staatliche Kommission unter dem stellvertretenden Gesundheitsminister.«

»Ich verstehe nicht, wie man Ihnen so etwas hat sagen können. Wir schicken Sie in einen weiter nördlich gelegenen ländlichen Bezirk, und dort werden Sie als Kinderarzt arbeiten.« Ich war schockiert. Mit einer solchen Entscheidung und einer so unfreundlichen Behandlung hatte ich nicht gerechnet. Ich hatte meine Spezialausbildung als Chirurg abgeschlossen, und mein Ziel war es von Anfang an gewesen, Chirurg zu werden. Aber jetzt fiel mir ein Empfehlungsbrief ein, den mir die Frau des Politbüromitglieds *Otto Kuusinen* an Dr. Michail Isserson, den ältesten und angesehensten Arzt in Petrosawodsk, mitgegeben hatte. Otto Kuusinen war ein alter Finne, Vizepräsident des Obersten Sowjet und Präsident der Karelisch-Finnischen Republik. Seine junge russische Frau war Ärztin und arbeitete mit meinem Vater zusammen.

»Wo finde ich Dr. Isserson?« fragte ich.

»Wieso? Er ist schon pensioniert und kann Ihnen nicht helfen«, sagte sie höhnisch grinsend.

»Ich habe einen Brief für ihn.«

»Von wem?«

»Vom Genossen Kuusinen.«

»Zeigen Sie ihn mir«, sagte sie skeptisch.

Ich nahm den Umschlag aus der Tasche und zeigte ihr den Absender des Politbüros, gab ihr den Brief aber nicht in die Hand, denn es war ein persönliches Schreiben. Urplötzlich änderte sich ihre Haltung.

»Bitte setzen Sie sich. Ich werde gleich zurück sein«, sagte sie höflich und verließ das Zimmer. Nach fünf Minuten war sie wieder da und sagte: »Der Minister für öffentliche Gesundheit, Dr. Michail Danilowitsch Schurawlew wartet auf Sie.«

Die erste Frage, die Dr. Schurawlew mir stellte, lautete: »Sind Sie mit dem Genossen Kuusinen bekannt?«

»Nein, aber mein Vater kennt ihn.«

Dr. Schurawlew nahm den Telefonhörer auf, ließ sich mit dem Krankenhaus verbinden und befahl, mich dort als Chirurgen anzustellen.

Das Krankenhaus war ein vor fünfzig Jahren erbautes zweistöckiges Gebäude mit achtzig Betten. Die einzelnen Stationen waren geräumig, die Zimmer hatten große Fenster und hohe Decken. Jetzt gab es hier zweihundertfünfzig und manchmal sogar dreihundert Betten einschließlich der als Notlager dienenden Feldbetten. Das Krankenhaus war bei weitem überbelegt, die Patienten lagen zum Teil auf den Korridoren. Die chronisch überfüllten Stationen rochen nach Jodoform, Eiter und Fäkalien. Die Luft war so schlecht, daß man ständig mit dem Brechreiz kämpfen mußte.

Noch schlimmer waren der Mangel an Medikamenten und die völlig unzureichende medizinische Ausrüstung. Watte, Verbandszeug, Injektionsnadeln und Spritzen waren Mangelware. Die Ausrüstung des Operationssaals, die um die Jahrhundertwende vom Gründer des Krankenhauses, Dr. M. Isserson in Europa gekauft worden war, war primitiv und veraltet.

Mein Gehalt betrug sechzig Rubel im Monat, das ich jedoch mit Überstunden verdoppeln konnte. Zwanzig Rubel mußte ich monatlich für ein winziges Zimmer im Hause einer alten Frau ausgeben. Hier gab es weder fließendes Wasser noch Zentralheizung. Das Wasser holte ich eimerweise an einer Pumpe auf dem Hof, und dort hackte ich auch mein Feuerholz. Meine nächsten Nachbarn waren zehn Hühner in einem Verschlag in der Küche auf der anderen Seite meiner Zimmerwand.

Aber immerhin ging es mir besser als anderen Ärzten, denn ich brauchte keine Familie zu unterhalten. Vor meiner Abreise hatte mein Onkel mir zwei kluge Ratschläge gegeben: »Werde nicht Mitglied der kommunistischen Partei und heirate nicht!« Mir gefielen diese Ratschläge, und ich befolgte sie.

So primitiv meine Unterbringung auch war, ich genoß es,

zum ersten Mal in meinem Leben über ein eigenes Zimmer zu verfügen. Meine einzige wirkliche Vertraute war die hübsche Tochter meiner Wirtin, eine geschiedene Krankenschwester.

Ich hatte aus Moskau ein großes deutsches Telefunken-Radiogerät nach Petrosawodsk mitgebracht, und das war das wichtigste Möbelstück in meinem kleinen Zimmer. Besonders gern hörte ich europäische und amerikanische Musik und war überglücklich, daß der Empfang in Petrosawodsk ausgezeichnet war.

In Moskau hatte ich nur zweimal die Stimme Amerikas gehört und dann den Versuch aufgegeben, denn die Sendungen wurden dort zu stark gestört. In Petrosawodsk richtete ich es nach Möglichkeit so ein, daß ich die Nachtprogramme der Stimme Amerikas und der BBC hören konnte. Sehr bald kannte ich genau die Stimmen von Sergej Markin aus Washington und von Anatolij Maximowitsch Goldberg aus London.

Sie zeigten mir eine neue Welt. Die Nachrichten, die sie brachten, unterschieden sich in jeder Hinsicht von der Informationen der sowjetischen Medien, die ich von nun an überhaupt nicht mehr beachtete.

Ich stellte das Radio möglichst leise ein, um meine Wirtin auf der anderen Seite der dünnen Wand nicht mithören zu lassen. Aber zu meiner Überraschung und Erleichterung sagte sie eines Tages: »Das sind interessante Radioprogramme. Ihre Informationen sind zutreffend. Aber machen Sie sich keine Sorgen; ich werde niemandem etwas sagen. Meine Söhne hören auch diese ›amerikanische Stimme‹.«

Die ausländischen Sendungen stellte ich in Petrosawodsk nur ab, wenn die Tochter meiner Wirtin in mein Zimmer kam. Dann stellte ich die Musiksendungen der örtlichen Radiostation ein, damit die Wirtin nicht hören konnte, was in meinem Zimmer vorging.

11
Die gerettete Hand

Vier Finger der Hand eines Arbeiters waren durch einen Beilhieb fast vollständig abgetrennt worden. Die Knochen waren zerschmettert, und die Finger waren nur noch durch das blutige Muskelgewebe und Hautfetzen mit der Hand verbunden. Ich legte eine Aderpresse an, um die Blutung zu stillen, wußte aber zunächst nicht, was ich sonst noch tun sollte. Am einfachsten wäre es gewesen, die Finger zu amputieren, aber es bestand eine geringe Chance, daß sie anheilten, wenn ich sie wieder annähte.

Ich warf einen verzweifelten Blick auf meinen Patienten. Ich erinnere mich noch heute daran, wie mir ein Schauer den Rücken hinunterlief und meine Lippen bebten, als ich mit ihm sprach. Ich habe dieses Gefühl seither bei meiner Arbeit immer wieder erlebt, und ich kann es nur mit dem Lampenfieber vergleichen, von dem der Schauspieler ergriffen wird, bevor er die Bühne betritt. Mein Patient war natürlich auch beunruhigt, aber trotzdem lächelte er mich an, denn offenbar sah er meine Unerfahrenheit und wollte mir Mut machen. »Sie sehen meinem jüngsten Sohn sehr ähnlich«, sagte er.

»Wieviele Söhne haben Sie?« fragte ich und versuchte, ruhiger zu werden.

»Drei; zwei von ihnen sind Ingenieure und der jüngste ist noch in der Ausbildung. Außerdem habe ich eine Tochter. Sie ist Ärztin in Minsk. Sie alle haben eine Ausbildung genossen, die mir fehlt. Ich habe vierzig Jahre an der Drehbank gearbeitet.«

»Und mit Ihrer Arbeit haben Sie es Ihren Kindern ermöglicht, Ingenieure und Ärzte zu werden.«

»Ja, das habe ich getan – mit der Arbeit meiner Hände – und jetzt ...« Er sah auf seine Finger. »Werden Sie sie amputieren?«

Nein, das wollte ich nicht. Ich würde diese Finger wieder annähen, so schwer das auch sein mochte. Ich mußte diese Hand retten, die vier jungen Leuten eine Ausbildung an der Universität ermöglicht hatte. Und plötzlich spürte ich eine innere Zuversicht, die mir sagte, daß ich es schaffen könnte. Zum ersten Mal hatte ich das Gefühl, wirklich ein Chirurg zu sein. Vielleicht war es eine göttliche Inspiration.

»Ich werde versuchen, sie wieder anzunähen«, sagte ich ein wenig unsicher.

»Glauben Sie wirklich, daß das möglich ist?«

»Ich werde es versuchen.«

»Nun, Sie wissen es am besten, Doktor.«

Ich wusch mir die Hände in einem alten Waschbecken, das auf einem hölzernen Schemel in einer Zimmerecke stand. Eine Krankenschwester sterilisierte die Instrumente in einer anderen Ecke. Das Zimmer war sehr klein – nur etwa zwölf Quadratmeter. Eigentlich war es ein Verbandszimmer, aber mit den Jahren hatte es die Bezeichnung Operationssaal ehrlich verdient.

Die Operation dauerte mehr als zwei Stunden. Wenn ich heute eine so ungeschickte Operation sehen würde, dann würde ich den Chirurgen aus dem Krankenhaus hinauswerfen. Aber damals hatte ich eine ähnliche Operation noch nie gesehen und mußte deshalb während der Arbeit meine eigene Technik entwickeln. Außerdem konnte ich mich nicht mehr an alle Einzelheiten der Anatomie der Hand erinnern, und es fiel mir deshalb schwer, alle Sehnen, Arterien, Venen und Nerven in die richtige Lage zu bringen. Am schwierigsten war es, die Enden der durchtrennten Sehnen aus den abgehackten Fingern zu ziehen, in die sie durch die zusammengezogenen Muskeln hineingezogen worden waren. Für diese Arbeit fehlten mir die richtigen Instrumente. Schließlich nähte ich alles so gut ich konnte mit den viel zu dicken Nadeln zusammen. Während der ganzen Operation mußte ich immer wieder die Aderpresse adjustieren und Novocain injizieren, denn der Patient litt unter starken Schmerzen. Zum Glück hatte ich von meinem Vater, der selbst ein hervorragender Chirurg war, gelernt, wie man Novocain anwendet. In meiner Ausbildung war dieses Thema nicht behandelt worden. Als ich fertig war, fürchtete ich, ich würde die Finger schließlich doch noch amputieren müssen.

Erschöpft begleitete ich den Patienten bis zur Station und setzte mich dann eine Stunde hin, um den fälligen Bericht zu schreiben.

Am nächsten Tage hörte sich der Chefarzt, Dr. Wasilij Baranow ungläubig meinen Bericht an. Offenbar traute er es mir nicht zu, eine solche Operation erfolgreich durchzuführen. Mein zweiter Vorgesetzter, Dr. Michail Raodsep sagte mir: »Wie, zum Teufel, sind Sie auf die Idee gekommen, eine solche Operation vorzunehmen? Wir alle wissen, daß Sie dafür nicht die notwendigen Vorkenntnisse besitzen. Sie hätten einen erfahrenen Arzt hinzuziehen sollen. Jetzt haben Sie sich in eine Lage gebracht, in der alles, was Sie tun, sehr genau beobachtet werden wird, denn Ihre Kollegen werden fürchten, daß Sie sich an noch gefährlichere Dinge heranwagen könnten. Was wollten Sie denn mit diesem Mätzchen erreichen?«

Ich rechnete natürlich nicht mit irgendwelchen persönlichen Vorteilen. Ich würde auch weiterhin nur sechzig Rubel im Monat bekommen, ob ich nun die Finger amputierte oder annähte. Ich hatte nur versucht, die für den Patienten beste Entscheidung zu treffen.

Die operierte Hand und die Finger schwollen unförmig an, und der Puls war kaum noch zu fühlen. Ich fürchtete, die Wunde könnte brandig werden, vor allem aber hatte ich die Sorge, daß der Chefarzt mir befehlen könnte, die Finger zu amputieren. Ich setzte meine ganze Hoffnung darauf, daß der Heilungsprozeß in den nächsten zwei bis drei Tagen einsetzen würde.

Während ich wartete, erlebte ich zum ersten Mal die Mischung aus Objektivität, Sorge, Zweifel und Hoffnung, die jeder Chirurg so gut kennt. Heute weiß ich, daß Hoffnung und

Selbstvertrauen für den Chirurgen ganz entscheidend sind. Wenn er die Hoffnung aufgibt, lähmt der Chirurg damit seinen Willen.

Aber ich ließ mich nicht entmutigen. Ich wechselte immer wieder den Verband, versuchte, die Hand in die richtige Stellung zu bringen, und injizierte Novocain. Vielleicht habe ich zu viel getan, aber die Tatsache, daß ich mich ständig mit ihm beschäftigte, gab dem Patienten und mir neuen Mut. Nach zehn Tagen begann sich der Zustand des Patienten deutlich zu bessern, und nach weiteren zehn Tagen konnte ich ihn aus dem Krankenhaus entlassen. Zwar hatten die Finger viel von ihrer Beweglichkeit verloren, aber sie waren angeheilt. Ich hatte meinen ersten Erfolg als Chirurg gehabt und einen guten Freund gewonnen.

In unserem Krankenhaus arbeiteten ungefähr fünfhundert Menschen, und sie alle bekamen ihr Gehalt am fünften und zwanzigsten jeden Monats bar ausgezahlt. In der Sowjetunion werden die Arbeitnehmer nicht mit Schecks bezahlt, und deshalb wird an den Zahltagen kaum gearbeitet. Viele Angestellte in unserem Krankenhaus waren Alkoholiker. Unmittelbar nach dem Empfang der sogenannten *polutschka* fingen sie an zu trinken.

Einer der Ärzte in der Notaufnahme war der vierzigjährige Russe Dr. Chrenow. Er war Alkoholiker, und seine Hände zitterten so stark, daß er nicht mehr operieren konnte. Da er jedoch der Partei angehörte, wollte man ihn nicht entlassen, sondern teilte ihn an drei oder vier Tagen in der Woche zum Dienst in der Notaufnahme ein. Seine Vorgesetzten hatten es ihm streng verboten, an diesen Tagen zu trinken. Wie alle Alkoholiker konnte er jedoch sein Verlangen nicht unterdrücken. Im übrigen war er ein freundlicher und humorvoller Mann, der vor einiger Zeit zum zweiten Mal geheiratet hatte. Vielleicht war das der Grund dafür, daß er sich regelmäßig zur Arbeit verspätete.

»Warum haben Sie sich heute wieder um eine Stunde verspätet?« fragte ich ihn eines Tages.

»Ich hatte ein technisches Problem«, antwortete er.

»Was war das?«

»Nun«, sagte er mit verlegenem Lächeln, »unser Bett steht an der Wand, und ich schlafe auf der Seite unmittelbar neben der Wand.«

»Was hat das damit zu tun?«

»Nun, als ich heute morgen aufstehen wollte, mußte ich über meine Frau kriechen – und dabei gab es eine Verzögerung.«

Trotz aller Ermahnungen trank er auch während der Arbeit. Er stahl den Alkohol aus dem Operationssaal oder erbettelte ihn sich von den Schwestern.

Eines Tages bat mich eine der Krankenschwestern, den Verband bei einem der Patienten zu wechseln, den Dr. Chrenow am Tage zuvor operiert hatte. Im Operationsbericht, den Dr. Chrenow mit zittriger Hand geschrieben hatte, las ich, daß er zwei Operationswunden an der Innenseite der Hüfte des Patienten mit fünfzehn Stichen geschlossen habe. Der Patient klagte über schwere Schmerzen, und als ich den Verband entfernte, sah ich eine große, etwa zehn mal acht Zentimeter weite klaffende Wunde mit entzündeten Rändern. Die Wunde war nicht zugenäht, sondern die fünfzehn Stiche waren, ohne etwas zu halten, unregelmäßig rings um die Wunde verteilt.

Ich entfernte die Fäden und nähte die Wunde anschließend wieder mit fünfzehn Stichen zu. Es wäre nicht notwendig gewesen, hier fünfzehn Stiche anzubringen, aber ich tat es, weil es dem Operationsbericht von Dr. Chrenow entsprach.

12
Tragödie der polnischen Friseuse

Zwar war ich mit meinen ärztlichen Pflichten ausreichend beschäftigt, langweilte mich aber doch in der kleinen Stadt. Ich las viel und hörte Schallplatten mit klassischer Musik, was mir jedoch fehlte, war die freundschaftliche Beziehung zu einer Frau.

Um diese Zeit fiel mir ein junges Mädchen auf, das in einem Friseurladen arbeitete. Wenn ich dort darauf wartete, daß mir die Haare geschnitten wurden, bewunderte ich insgeheim ihre schlanke Gestalt, ihr schönes dunkelbraunes Haar und besonders ihre wohlgeformten Beine, die in eleganten Seidenstrümpfen mit den damals modernen schwarzen Absätzen steckten. Gelegentlich sah ich sie auch in Gesellschaft von Offizieren der Garnison spazierengehen. Alles, was ich von ihr wußte, war, daß sie Schenja hieß.

Im Spätherbst 1954, ich hatte gerade Dienst, wurde Schenja in die Notaufnahme gebracht. Zuerst erkannte ich sie nicht wieder. Ihr Gesicht war bleich und schmutzig. Sie hatte sich vor einen Zug geworfen, und die Räder hatten ihr beide Beine an den Knien abgetrennt. Sie hatte einen schweren Schock erlitten, ihr Puls war kaum noch zu fühlen, und der Blutdruck war fast auf Null zurückgegangen. Ich bemühte mich die ganze Nacht um sie, bis sich der Blutdruck wieder stabilisiert hatte, und bei Sonnenaufgang amputierte ich ihre Beine bis zur Mitte der Oberschenkel. Ich vernähte die Stümpfe, brachte sie in ihr Zimmer und legte mich dann auf die Couch im Assistentenzimmer. Ich war dem Nervenzusammenbruch nahe und zitterte am ganzen Leib. Als ich mich schließlich beruhigt hatte, schlief ich ein und träumte, daß sie mit ihren wohlgeformten schönen Beinen vor mir herlief. Dann schreckte ich aus dem Schlaf. Ich hatte das Gefühl, enge verwandtschaftliche Beziehungen zu ihr zu haben.

Am folgenden Tag wurde ich sogar ihr Blutsbruder, denn sie brauchte dringend eine Transfusion; ich stellte mich zur Verfügung und gab ihr fünfhundert Kubikzentimeter meines Bluts. Zuerst wehrte sie sich nach Kräften gegen die Transfusion und erklärte, sterben zu wollen.

»Sie brauchen dieses Blut«, erklärte ich kategorisch.

»Ich bin Polin, und ich werde nur polnisches Blut nehmen«, erwiderte sie. Zum Glück hatte ich polnische Vorfahren, und als ich ihr den Namen des Spenders, Goljachowski, auf der Karteikarte zeigte – sie wußte nicht, daß es mein Name war – erklärte sie sich einverstanden.

Schenjas Stümpfe heilten schlecht. Die Narben eiterten, und sie roch nach Eiter, Schweiß und Urin. Hohes Fieber, ein schlechtes Blutbild und ihre Apathie ließen ihren Zustand kritisch erscheinen. Sie lag mit sieben anderen Patienten in einem Zimmer, sprach aber niemals mit ihnen oder mit irgendeinem der Besucher. Ihr Bett stand am Fenster, und sie starrte ständig hinaus und beobachtete, wie der Winter zu Ende ging. Wenn ich mit neuem Verbandszeug und dem Tablett mit den Instrumenten zu ihr kam, drehte sie sich entschlossen zum Fenster und würdigte mich keines Blickes.

Ich weiß nicht, was sie dachte, aber ihr tragisches Schicksal veranlaßte mich, über die Aufgaben nachzudenken, die mein Beruf mit sich brachte. Ich überlegte, ob ich fähig sei, mein ganzes Leben in einem Ozean intensiven menschlichen Leidens zuzubringen. Stöhnen, Wimmern, Zähneknirschen und laute Schreie würden die Begleitmusik sein. Meine Gespräche während der Arbeit würden ausschließlich Krankheit und Schmerzen zum Inhalt haben. Ich würde sehr viel Kraft brauchen, jeden Tag meine Pflicht zu tun, meinen Patienten zu helfen und sie zu trösten. In unserer kommunistischen Gesellschaft haben die Menschen nicht die Möglichkeit, sich Gott oder einem Priester anzuvertrauen. Nach geltendem Recht dürfen sie sich mit ihren Sorgen nur an einen Arzt wenden.

Schenja war eine meiner ersten Patientinnen, aber immer wieder würde ich mich in die spirituellen und psychologischen Probleme meiner Patienten vertiefen müssen, die schwere psychische Störungen auslösten und sogar zu Selbstmordversuchen führten, um dann Einfluß auf die persönliche Haltung und das Privatleben dieser Menschen zu nehmen.

Ich empfand eine starke Sympathie für Schenja. Ich schenkte ihr sogar Obst und Schokolade, Dinge, die in diesem abgelegenen nördlichen Gebiet schwer zu bekommen waren, und legte sie heimlich auf das Tablett mit den Mahlzeiten. Ganz allmählich fing sie an, mit mir zu sprechen, und erzählte mir bruchstückweise ihre Lebensgeschichte.

Schenja war fünf Jahre alt gewesen, als deutsche und sowjetische Truppen 1939 in Polen einfielen. Die Sowjets nahmen ihren Vater, einen polnischen Offizier, gefangen und erschossen ihn zusammen mit zwölftausend anderen polnischen Offizieren im März 1940 im Walde von Katyn. Sowjetische Soldaten verhafteten seine Frau und seine kleine Tochter in deren Wohnung. Ein russischer Offizier befahl Schenjas Mutter, alle für sie wichtigen Dinge einzupacken, da sie jedoch kein Russisch verstand, öffnete der Offizier selbst Kommoden und Schränke und packte die Uniformen von Schenjas Vater und andere Gegenstände in die Koffer. Mutter und Tochter wurden in die Sowjetunion deportiert und landeten schließlich in der kleinen Stadt Workuta oberhalb des Polarkreises.

Hier lebten sie als »Volksfeinde« in Armut, Hunger und ständiger Furcht vor Übergriffen. Schenjas Mutter wurde dutzende Male von sowjetischen Soldaten geschlagen und vergewaltigt. Sie fürchtete ständig, daß auch die kleine Schenja von diesen Männern mißbraucht werden würde. Um sich die notwendigen Lebensmittel kaufen zu können, verkaufte Schenjas Mutter im Lauf der Zeit die meisten Dinge, die sie aus Polen mitgebracht hatte. Sie war dem sowjetischen Offizier, der ihr beim Packen geholfen hatte, dankbar, haßte aber alle anderen Sowjets, und mit diesem Haß wuchs auch die kleine Schenja auf.

Im Herbst 1953 nach dem Tode Stalins wurden viele Deportierte begnadigt. Zahlreiche Polen stellten den Antrag, in die

Heimat zurückkehren zu dürfen, aber die Sowjets lehnten diese Anträge ab. Schenja und ihre Mutter beschlossen, Workuta zu verlassen, aber ihr Geld reichte nur für eine einzige Fahrkarte nach Petrosawodsk. Deshalb kamen sie überein, daß Schenja sich dort eine Arbeit suchen und, wenn das gelungen war, ihrer Mutter das Reisegeld schicken sollte. Als Abschiedsgeschenk gab ihr die Mutter die prächtige, mit silbernen Tressen und Schulterstücken geschmückte Paradeuniform des Vaters mit. Vorher hatten sie sich das Wort gegeben, dieses letzte Erinnerungsstück nur in der allergrößten Not zu verkaufen.

Schenja hatte zunächst Schwierigkeiten, in Petrosawodsk eine Arbeit zu finden. Sie haßte die Russen so sehr, daß sie ihre ablehnende Haltung ihnen gegenüber nicht verbergen konnte. Die Menschen hielten sie für nicht ganz normal. Schließlich bekam sie eine Stelle als Friseurlehrling mit einem Stipendium von fünfzehn Rubel monatlich. Für fünf Rubel mietete sie eine Ecke in einer Hütte in der Nähe der Bahngleise.

Fast jeden Abend ging sie neben den Eisenbahnschienen nach Hause. Oft dachte sie daran, sich vor einen vorüberfahrenden Zug zu werfen, aber der Lebenswille in dem neunzehnjährigen Mädchen war doch stärker. Petrosawodsk war viel größer und hatte mehr zu bieten als Workuta, und zum ersten Mal in ihrem Leben fühlte sie sich frei und unabhängig. Sie wollte sich hübsch anziehen und ihr Leben genießen.

Sie hatte keine Freunde oder Freundinnen, aber hin und wieder wurde sie von Offizieren der Garnison zum Essen eingeladen. Sie nahm diese Einladungen an, weil die jungen Männer anders waren als die Wachen, mit denen sie und ihre Mutter es in Workuta zu tun gehabt hatten. Aber sie war entschlossen, ihre Jungfräulichkeit nur einem Polen zu schenken.

Ihre Kolleginnen in dem Friseurgeschäft waren eifersüchtig auf sie, wenn ihre Verehrer sie abholten. Diese Frauen beschimpften sie als polnische Schlampe, und der Chef, ein alkoholsüchtiger Kriegsinvalide, wollte sie sich sexuell gefügig machen. Schenja spürte die feindliche Einstellung ihrer Kolleginnen und weigerte sich, ein persönliches Wort mit ihnen zu sprechen.

Nach drei Monaten sollte sie ihre Abschlußprüfung als Friseuse machen. Sie war überzeugt, das Examen bestehen zu können, denn sie hatte einen guten Geschmack und viel Geschick beim Haareschneiden und Frisieren. Mit den fünfundvierzig Rubeln monatlich, die sie dann verdienen würde, könnte sie endlich das Geld zusammensparen, das sie brauchte, um für ihre Mutter eine Fahrkarte nach Petrosawodsk zu kaufen.

Am Tage vor der Prüfung hatte sich ihr Chef betrunken und rief sie zu sich in sein Privatzimmer hinter den Frisiersalon. Nachdem er die Tür geschlossen hatte, stürzte er sich auf sie und versuchte, ihr die Kleider vom Leibe zu reißen. Sie wehrte sich heftig.

»Sträube dich nicht, du dummes Ding« fauchte er sie an, »das kann dir schlecht bekommen!«

Schenja mußte daran denken, wie ihre Mutter vor vielen Jahren von russischen Soldaten vergewaltigt worden war. In ihrer Panik stieß sie ihn von sich und lief zur Tür hinaus. In dem schmalen Korridor rang sie nach Atem, und als sie sich beruhigt hatte, ging sie zurück in den Salon.

Sie wußte nicht, was sie tun sollte. Sie nahm einen kleinen rosa Kamm in die Hand. Ihre Augen füllten sich mit Tränen, und deshalb ging sie zum Fenster hinüber und blickte hinaus, damit die anderen nicht sehen konnten, daß sie weinte. In ihrer Nervosität spielte sie mit dem Kamm und zerbrach ihn.

»Warum hast du das getan?« schrie sie eine der Frauen an. »Das war mein Kamm! Warum hast du ihn zerbrochen?«

Jetzt mischten sich auch die anderen Frauen ein: »Sie hat es absichtlich getan!« »Welche Gemeinheit!« »Sie glaubt, sie sei besser als alle anderen!« »Sie ist verrückt!« »Polnische Schlampe!« Wahrscheinlich hätten sie Schenja geschlagen, wenn keine Kunden im Laden gewesen wären.

Durch das Geschrei alarmiert kam nun auch der Chef in den Salon. Er ergriff die Gelegenheit, sich für seine Zurückweisung zu rächen und schrie: »Du bist entlassen! Ich werde dich auch nicht zur Prüfung zulassen. Mach, daß du hinauskommst!«

»Ihr könnt mich alle am Arsch lecken!« kreischte Schenja und warf den zerbrochenen Kamm wütend ins Zimmer. Dann zog sie sich ihren weißen Frisiermantel aus, warf ihn auf den Boden und lief hinaus. In ohnmächtiger Wut machte sie sich auf den Weg nach Hause. In ihrer Verzweiflung beschloß sie, sich das Leben zu nehmen und vom nächsten Zug überfahren zu lassen. Zweimal zögerte sie, aber als der dritte Zug heranrollte, warf sie sich auf die Schienen. Vielleicht hat sie ihr instinktiver Lebenswille so weit zurückgehalten, daß sie nur ihre Beine verlor ... nur die Beine!

Erst im Frühjahr fingen die Wunden Schenjas an zu heilen. Am achten März, dem internationalen Tag der Frau, begrüßte sie mich zum ersten Mal mit einem Lächeln, und es fiel mir auf, daß sie sich frisiert, manikürt und parfümiert hatte. Die Gewerkschaft hatte ihr zur Feier des Tages einige Kosmetika geschenkt, obwohl sie sich immer noch weigerte, mit den Vertreterinnen ihrer Gewerkschaft zu sprechen.

»Großer Bruder«, so nannte mich Schenja jetzt, »was werden Sie mit mir tun, wenn ich entlassen werde?« Dr. Dora Stepanowa, eine prächtige Frau, die seit zwanzig Jahren als Chirurgin in Petrosawodsk arbeitete, hatte mir schon gesagt, Schenja werde entweder in ein Versehrtenheim eingeliefert werden oder zu ihrer Mutter nach Hause zurückkehren müssen. Dr. Stepanowa hatte mir gesagt, in dem Versehrtenheim herrschten menschenunwürdige Zustände. Gewalt, Alkoholismus, Diebstahl, Perversion, Geschlechtskrankheiten, Elend und früher Tod seien dort an der Tagesordnung. Deshalb versuchte ich so diplomatisch wie möglich Schenja dazu zu bewegen, zu ihrer Mutter zurückzukehren.

Aber sie weigerte sich: »Nun, großer Bruder ich habe meine Mutter neulich angerufen. Es dauerte eine ganze Woche, bis die Verbindung schließlich zustande kam, aber dann konnte ich mit ihr sprechen. Ich habe ihr erzählt, ich hätte einen Offizier geheiratet und würde mit ihm nach Sachalin an die Ostküste gehen. Ich sagte ihr, sie könne nicht nachkommen, sondern solle nach Polen zurückgehen, und ich würde sie eines Tages dort besuchen. Ich habe ihr alles Mögliche vorgelogen, unter anderem auch, daß ich oft zum Tanzen ginge. Ich sagte ihr, ich würde ihr die Uniform meines Vaters zurückschicken, aber sie bestand darauf, daß ich sie meinem Mann schenkte. Es ist nur gut, daß wir auf Polnisch miteinander gesprochen haben. So konnten die anderen Patienten nicht verstehen, was ich sagte.«

Als es wärmer wurde, brachte ich Schenja in ihrem Rollstuhl hinaus in die Sonne auf den Hof. Die männlichen Patienten mit ihren Gipsverbänden und Krücken versammelten sich um sie und versuchten, sie aufzuheitern. Wie eine stolze, schöne polnische Prinzessin ließ sie sich bewundern und lächelte fröhlich. Ich hatte indessen die Papiere für ihre Überweisung in das Versehrtenheim fertiggemacht. Es lag in einem abgelegenen Walde außerhalb der Stadt. Wir hatten ihr nicht gesagt, welche unglaublichen Zustände dort herrschten, aber ich glaube, sie wußte, daß sie dort zugrundegehen würde.

Am Tage vor Schenjas Verlegung dorthin saß ich im Büro des Assistenzarztes, als sich die Tür öffnete und sie mit ihrem Rollstuhl hereinkam. Ich stand auf und begrüßte sie. Dann schloß ich die Tür. Es war wahrscheinlich die letzte Gelegenheit für ein Gespräch unter vier Augen. Sie hatte sich für den Besuch bei mir zurechtgemacht und sogar ein hübsches Halstuch angelegt.

»Küsse mich, großer Bruder«, sagte sie. Sie sah mich mit fragenden, aufmerksamen und traurigen Augen an. Ihr Gesichtsausdruck verriet mir, daß sie von mir geliebt werden wollte. Sie sehnte sich nach einer romantischen Liebeserfahrung. Ich blickte auf die Stümpfe ihrer Beine, die ich selbst abgesägt hatte. Ich küßte sie höflich, und sie umarmte mich und drückte mich leidenschaftlich an sich.

»Ich möchte dir etwas schenken«, flüsterte sie.

»Ich weiß«, sagte ich leise, »aber für mich bist du zu sehr meine kleine Schwester.«

»So sollst du nicht von mir denken.«

»Es ist besser so«, sagte ich.

»Du hast mir schon immer gefallen. Ich weiß noch, wie du zum ersten Mal in den Friseurladen kamst, um dir die Haare schneiden zu lassen.«

»Wirklich? Das habe ich gar nicht gemerkt.« Ich fühlte mich geschmeichelt, mußte ihr Angebot aber ablehnen.

Enttäuscht gab sie mich frei. »Jetzt weißt du es.« Sie reichte mir ein Päckchen. »Hier, ich möchte dir wenigstens das hier geben. Es ist die Uniform meines Vaters.«

»Das ist sehr lieb von dir, vielen Dank. Aber ich kann es nicht annehmen. Es ist dein einziges Andenken an deinen Vater.«

»Ich brauche keine Andenken mehr. Die Sowjets haben meinen Vater wie einen Hund erschossen, meine Mutter wie Dreck behandelt und mich wie eine Ratte in die Enge getrieben. Großer Bruder, jetzt ist es mein Schicksal, bis zum Ende meines Lebens zu leiden, und deshalb habe ich mit der ganzen Welt gebrochen. Aber die schmerzlichste Beleidigung, großer Bruder, ist es gewesen, daß du mich jetzt abgewiesen hast. Aber ich habe mein Schicksal angenommen, und ich will dir verzeihen. Ich bitte dich nur, mich niemals zu besuchen. Von meiner Mutter habe ich mich schon verabschiedet, und jetzt verabschiede ich mich von dir. Ich habe gehört, welche Zustände in dem Versehrtenheim herrschen, und ich will nicht, daß ihr mich dort seht. Ich weiß, ich werde es nicht lange überleben.«

Sie blieb dort noch zwei Jahre am Leben. Für die männlichen Versehrten war sie ein willkommenes Geschenk – jung, attraktiv, und – was das Beste war – sie hatte keine Beine … Wenn ihre Rationen gekürzt wurden, weil sie sich weigerte zu arbeiten, dann brachten ihr diese blinden, verstümmelten, verunstalteten Männer Brot, Wodka und ihre Liebe. Sie wurde Alkoholikerin und starb schließlich an einer septischen Fehlgeburt.

Ich habe das Schicksal dieses Mädchens nie vergessen können.

13
Ein kleiner Sieg gegen die Behörden

Obwohl ich als Chirurg reichlich zu tun hatte, habe ich niemals aufgehört zu schreiben. Manchmal saß ich bis zwei oder drei Uhr morgens an meinen kleinen Tisch am Fenster mit dem Blick auf das Steilufer des Oneschskoje-Sees. Während der weißen Nächte im Hochsommer konnte ich ohne Lampe bis zum frühen Morgen lesen und schreiben. Zwischendurch blickte ich hinaus auf die kalten grauen Wellen des Sees. Dabei erinnerte ich mich an Irina, der ich in den Wellen des Schwarzen Meeres begegnet war, und schrieb ihr Gedichte in der Form der Sonette von Shakespeare. Ihre Antworten verfaßte sie »während der Zoologievorlesung über die wirbellosen Tiere«. Meine Gedichte erwähnte sie nicht, obwohl ich, wie jeder Dichter, begierig war zu erfahren, ob sie der Geliebten gefielen.

Damals fing ich auch an, Verse für Kinder zu schreiben. 1955 schickte ich einen ganzen Packen meiner Gedichte an den bekannten Jugendschriftsteller Kornej Tschukowskij nach Moskau. Ich rechnete eigentlich gar nicht damit, eine Antwort von ihm zu bekommen, denn ich glaubte, meine Gedichte würden ihm nicht gefallen. So war ich überglücklich, als ich schon nach kurzer Zeit eine Antwort von ihm erhielt. Ich öffnete den Briefumschlag und las die Anrede: »Lieber Dichter!« Als ich weiterlas, war ich so nervös wie bei meiner ersten Operation. Ich las aufmerksam jeden Satz, begriff aber nicht recht, was Tschukowskij an meinen Gedichten gefallen hatte. Er schrieb, er habe einige von ihnen einer Kinderzeitschrift zur Veröffentlichung vorgelegt und andere an das Kinderprogramm des

Moskauer Rundfunks geschickt. Er bat mich sogar um die Übersendung weiterer Gedichte.

Nachdem die ersten Honorare eingegangen waren, faßte ich den Mut, meine Gedichte zu illustrieren, legte ihnen diese Zeichnungen bei und freute mich, als auch sie abgedruckt wurden. Innerhalb eines Jahres war ich in Petrosawodsk als Dichter und Zeichner zu einer bekannten Persönlichkeit geworden. Meine Verse wurden sogar ins Finnische übersetzt und mit meinen Illustrationen in finnischen Kinderbüchern abgedruckt.

An einem Frühlingstag des Jahres 1954 kam ich nach der Arbeit im Krankenhaus nach Hause, hackte im Hof das Feuerholz, heizte den Ofen und ging mit zwei Eimern zum Hydranten an der nächsten Straßenecke, um Wasser zu holen. Als ich mit den beiden schweren Eimern zurückkam, sah ich am Eingang meines Hauses eine Zim-Limousine des Gesundheitsministeriums. Man sagte mir, ich müsse sofort an einer wichtigen Versammlung teilnehmen. Es war sehr ungewöhnlich, daß man mich im Kraftwagen zu einer solchen Veranstaltung abholte, und ich fragte mich, was dahinterstecken könnte. Aus Erfahrung wußte ich, daß man von hochgestellten Persönlichkeiten und wichtigen Versammlungen nichts Gutes erwarten darf, und deshalb rechnete ich mit irgendwelchen Schwierigkeiten.

Man brachte mich zum Gebäude des Zentralkomitees der Kommunistischen Partei der Karelisch-Finnischen Republik, wo ich, da ich nicht der Partei angehörte, einen Sonderausweis bekam, der mich berechtigte, das Büro des Chefs der Verwaltungsabteilung aufzusuchen. Als ich den Raum betrat, sah ich den Minister Dr. M. Schurawlew und fünf junge jüdische Ärzte. Die Sache kam mir verdächtig vor. Der Chef der Verwaltungsabteilung und der Minister begrüßten uns wortreich und erklärten, wir würden befördert werden und neue Arbeitsstellen in entlegenen Teilen der Provinz bekommen. Ich sollte Chefarzt im ländlichen Krankenhaus des Dorfes Luchij, achthundert Kilometer nördlich von Petrosawodsk werden. Das war gleichbedeutend mit einer Verbannung, und die Maßnahme war Teil eines Plans der Regierung, dem wir uns zu unterwerfen hatten.

Aber ich war fest entschlossen, Petrosawodsk nicht zu verlassen. Ich war erregt, wütend und bereit, den Kampf aufzunehmen und mich durchzusetzen, auch wenn ich zunächst nicht wußte, wie ich es anstellen sollte.

Ich weigerte mich, das Papier zu unterschreiben, mit dem mir meine neue Arbeitsstelle angewiesen wurde.

Auch die anderen Ärzte weigerten sich, die Anordnung zu unterschreiben, wir bestiegen gemeinsam die Limousine und fuhren ab. Ich bat den Fahrer, mich am Hause des mit mir befreundeten jungen jüdischen Rechtsanwalts W. Rosen abzusetzen.

Ich erzählte meinem Freund, was geschehen war, und bat ihn um seinen Rat. Was sollte ich jetzt unternehmen?

»Ihre Schwierigkeiten haben schon angefangen«, sagte er und riet mir, zur Rechtsberatung des Gewerkschaftsrates der Republik zu gehen und dort mit seinem Freund, dem jungen Anwalt Wasilij Bronewoj zu sprechen. Bronewoj war ein sehr netter junger Mann, der ein Glas Wodka nicht verschmähte und es liebte, politische und unpolitische Witze zu erzählen. Wir wurden bald gute Freunde. Was nun meinen Fall betraf, so erklärte mir Bronewoj, ich hätte das Recht, an meiner gegenwärtigen Arbeitsstelle zu bleiben, weil ich nach den geltenden Gesetzen an dem Tage, an dem ich meine Arbeit begonnen hatte, einen Arbeitsvertrag abgeschlossen habe. Das überraschte mich, denn ich hatte einen solchen Vertrag nicht unterschrieben und wußte auch nichts davon.

Am folgenden Tag wurde ich in das Büro des Ministers bestellt. Er fragte mich noch einmal, ob ich bereit sei, die Stelle in Luchij anzunehmen. Ich verneinte das und erklärte, ich hätte nicht die Absicht, dorthin zu gehen. Darauf rief der Minister das Zentralkomitee an.

»Ja, er ist in meinem Büro, und sagt mir, daß er nicht gehen will. Ja, ich verstehe. Gut, ich schicke ihn zu Ihnen.« Er legte den Hörer auf und sagte, der Funktionär des Zentralkomitees wünsche mich zu sehen; der Wagen warte vor der Tür.

Der Oberbonze fragte mich, ob ich verheiratet sei. Ich verneinte das.

»Das ist gut. Dann werden Sie nach Luchij gehen und sich

dort eine Braut suchen. Jetzt nach dem Kriege gibt es dort nur wenige Männer. Sie können sich daher eine Frau mit einem Haus und einer Kuh aussuchen. Ihre Schwiegermutter wird Sie mit Milch versorgen und Pfannkuchen mit Pilzen für Sie backen. Mögen Sie Pfannkuchen mit Pilzen?«

»Ich esse keine Pfannkuchen mit Pilzen und habe nicht die Absicht zu heiraten und eine Kuh zu bekommen. Ich werde das Papier nicht unterschreiben«, erwiderte ich.

Das Ganze endete damit, daß der Minister meine Entlassungspapiere unterschrieb. Mein neuer Freund Wasilij Bronewoj erhob auf Grund des geltenden sowjetischen Rechts Einspruch gegen diese Verfügung und veranlaßte mich, den Minister bei Gericht wegen Vertragsbruchs zu verklagen. Der Minister war sprachlos. Es war das erste Mal, daß sich ein junger Arzt nicht nur geweigert hatte, seine Befehle zu befolgen, sondern auch vor Gericht Anzeige gegen ihn erstattet hatte. Bis zur Eröffnung des Verfahrens war ich einen Monat arbeitslos, ging auf die Jagd, trank mit Bronewoj Wodka und genoß meinen unfreiwilligen Urlaub.

Zu meiner Überraschung hatte meine Klage sofort Erfolg. Der Minister nahm meine Entlassung noch am Vorabend der Eröffnung des Gerichtsverfahrens zurück, denn alle geltenden gesetzlichen Bestimmungen gaben mir recht. Ich kehrte in das Krankenhaus zurück und erhielt sogar das Gehalt für die Zeit, in der ich nicht gearbeitet hatte.

Kurze Zeit wurde ich zu einer Art heimlichem Oppositionsführer gegen die Behörden. Einige meiner Bekannten beglückwünschten mich, andere waren wütend und noch andere zeigten sich überrascht. Bronewoj war so glücklich, daß er sich sinnlos betrank.

Der Minister wurde zu meinem schlimmsten Feind, und ich mußte darauf achten, ihm keinen Vorwand für die Rache zu geben. Drei Monate später erließ er eine neue Anordnung und versetzte mich vorübergehend in die nahegelegene Stadt Pudosch. Dagegen konnte ich nichts unternehmen.

14

Pudosch, Provinzhospital

Ich kam nach Pudosch unmittelbar bevor der Herbstregen einsetzte und die Schlammperiode alle Straßen dorthin unpassierbar machte. Da wir damals über keine Hubschrauber verfügten, war der Ort in jedem Frühjahr und Herbst wegen des Schlamms vollkommen von der Außenwelt abgeschnitten. Die Region war ursprünglich von fanatischen Altgläubigen besiedelt worden, die jeden Kontakt zur herrschenden russisch orthodoxen Kirche und zur zaristischen Regierung aufgegeben hatten. Damals war es immer wieder vorgekommen, daß sich Gemeinden in Scheunen eingeschlossen und selbst verbrannt hatten, weil sie ihre religiöse Überzeugung nicht aufgeben wollten. Als ich dorthin kam, hatten die meisten Bewohner von Pudosch noch nie eine Eisenbahn gesehen, und die meisten Häuser waren nicht an das elektrische Stromnetz angeschaltet. Es gab keine Industrie und fast keine Landwirtschaft. Die Menschen lebten von der Jagd und von dem Holz, das sie im Walde schlugen. Die einzigen Intellektuellen weit und breit waren ein paar junge Akademiker, die ebenso wie ich für eine Dienstzeit von drei Jahren dorthin verpflichtet worden waren.

Ich zog in das einzige Hotel der Stadt, ein zweistöckiges Holzhaus mit zehn oder zwölf Betten in jedem Fremdenzimmer. Ich hatte das Glück, daß mir ein Zweibettzimmer zugewiesen wurde. Eigentlich war es für durchreisende Staatsbeamte reserviert. Erschöpft von der langen Reise legte ich mich sofort ins Bett und schlief ein.

Mitten in der Nacht klopfte eine Hilfsschwester an meine Tür und weckte mich. Einige Holzarbeiter hatten einen Mann ins Krankenhaus gebracht, dem bei einer Messerstecherei am vergangenen Tag der Bauch aufgeschlitzt worden war. Die Frau führte mich zum Krankenhaus und leuchtete mir mit einer Petroleumlampe voraus.

Auf dem Hof umstanden die Holzarbeiter einen primitiven Karren. Sie fluchten laut und hielten ihre Laternen in die Höhe, um mir das vor Schmerzen stöhnende Opfer zu zeigen. Es war ein grausiger Anblick. Auf der vierzig Kilometer weiten Fahrt zum Krankenhaus waren ihm die Eingeweide aus der Wunde gerutscht und lagen nun auf seinem Leib und auf dem Strohlager, auf das man ihn gebettet hatte. Im ersten Augenblick wußte ich nicht, was ich unternehmen sollte. Ich wußte nicht einmal, wie wir ihn in das Krankenhaus bringen sollten, ohne daß dabei die Eingeweide auf dem Boden schleiften.

Doch nun nahm die 65jährige Krankenschwester Maria Petrowna die Sache in die Hand und sagte mir, was ich zu tun hätte. Sie weckte zwei andere Patienten, die mir und dem Kutscher halfen, den Mann hineinzutragen, während sie und die Hilfsschwestern nebenher gingen und die Eingeweide hochhielten.

Nachdem wir ihn auf den Operationstisch gelegt hatten, untersuchte ich ihn bei der recht spärlichen elektrischen Beleuchtung. Die Därme waren kalt und mit Stroh und Erde verschmutzt. Zum Teil waren sie schon nekrotisch und hatten sich schwarz verfärbt. Gegen den Schock gab ich ihm eine Traubenzuckerinjektion, erweiterte die Wunde und wusch die Därme mit einer warmen Salzlösung ab. Dann schnitt ich die schon abgestorbenen Teile heraus und nähte die Wände wieder zusammen.

Maria Petrowna war meine einzige Assistentin. Da sie so klein war, stellte sie sich auf der anderen Seite des Operationstisches auf einen Schemel, reichte mir von dort die Instrumente und hielt die Wunde mit Klammern offen. Dabei flüsterte sie mir zu: »Jetzt schneiden wir dieses Blutgefäß durch ... zuerst klemmen wir es ab ... dann machen wir eine Schlinge mit dem Faden ... jetzt nähen Sie es fest.«

Ich folgte ihren im ruhigen Ton gegebenen Anweisungen, auch wenn sie so tat, als träfe ich selbst die Entscheidung.

Nach der Operation und nachdem wir den Operationsbericht geschrieben hatten, dankte ich ihr für ihre Hilfe.

»Warum danken Sie mir?« fragte sie überrascht. »Ich danke *Ihnen* dafür, daß Sie uns geholfen haben. Wie hätten wir das ohne Chirurgen machen sollen?«

Maria Petrowna war eine jener typisch russischen alten Frauen, die Güte und Mitgefühl ausstrahlen. Diese Frauen haben im Lauf der langen russischen Geschichte die Arbeit ungezählter Künstler, Baumeister, Wissenschaftler und Männer inspiriert, die ihr Leben in den Dienst ihrer Mitmenschen gestellt haben. Maria Petrowna hatte ihr ganzes langes Leben in der Wildnis von Pudosch zugebracht und viele junge Chirurgen, die hier ihre obligatorischen drei Jahre dienstverpflichtet waren, gelehrt, unter den schwierigsten Voraussetzungen zu operieren, obwohl es an allem Notwendigen, wie Verbandsmaterial, Medikamenten, Klammern und Skalpellen fehlte.

In den drei Monaten, die ich in Pudosch zubrachte, habe ich keine einzige Nacht ruhig durchschlafen können. Zwei- oder dreimal in jeder Nacht klopfte die Hilfsschwester, eine große, untersetzte karelische Frau in wattierter Jacke, einem Babuschka-Kopftuch auf dem Kopf und mit hohen Filzstiefeln an den Füßen, im Dunkeln an mein Fenster. In der Hand hatte sie dabei eine trübe Petroleumlampe – das einzige Licht in der Finsternis. Wenn ich ihr Klopfen hörte, wachte ich auf, ging ans Fenster, winkte ihr zu und zeigte ihr damit, daß ich bereit war, ihr zu folgen. Die *isba,* das typische russische Holzhaus, stand hoch über dem gewachsenen Boden, und sie rief von unten herauf: »Doktor, kommen Sie bitte, Maria Petrowna läßt Ihnen sagen, man hat einen Patienten gebracht.«

Das bedeutete, daß Maria Petrowna schon die Diagnose gestellt hatte – die immer richtig war –, und daß alles für die Operation vorbereitet war.

Ich zog mich rasch an und ging vor Kälte zitternd hinaus in die Nacht. Ich hatte mir einen dicken Schafspelz angezogen und trug pelzgefütterte hohe Stiefel. Die Frau ging voraus, in der einen Hand die Laterne und in der anderen einen Stock, mit dem sie die in den Straßen herumlaufenden streunenden

Hunde vertrieb. Man hörte die Hunde überall bellen, und manchmal kamen sie uns in bedrohliche Nähe. Wir mußten genau auf unseren Weg achten, um nicht in Schlammpfützen oder Schneewehen zu geraten, und dabei die Hunde vertreiben. Auch ich hatte einen Stock in der Hand. Bis zum Krankenhaus mußten wir zehn Minuten gehen, und dabei genoß ich manchmal ein wunderbares Schauspiel, das sich über mir am Himmel zeigte. Es war das Nordlicht, ein verschlungenes Band aus blauem, goldenem, rosenfarbenem und silbernem Licht, das über mir am dunklen Himmel erstrahlte. Dieses Band bildete gewaltige Streifen, stieg hoch über den Horizont auf, kreiste über mir und zog sich dann wieder in gerader Linie auseinander. Dieses Schauspiel faszinierte mich so sehr, daß ich oft unversehens in irgendeine Pfütze stolperte und dann von der lauten Stimme der Frau aus meinen Träumen gerissen wurde, die versuchte, einen Hund zu verscheuchen, der sich herangeschlichen hatte.

15

Der fragwürdige Totenschein am Wahltag

Im Mai 1956 kam eines Tages die alte Postbotin an meine Tür und zog aus ihrem dicken, mit Zeitungen und Briefen gefüllten Postsack eine eingeschriebene Postkarte vom Militärkommissariat Petrosawodsk heraus. Auf dem dünnen grauen Stück Papier wurde ich mit ein paar unordentlich auf der Maschine geschriebenen Zeilen davon unterrichtet, daß ich mich gemäß dem Gesetz über die allgemeine Wehrpflicht beim Kommissariat zu melden habe. Jeder junge Mann in der Sowjetunion weiß, diese Postkarte bedeutet, daß er zum Wehrdienst eingezogen ist.

Zur Ableistung des Wehrdienstes wurde ich für drei Monate nach Sortavala, eine Stadt an der finnischen Grenze, geschickt.

Der Offizier vom Dienst befahl mir, mich auf dem Krankenrevier zu melden, das dem Regimentsarzt, Major Bregwadse, unterstand. Hier wurde ich als Assistenzarzt eingeteilt.

Die Monate gingen vorüber, und der Zeitpunkt meiner Entlassung rückte immer näher. Aber wenn ich mit Dr. Bregwadse darüber sprach, erklärte er jedesmal, ich könne nur entlassen werden, wenn ein Ersatzmann für mich gefunden sei. Ich wartete bis zum Beginn der Frostperiode, aber mein Nachfolger war immer noch nicht eingetroffen.

Dieser Zustand ärgerte mich sehr und zehrte an meinen Nerven. Immer wieder diese Abhängigkeit! Wie konnte ich mich davon befreien?

Nun fiel auch schon der erste Schnee. Wir fingen an, unsere Wintermäntel zu tragen. In jenem Jahr fanden die Wahlen für die örtlichen Funktionäre und für den Obersten Sowjet statt. Vor solchen Wahlen wird die Bevölkerung jedesmal intensiv propagandistisch bearbeitet. Da es jedoch nur einen einzigen Kandidaten für jede Position gibt, besteht der Wahlkampf nur daraus, daß die Öffentlichkeit mit der Biographie des Kandidaten vertraut gemacht wird. Und natürlich wird auch viel Propaganda über die politischen und wirtschaftlichen Leistungen der Sowjetunion unter der Führung der kommunistischen Partei gemacht. In der Armee folgt man bei dieser Propagadaschlacht strengen Regeln.

Überall hingen große Wahlplakate mit Parolen wie »Jeder beteiligt sich an den Wahlen zum Obersten Sowjet!« »Wir werden unsere Stimmen dem Block der Kommunisten und der parteilosen Kandidaten geben!«, »Vorwärts zum Sieg des Kommunismus!« und so weiter. Doch in der Nacht gab es einen Schneesturm. Die Wahllokale wurden pünktlich um sechs Uhr geöffnet und sollten bis Mitternacht offen bleiben. Um sechs Uhr sollten auch die Soldaten kompanieweise geschlossen zu den Wahllokalen geführt werden, um dort in alphabetischer Reihenfolge ihre Stimme abzugeben.

Um fünf Uhr dreißig ging ich auf der verschneiten Straße von der Stadt zur Militärbasis. Dabei kam ich am finnischen Friedhof vorbei, wo die Marmorgrabsteine fast ganz vom Schnee bedeckt waren. Mit mir gingen ein paar andere verschlafene Offiziere zur Abstimmung. Sie hätten sicher gerne noch länger geschlafen und ihre Stimme später abgegeben, aber das Regiment wollte die Stimmabgabe möglichst rasch beenden, um dem regionalen Parteikomitee und der Division schon gegen acht oder neun Uhr morgens melden zu können, daß hundert Prozent der Stimmberechtigten ihre Stimmzettel abgegeben hatten. Der politische Deputierte des Regiments und der Kommandeur glaubten, damit bei ihren Vorgesetzten einen guten Eindruck machen zu können.

Die Abstimmung in meinem Regiment verlief planmäßig.

Ich lag schon wieder im Bett, als Major Dr. Bregwadse an die Tür klopfte. Er forderte mich auf, mich sofort beim Regiment zu melden.

Es war das erste Mal, daß mich der Regimentskommandeur zu sich bestellte. Auf dem Wege dorthin sagte mir der Major, es sei zu einem »ungewöhnlichen Vorfall« (abgekürzt auf russisch Tsch. P.) gekommen. (Jeder Soldat weiß, Tsch. P. bedeutet, daß jemand gestorben ist.) Es stellte sich heraus, daß zwei Soldaten auf dem finnischen Friedhof erfroren aufgefunden worden waren. Die Autopsie war von dem mit mir befreundeten Zivilarzt mit Namen Eduard vorgenommen worden. Die Todesursache war klar. Die Soldaten hatten sich betrunken und waren dann gestorben. Wahrscheinlich hatten sie das Bewußtsein verloren, hatten sich in den Schnee gelegt und waren dort erfroren. Jetzt kam es darauf an, den Zeitpunkt ihres Todes festzustellen, denn der *Sampolit* (der politische Deputierte) und der Regimentskommandeur hatten bereits gemeldet, daß hundert Prozent der Angehörigen des Regiments ihre Stimme abgegeben hätten. Die beiden Soldaten waren am Tage zuvor in die Stadt geschickt worden und hätten noch am gleichen Abend in die Kaserne zurückkehren müssen. Aber um zehn Uhr morgens fehlten sie noch immer. Der Regimentskommandeur legte jedoch so großen Wert auf die frühzeitige Meldung über eine hundertprozentige Stimmabgabe seiner Soldaten, daß der politische Deputierte ihre Namen persönlich in die Wahlliste eintrug und die Stimmzettel für sie abgab. Nachdem die Meldung abgegangen war, fand man die beiden Soldaten tot neben einem der Grabsteine.

Der Major begleitete mich nicht bis zum Büro des Regimentskommandeurs.

Der Oberst reagierte auffallend höflich. »Setzen Sie sich, Doktor«, sagte er und rückte mir einen Stuhl zurecht. Neben ihm saß der politische Deputierte. Beide Männer machten einen nervösen Eindruck.

»Doktor, ich weiß, daß Sie einen besonderen Wunsch haben. Sie möchten entlassen werden ...« begann der Regimentskommandeur. »Der *Sampolit* und ich sind Ihnen für die Hilfe, die Sie uns hier geleistet haben, sehr dankbar. Ich glaube, Sie könnten in nächster Zeit entlassen werden, obwohl wir bisher noch keinen anderen Arzt zugewiesen bekommen haben. Nur

...« und jetzt senkte er seine Stimme, »... haben wir eine Bitte an Sie.«

Jetzt ergriff der *Sampolit* das Wort: »In unserem Regiment ist es zu einem ungewöhnlichen Vorfall gekommen. Dieser Vorfall muß gründlich untersucht werden, und wir müssen daraus die richtigen Schlußfolgerungen ziehen. Heute sind zwei Soldaten erfroren. Und das ist am Tage der Wahlen zum Obersten Sowjet geschehen!«

»Ich habe mit der Sache nichts zu tun gehabt«, sagte ich.

»Das ist richtig, Sie haben nichts damit zu tun gehabt, aber der Kommandeur und ich bitten Sie, uns in dieser Sache zu helfen.«

»Aber wie könnte ich Ihnen helfen?« fragte ich überrascht.

»Die Autopsie muß zeigen, daß die Soldaten später gestorben sind«, erklärte der Kommandeur. »Major Bregwadse hat uns gesagt, Sie seien mit dem Arzt, der die Autopsie vorgenommen hat, befreundet. Deshalb bitten wir Sie, sofort zu ihm zu gehen – ich werde Ihnen meinen Wagen zur Verfügung stellen – und uns ein Dokument zu bringen, das bestätigt, daß die Soldaten heute erfroren sind. Haben Sie verstanden? Wenn Sie das tun, werden wir Sie sofort entlassen. Ich gebe Ihnen mein Wort darauf. Der *Sampolit* ist unser Zeuge.«

Jetzt begriff ich, worum es ging, und überlegte mir, ob ich auf diesen Vorschlag eingehen oder mich weigern sollte. Mit einer Weigerung würde ich nichts erreichen. Stimmte ich jedoch zu, würde ich rechtzeitig entlassen werden. Die Probleme des Obersten waren mir gleichgültig, nicht aber mein eigenes Schicksal. Andererseits wollte ich mich nicht an irgendwelchen Unregelmäßigkeiten beteiligen. Durfte ich von meinem Freund verlangen, daß er in seinem Autopsiebericht falsche Angaben machte? Allerdings konnte ich die Angelegenheit mit ihm besprechen. Ich brauchte den vernünftigen Rat eines erfahrenen Mannes, und deshalb beschloß ich, zu Eduard zu gehen.

In der pathologischen Abteilung des Städtischen Krankenhauses sagte ich ihm alles, was ich über den Fall wußte und was für mich dabei auf dem Spiel stand. Eduard überlegte einen Augenblick und erklärte sich dann bereit zu schreiben, daß die Soldaten in der Zeit zwischen 4,00 und 8,00 Uhr vormittags gestorben seien. Ihm machte das nichts aus. Selbst wenn seine Diagnose nicht ganz richtig war, würde sich das nicht mehr feststellen lassen, denn wenn die Leichen später exhumiert werden sollten, ließe sich der Zeitpunkt des Todes nicht mehr bestimmen.

Ich brachte dem Obersten eine Abschrift des Protokolls, die ich eigenhändig angefertigt hatte, denn es gab damals in diesem Krankenhaus weder Kopiergeräte noch Schreibmaschinen. Er war so glücklich, daß er mich fast geküßt hätte.

Die ganze Angelgenheit hätte eine schlimme Wendung nehmen können, wenn die Angehörigen der verstorbenen Soldaten versucht hätten, alle Einzelheiten feststellen zu lassen. Aber bei »besonderen Vorkommnissen« bekommen die Angehörigen von der Sowjetarmee immer die gleiche Mitteilung mit dem Wortlaut: »Ihr Sohn (oder Ehemann) ist in treuer Erfüllung seiner Pflichten gegenüber dem Vaterlande den Soldatentod gestorben«.

Die Leichen der Verstorbenen werden niemals zur Beisetzung nach Hause geschickt, und die Angehörigen erfahren auch nicht, wo sie beerdigt worden sind. Diese beiden Soldaten wurden auf dem finnischen Friedhof begraben, auf dem sie gestorben waren. Und ich wurde aus dem Militärdienst entlassen.

16

Moskau – die Liebe zur Ehefrau und zur Chirurgie

Nach drei Jahren harter Arbeit in Nordrußland kehrte ich im Winter 1956 nach Moskau zu meinen Eltern zurück. Unsere ganze Familie – Vater, Mutter die neunzigjährige Großmutter, ich und ein großer Hund – lebten immer noch in unserem einundzwanzig Quadratmeter großen Zimmer.

Meine neue Arbeitsstelle war das größte Krankenhaus in Moskau, die Botkin-Klinik mit zweitausendfünfhundert Betten. Ich war überzeugt, die Arbeitsbedingungen in dem großen Krankenhaus würden entsprechend besser sein als in den kleinen Krankenhäusern, in denen ich bisher gearbeitet hatte.

Dieses Krankenhaus war 1910 mit dem Gelde des reichen Geschäftsmannes Soldatenkow gebaut worden. Gemessen an den damals geltenden Maßstäben war es ein sehr gutes Krankenhaus. Es lag in einer parkartigen Landschaft außerhalb der Stadt. Inzwischen hatten die zwanzig Abteilungen jeweils etwa vierhundert Betten. Die Zimmer waren geräumig und hoch. Neben dem Krankenhaus stand eine große Kirche. Im Lauf der vergangenen fünfzig Jahre hatte sich die Stadt bis in die Nähe des Krankenhauses ausgedehnt. Viele Bäume waren gefällt worden, und an ihrer Stelle hatte man lange, düster aussehende hölzerne Baracken gebaut. In den Krankenzimmern standen jetzt vier- bis fünfmal so viele Betten wie vorgesehen. Der Fortschritt auf dem Gebiet der medizinischen Technik hatte die Einrichtung neuer Räume als Röntgenzimmer, Laboratorien und Operationssäle notwendig gemacht. Deshalb mußten die Krankenzimmer stärker belegt werden, und zwar in den meisten Fällen mit zehn oder zwölf Betten. Die Kirche diente als Sezierraum, und dort, wo früher der Altar gestanden hatte, befand sich jetzt ein großer marmorner Seziertisch. Doch trotz aller dieser Veränderungen war die Botkinsche Klinik die beste in Moskau und mit den tüchtigsten Ärzten besetzt.

Als ich mit meiner Arbeit begann, stellte ich sehr bald fest, daß ich theoretisch sehr viel weniger wußte als die Moskauer Ärzte, aber mehr praktische Erfahrungen gesammelt hatte.

Als ich Moskau für drei Jahre verlassen mußte, war ich überzeugt, Irina werde nicht auf mich warten, und ich würde sie verlieren. Als ich sie nun zum ersten Mal anrief, machte ich mir keine große Hoffnungen mehr.

»Irina? Ich bin es, Wolodja. Ich bin wieder zurück.« Meine Stimme zitterte ein wenig.

»Ich habe dich schon an der Stimme erkannt. Hallo«, sagte sie. Ich hatte den Eindruck, daß auch sie etwas nervös war.

»Du hast mich erkannt?« Vor lauter Aufregung wußte ich nicht, was ich sagen sollte.

»Ja«, und jetzt konnte ich ihre Erregung deutlich spüren.

»Und wie geht es dir?«

»Mir geht es gut. Ich habe das Abschlußexamen an der Universität bestanden.«

Das Herz schlug mir bis zum Halse. Da sie weiterstudiert hatte, war sie vielleicht noch nicht verheiratet.

»Und was treibst du jetzt?« fragte ich nervös.

»Ich versuche, eine Arbeit zu finden.«

Kein Wort davon, daß sie verheiratet sei.

»Und was gibt es sonst noch Neues?« fragte ich und fand in meiner Verwirrung immer noch nicht die richtigen Worte.

»Natürlich gibt es viel Neues«, sagte sie. Meine dummen Fragen schienen sie zu ermüden, und so platzte ich schließlich heraus: »Kann ich dich sehen?«

»Willst du das wirklich?« Jetzt war sie an der Reihe, die idiotischen Fragen zu stellen. Großer Alexander Graham Bell, hast du das Telefon nur erfunden, damit die Menschen so törichte Gespräche miteinander führen können?

»Natürlich möchte ich dich sehen.«

»Dann komm doch herüber.«

»Wann?«

»Wenn du willst, jetzt gleich!«

Ich ging nicht, nein, ich flog buchstäblich zu ihr hinüber.

Ich kann mich heute an die Einzelheiten in diesem Abschnitt meines Lebens nicht mehr genau erinnern. Ich arbeitete, hörte Radio, unterhielt mich mit meinen Freunden, aber das war nur der äußere Rahmen. Ich erinnere mich eigentlich nur daran, daß wir beide von einem Wirbelwind erfaßt wurden. Wir waren täglich zusammen, und unser gemeinsames Leben war erfüllt von Lachen, langen Gesprächen, Theaterbesuchen und Konzerten. Die ganze Welt drehte sich nur um uns zwei. Alles andere hatte seine Bedeutung verloren.

Außer unserer Liebe existierte nichts. Zunächst dachten wir nicht einmal an eine offizielle Heirat. Wir wollten nur zusammensein, nichts anderes, und wir konnten nicht begreifen, weshalb wir auf das Standesamt gehen und uns als Ehepaar registrieren lassen sollten, aber dann taten wir es doch, obwohl wir zunächst getrennt leben mußten, sie bei ihrer Mutter und ich bei meinen Eltern. Wir sprachen mit niemandem über unsere engen Beziehungen. Jeden Abend nach der Arbeit holte ich Irina in meinem Wagen ab, und dann fuhren wir hinaus aufs Land, machten große Spaziergänge und küßten uns ... Wenn Irinas Mutter ausging oder verreiste, durften wir ihre kleine Zweizimmerwohnung benutzen.

Meine Schwiegermutter glaubte, ich sei nicht der richtige Mann für ihre Tochter. Ich stand erst am Anfang meiner beruflichen Laufbahn als Arzt, und niemand konnte sagen, ob ich Erfolg haben würde oder nicht. Meine Schwiegermutter war zweimal verwitwet. Ihre beiden Männer waren Schriftsteller gewesen und hatten bedeutend mehr verdient als die besten Ärzte. Sie selbst verkehrte mit Künstlern und der Elite der sowjetischen Gesellschaft. Und die Töchter ihrer Freunde heirateten bekannte Schauspieler, Künstler und Schriftsteller. Meine Schwiegermutter beneidete diese Menschen und lehnte mich ab. Und ich fühlte mich nicht wohl unter ihren mißbilligenden Blicken. Die Blumen, die ich Irina mitbrachte, große Dahlien und langstenglige Gladiolen, gefielen ihr nicht. Wenn ich sie Irina geben wollte, riß sie mir den Blumenstrauß aus der Hand, zerpflückte ihn und verteilte die einzelnen Blumen so im Zimmer, daß man sie nicht sehen konnte. Wenn wir gemeinsam Tee tranken, wie dies in allen russischen Häusern üblich ist, fragte mich meine Schwiegermutter in spöttischem Ton: »Sind Sie nicht adeliger Abstammung?«

Überrascht antwortete ich: »Ich glaube, zur Hälfte.«

»Warum nehmen Sie dann nicht den Teelöffel aus der Tasse, wenn Sie trinken?«

Das Zusammenleben mit meiner Schwiegermutter war nicht leicht. Irina und ich vermieden dieses Thema. Wir übergingen es mit Schweigen. Ja, wir sprachen eigentlich niemals über unsere Zukunft und machten keine Pläne. Ich denke, das war die natürlichste Art, eine Ehe zu beginnen. Wenn man sich wirklich liebt, dann kann man auf solche Dinge verzichten.

Irina war mütterlicher- und väterlicherseits jüdischer Abstammung. Aber ihre Familie hatte ebenso wie die meines Vaters nach der Revolution ganz mit der jüdischen Tradition gebrochen. Ihr Vater hieß Bermont, und ihre Mutter war eine geborene Eppelbaum. Irinas Vater, Jewgenij Bermont, der 1948 im Alter von zweiundvierzig Jahren an Leukämie gestorben war, war in den 1930er und 40er Jahren ein sehr bekannter Satiriker gewesen. Es tat mir besonders leid, daß Irina ihren Vater schon im Alter von sechzehn Jahren verloren hatte. Es überraschte mich, als ich erfuhr, daß sie Jüdin war. Sie erzählte mir, sie habe es bis zum Ausbruch des russisch-deutschen Krieges am 22. Juni 1941 – sie war damals neun Jahre alt – nicht gewußt. An diesem Tage wurde sie von ihren Mitschülern wegen ihrer jüdischen Abstammung verspottet: »Das geschieht euch Juden recht. Die Deutschen werden euch alle umbringen.«

Angsterfüllt und in Tränen aufgelöst lief sie nach Hause und fragte ihre Eltern, was es bedeute, ein Jude zu sein, und weshalb die Deutschen die Juden umbringen wollten. Und erst jetzt erklärten ihr die Eltern, daß sie Mitglied einer jüdischen Familie sei.

Irinas Herkunft war mir gleichgültig. Ich liebte sie und nicht ihre Abstammung. Aber es gefiel mir, daß wir beide die gleichen Erfahrungen gemacht hatten: wir waren beide wegen unserer Religionszugehörigkeit in Schwierigkeiten geraten.

Am 5. Januar 1958 schenkte mir Irina einen Sohn, Wladimir Goljachowski jr.

Irina und ich hatten immer noch keine eigene Wohnung. Sie lebte bei ihrer Mutter und ich bei meinen Eltern. Jetzt nach der Geburt unseres Kindes mußten wir unbedingt eine gemeinsame Unterkunft finden. Wie sollten wir den Kleinen sonst aufziehen? Meine Schwiegermutter weigerte sich hartnäckig, uns eines ihrer beiden kleinen Schlafzimmer zur Verfügung zu stellen. Zum Glück erklärte sich meine Tante bereit, uns in ihrer Gemeinschaftswohnung aufzunehmen, wo wir uns mit sieben Familien eine Küche teilen mußten. So bezogen meine Eltern, meine Großmutter und wir drei ein Wohnzimmer und ein Schlafzimmer. Aber die Enge störte uns nicht, denn endlich konnten Irina, mein Sohn und ich zusammen sein.

Leo Tolstoi beginnt seinen Roman Anna Karenina mit dem Satz: »Alle glücklichen Familien gleichen sich, und jede unglückliche Familie ist auf ihre eigene Weise unglücklich.« Das mag sein, man könnte aber auch sagen, »soweit die sogenannten glücklichen Familien glücklich sind, sind sie auch im gleichen Ausmaß unglücklich.«

Nach einiger Zeit gelang es uns, zwei Schlafzimmer in einem alten Holzhaus zweiundvierzig Kilometer östlich von Moskau in einem Waldgebiet zu mieten. Meine Schwiegermutter zog zu uns und half Irina im Haushalt. Ich machte die Einkäufe in der Stadt und brachte sie abends in einem Einkaufsnetz nach Hause. Irina und mein kleiner Sohn holten mich regelmäßig an der Station des Vorortzuges ab.

Wenn ich, was selten vorkam, an einem Sonntag nicht arbeiten mußte, fuhren Irina und ich mit unseren Fahrrädern in die nahegelegene Stadt Schukowskij zum Einkaufen in einem großen Lebensmittelgeschäft. Dieses Unternehmen dauerte zwei Stunden, aber wir genossen es, auf diese Weise der Schwiegermutter entfliehen und allein sein zu können. Wir träumten davon, als nächstes Kind eine Tochter zu haben. Zwar war das

Leben nicht einfach für uns, aber wir waren jung und unternehmungslustig.

Daß meine Eltern mich finanziell unterstützten, befreite mich von der Verpflichtung, etwas dazuzuverdienen, und eröffnete mir die Möglichkeit, wissenschaftlich zu arbeiten und Gedichte zu schreiben. Ohne ihre Hilfe wäre aus mir nicht das geworden, was ich heute bin. Ich hätte schwer arbeiten und mich darum bemühen müssen, zusätzlich zum Nachtdienst eingeteilt zu werden und Privatpatienten zu bekommen. Um hundert Rubel im Monat dazuzuverdienen, hätte ich meine ganze Energie und Arbeitskraft einsetzen müssen. Ich kannte Hunderte solcher Ärzte und dankte Gott, daß es mir nicht so ging wie ihnen.

1958 und 1959 waren glückliche Jahre für mich. Mein Sohn wurde geboren, meine ersten wissenschaftlichen Aufsätze über orthopädische Chirurgie wurden veröffentlicht, mein erstes Buch mit Kindergedichten wurde von dem bekannten Jugendschriftsteller Kornej Tschukowskij herausgegeben, ich schloß meine orthopädische Fachausbildung ab und begann, mich auf meine Promotion vorzubereiten und an meiner Dissertation zu schreiben.

Nach der Veröffentlichung meines Buchs konnte ich damit rechnen, in den Schriftstellerverband aufgenommen zu werden. Die privilegierte Stellung eines offiziell anerkannten Schriftstellers hat einem in der Sowjetunion bedeutend mehr zu bieten als die eines Arztes. Aber ich wollte Schriftsteller werden und dabei Arzt bleiben wie Anton Tschechow, der zu sagen pflegte, die Medizin sei seine legale Ehefrau, die Literatur aber seine Geliebte. Für mich gilt das gleiche. Ich liebe sie beide.

17

Boris Pasternak

In den Jahren 1957 und 1958 habe ich oft das kleine, etwa fünfundzwanzig Kilometer außerhalb von Moskau an der Straße nach Minsk gelegene Dorf Peredelkino besucht. Mehr als hundert der bekanntesten sowjetischen Schriftsteller lebten dort in den Datschen, die ihnen von der Regierung zur Verfügung gestellt worden waren. Einer von ihnen war mein Lehrer Kornej Tschukowskij, der Herausgeber meines ersten Gedichtbandes und meines ersten Buches »Für die Kleinen«. Ich legte ihm meine neuen Gedichte vor, die ich in meiner Freizeit verfaßt hatte, und wir gingen zusammen in der Schriftstellersiedlung spazieren. Dabei las Tschukowskij die Gedichte laut vor, kritisierte oder lobte sie und sagte mir, was ich daran verändern sollte. Außerdem machte er mich mit den Schriftstellern bekannt, die uns auf diesen Gängen begegneten oder ihn in seinem zweistökkigen Holzhaus besuchten, das zu einem literarischen Salon geworden war. Dort begegnete ich auch dem Verfasser des Romans *Dr. Schiwago,* dem Dichter Boris Pasternak.

Tschukowskij stellte mich ihm vor. Er sagte mit seiner hohen Stimme: »Dieser junge Mann ist bereits ein erfahrener Chirurg und ein vielversprechender Dichter.«

Pasternak sah mich prüfend an. »In welchem Krankenhaus arbeiten Sie?« fragte er.

»Im Botkin-Krankenhaus.«

»Auch Schiwago hat in diesem Krankenhaus gearbeitet« sagte er, »und auch er war ein Dichter.«

Es überraschte mich, daß er von seinem Romanhelden wie von einem Menschen sprach, der wirklich gelebt hatte.

»Könnten Sie mich behandeln?« fragte er. »Ich habe Rükkenschmerzen und auch Muskelschmerzen in den Armen.«

Ich mußte ihn sofort im Wohnzimmer von Tschukowskij untersuchen. Er zog das Hemd aus, stand mit bloßem Oberkörper vor mir, hockte sich hin, beugte sich nach vorn und ergriff meine Hand, um mir zu zeigen, was ihm fehlte. Während ich ihn untersuchte, sagte ich ihm, daß wir uns schon kannten. Ich war mit seinem Stiefsohn, Stanislaw Nejgaus, der sich später als Pianist einen Namen gemacht hat, zur Schule gegangen. Pasternak lächelte, als ich ihn an diese längst vergangenen Jahre erinnerte.

Der Roman Dr. Schiwago ist in der Sowjetunion bis heute nicht erschienen und gehört auch noch zwanzig Jahre nach dem Tode des Autors zu den dort verbotenen Büchern. Einige wenige Exemplare wurden von Europa nach Rußland geschmuggelt, und man konnte sie nur im geheimen von absolut zuverlässigen Freunden bekommen. Ich kenne Fälle, in denen Menschen, die *Dr. Schiwago* gelesen hatten, verhaftet und mit fünf Jahren Lagerhaft bestraft worden sind. Ich selbst habe von dem mit mir befreundeten Dichter Kostja Bogatyrew ein in Italien als Taschenbuch in russischer Sprache gedrucktes Exemplar bekommen. Er überließ mir das Buch für nur zwei Abende. Es war schon völlig zerlesen und verschmutzt, ich war jedoch glücklich, es bekommen zu haben. Irina und ich saßen nebeneinander auf der Bettkante und lasen es gemeinsam. Einer von uns las die linke der andere die rechte Seite. Ohne geschlafen zu haben, mußten wir am nächsten Morgen zur Arbeit gehen, fühlten uns aber durch die Lektüre inspiriert. Ich glaube, kaum ein halbes Prozent der lesenden Bevölkerung in der Sowjetunion hat das Glück gehabt, den Roman in die Hand zu bekommen. Ein Angestellter des Zentralkomitees der Kommunistischen Partei hat mir jedoch erzählt, daß in einer Spezialdruckerei einige Exemplare »nur für den offiziellen Gebrauch« hergestellt worden sind. Wir fragten uns, wer sie wohl gelesen haben könnte.

Pasternak ist niemals ein Dissident im Sinne der in den 1960er Jahren unter der sowjetischen Intelligenz entstandenen

Opposition gegen das Sowjetregime gewesen. Er hat nie irgend jemandem irgendwelche Vorwürfe gemacht, hat nie für irgend etwas agitiert und nie irgend etwas kritisiert oder verdammt. Auf den offiziellen Schriftstellerkonferenzen hat er auch nicht über das für die Berufsschriftsteller so wichtige Thema des sozialistischen Realismus gesprochen. Aber er war der *einzige,* der sich nicht von der kommunistischen Propaganda hat beeinflussen lassen, und der *einzige,* der in seinen Werken seiner persönlichen Überzeugung treu geblieben ist. Diese Einzigartigkeit machte ihn zum Paten der freidenkenden sowjetischen Intelligenz. Bevor man in der Sowjetunion etwas von Alexander Solschenitzyn, Andrej Sacharow, General Pjotr Grigorenko und anderen Dissidenten gehört hatte, hat Boris Pasternak mit seiner Charakterfestigkeit alle diejenigen inspiriert, die bereit waren, sich der offiziellen Regierungspolitik zu widersetzen. Für die progressiven Intellektuellen in der Sowjetunion war Pasternak in den 1950er Jahren das große Vorbild.

In Rußland, wo es niemals demokratische Freiheiten gegeben hat und die Menschen nie offen ihre Meinung sagen durften, sind die Verfechter dieser Ideen und Träume immer die Dichter und Schriftsteller gewesen. Deshalb haben sie dort eine sehr viel größere Bedeutung als in den westlichen Ländern. In Rußland waren sie die führenden Köpfe der Intelligenz. Und ein solcher Mann ist auch Pasternak zu seinen Lebzeiten gewesen.

Er führte ein einfaches und gesundes Leben. Am frühen Morgen ging er in den Wald, um für seinen Ofen Holz zu sammeln. Dann badete er in dem schnell strömenden, kalten Wasser eines kleinen Baches, des Setun. Im Sommer zog er Gemüse im Garten seiner Datscha, eines kleinen Holzhauses am Waldrand. Er baute Kartoffeln, Karotten, rote Bete und Radieschen an. Er goß und jätete seine Gemüsebeete selbst und bereitete seine Mahlzeiten daraus zu. Von seiner Datscha zur Eisenbahnstation ging er immer zu Fuß, wenn er nach Moskau fahren wollte. Ein Auto besaß er nicht.

Doch als Folge seiner erblichen Muskelschwäche hatte er Beschwerden im Rücken und an den Schultern. Ich riet ihm deshalb, sich physiotherapeutisch behandeln zu lassen.

»Wo könnte das geschehen?« fragte er.

»Nicht weit von Ihrer Datscha liegt das Haus der Kreativität des Schriftstellerverbandes. Dort stehen Ihnen die dafür ausgebildeten Ärzte und die notwendigen Geräte zur Verfügung.«

»Nein«, sagte er und winkte mit der Hand ab. »Die Leute, die etwas zu sagen haben, werden es nicht zulassen, daß ich dort behandelt werde.«

»Wer hat Ihnen etwas zu sagen?« fragte ich überrascht.

»Es sind die Leute, die hinter Schreibtischen sitzen, hinter großen Schreibtischen – etwa beim Schriftstellerverband.«

»Aber das Haus der Kreativität ist eine Einrichtung für die Schriftsteller.«

»Nur für sowjetische Schriftsteller. Und Pasternak gilt nicht mehr als sowjetischer Schriftsteller. Seit *Schiwago* im Ausland erschienen ist, gelte ich nicht mehr als einer von ihnen. Für sie bin ich so sehr ein Ausländer, daß sie mich nicht einmal mehr in Moskau sehen wollen. Neulich kam eine Gruppe junger europäischer Schriftsteller nach Moskau, die mit mir sprechen wollten. Und sofort schrieb mir der Erste Sekretär des Schriftstellerverbandes, Surkow, ich sollte eine Reise nach Tiflis unternehmen und schob mich buchstäblich dorthin ab, obwohl ich dort gar nichts zu tun hatte. Ich habe mich einen ganzen Monat auf den Straßen dieser Stadt herumgetrieben und mich die ganze Zeit geärgert. Die georgischen Schriftsteller fragten mich immer wieder, womit ich mich beschäftigte. In Wirklichkeit tat ich nichts. Ich lebte im Exil und war in Ungnade gefallen.«

Im Herbst 1958 wurde ihm der Nobelpreis für Literatur verliehen. Damit war er der zweite russische Schriftsteller, dem diese große Ehre zuteil wurde – dreißig Jahre nach der Verleihung des Nobelpreises an Iwan Bunin. Aber Bunin war kein sowjetischer Bürger. Er war nach Ausbruch der Revolution nach Paris ausgewandert.

Unmittelbar nach der Bekanntgabe der Verleihung in den westlichen Rundfunkstationen erschienen Dutzende von aus ländischer Korrespondenten vor Pasternaks Datscha. Aber vorher waren schon andere Kraftfahrzeuge mit KGB-Agenten vor dem Haus Pasternaks vorgefahren, und sie registrierten jeden, der hier erschien. Unter anderem waren auch viele Schriftsteller gekommen, um Pasternak zu gratulieren. Sie glaubten, angesichts einer so hohen Auszeichnung werde die Regierung ihm verzeihen. Aber am folgenden Tag begann in der ganzen sowjetischen Presse eine gegen Pasternak gerichtete heftige Verleumdungskampagne. Die sowjetische Bevölkerung konnte das alles natürlich nicht begreifen, denn niemand hatte das Buch gelesen. Trotzdem wurden die Menschen gezwungen, das Buch und seinen Verfasser auf offiziellen Parteiversammlungen in Fabriken, Universitäten und Ministerien zu kritisieren. Bis dahin hat es in der Sowjetunion noch niemals eine so massive und brutale, gegen einen einzelnen Memschen gerichtete Kampagne gegeben. Chruschtschow und alle Mitglieder des Politbüros verurteilten ihn in ihren Reden. Es hatte den Anschein, als sei die ganze riesige Propagandamaschine der Partei gegen Pasternak mobilisiert worden. Es zeigte sich jedoch, daß gerade die gewaltige propagandistische Anstrengung das Gegenteil von dem erreichte, was damit beabsichtigt war. Menschen, die sich bisher noch nie für Literatur interessiert hatten, begannen ihre gebildeten Freunde zu fragen, wer Pasternak sei was für ein Buch er geschrieben habe und ob er wirklich eine so große Gefahr für das sowjetische Volk bedeute. Als ich in diesen Tagen mit einem Taxi zum Haus der Literatur in der Herzenstraße fuhr, wo eine Schriftstellerversammlung anberaumt war, fragte mich der junge Fahrer, als ich ihm die Adresse sagte: »Was sind Sie, ein Schriftsteller? Haben Sie *Dr. Schiwago* gelesen? Warum wird Pasternak so heftig wegen dieses Buches kritisiert?«

Ich antwortete vorsichtig, es sei nicht so schlecht, wie auf all diesen Versammlungen behauptet würde. Der Taxifahrer schien sich darüber zu freuen. Er sagte: »Das habe ich mir gleich gedacht. Ich habe es natürlich nicht gelesen, aber ich glaube, wenn das Buch so sehr kritisiert wird, dann muß es zumindest interessant sein.«

Pasternak wurde aus dem Schriftstellerverband ausgeschlossen, und alle Kollegen, die ihm zur Verleihung des Nobelpreises gratuliert hatten, wurden vor das Parteikomitee des Schriftstellerverbandes zitiert, streng verwarnt und ebenfalls mit dem Ausschluß bedroht. Zu diesen Kollegen gehörte auch mein Lehrer Tschukowskij. Die Schriftsteller fürchteten sich nun, Pasternak in seiner Datscha zu besuchen, was zur Folge hatte, daß er vollkommen von der Außenwelt isoliert wurde. Aber die Parteiführung wollte ihn nicht nur isolieren, sondern auch seinen Willen brechen. Er wurde gezwungen, den Nobelpreis zurückzuweisen und sich in einem schriftstellerischen Schuldbekenntnis von seinem Buch zu distanzieren.

Auch Pasternak wich zum ersten Mal von seinen Grundsätzen ab. Er war alt und müde und konnte mit den gesellschaftlichen und persönlichen Problemen, die ihn bedrängten, nicht mehr fertigwerden. Er fürchtete sich vor dem Exil und zog es vor, in Rußland zu bleiben. Deshalb schrieb er 1958 an seine Leser in Ost und West einen offenen Brief, in dem er sein Verhalten bedauerte. Im Gegensatz zu dem, was er in seinem Roman gesagt hatte, hieß es in dem Brief, die Revolution habe »dem Jahrhundert einen Sinn verliehen und den Menschen Zufriedenheit gebracht. Jede militärische Herausforderung wird uns alle zu Helden machen«. Er erklärte, er habe »Fehler und Irrtümer begangen und eine persönliche Schuld« auf sich geladen. Das käme auch in seinem Roman zum Ausdruck. Weiter sprach er von seinem »Stolz, in unserer Zeit zu leben« und über »den festen Glauben an die gemeinsame Zukunft«.

Man erkannte deutlich, daß dieser Text ihm aufgezwungen worden war. In der Sowjetunion, wo zwanzig Millionen Bürger dem KGB zum Opfer gefallen waren, konnte jeder gezwungen werden, ein Schuldbekenntnis abzulegen, und deshalb war niemand vom Inhalt des Briefes überrascht, und niemand kritisierte Pasternak. Nachdem man dem Dichter das Rückgrat gebrochen hatte, wurde Olga Iwenskaja, die Frau, die er liebte, verhaftet und deportiert. Einsam und verlassen verbrachte Pasternak seine letzten Tage in Peredelkino. Gelegentlich besuchte er noch seinen Freund Tschukowskij, der dem in Ungnade gefallenen Dichter die Treue bewahrte. Im April 1960 habe ich ihn dort zum letzten Mal gesehen. Er klagte über einen chronischen Bluthusten, Schmerzen in der Brust und einen erheblichen Gewichtsverlust. Er war stark gealtert und machte einen apathischen Eindruck. Wieder untersuchte ich ihn im Wohnzimmer von Tschukowskij. Sein Zustand war sehr ernst. Er litt unter einer Brustfellentzündung, und das war ein äußerst bedenkliches Symptom. Ich schlug ihm vor, sich in einem Krankenhaus untersuchen zu lassen.

»Ich möchte sterben«, antwortete er ruhig.

Er hatte Lungenkrebs, und da niemand bereit war, ihn zu behandeln, starb er am 30. Mai 1960.

Gegenüber seiner Datscha lag ein weites Feld. Es hieß »das bewachsene Feld« im Gegensatz zu dem »freien Feld«, an dem Leo Tolstoi gelebt hatte. Hinter dem Feld auf einer Anhöhe war ein alter russischer Friedhof, den Pasternak jeden Tag von seinem Fenster aus sehen konnte. Dorthin wurde er in seinem Sarg getragen. Es hat wahrscheinlich in der ganzen Geschichte der Sowjetunion keine Beisetzung mit einer solchen Massenbeteiligung gegeben wie hier. Hunderttausend Menschen standen barhäuptig auf dem vom Regen aufgeweichten Boden. Nirgends war der Zeitpunkt der Beerdigung bekanntgegeben worden, und doch hatten sie sich alle hier versammelt.

Sein Grab wurde wie das eines Heiligen zur nationalen Gedenkstätte. Täglich strömten die Menschen zu seinem Grab.

Eine meiner Bekannten aus Pedrosawodsk, eine mehr als fünfzig Jahre alte, hochintelligente Frau, hatte die tausendfünfhundert Kilometer lange Reise unternommen, um das Grab des Dichters zu besuchen. Sie war sehr arm und krank. Ich holte sie in meinem Wagen vom Bahnhof ab und fuhr mit ihr zum Friedhof. Auf der Rückfahrt fragte ich sie, ob sie wirklich nur deshalb die Strapazen der Reise auf sich genommen habe, um sich vor seinem Grab zu verbeugen.

Sie antwortete: »Er war ein Dichter für uns alle.«

18
Pocken-Quarantäne

Im Sommer 1959 wurde mein Chef, Professor Dimitrij Jasykow, aufgefordert, sofort in das Kreml-Krankenhaus an der Granowskaja-Straße zu kommen, um Marschall Semjon Michajlowitsch Budjonnij zu behandeln, der sich bei einem Autounfall die rechte Schulter gebrochen hatte. Marschall Budjonnij war damals achtzig Jahre alt, aber als junger Mann hatte er den Ruf eines legendären Kriegshelden der Sowjetunion erworben. In der Oktoberrevolution des Jahres 1917 stellte er die ersten roten Kavallerieverbände auf und besiegte mit dieser Truppe alle antibolschewistischen Streitkräfte in Südrußland. Budjonnij erwarb sich mit seinen Leistungen die besondere Anerkennung Lenins, und im Lauf der Jahre entstanden viele Legenden, Bücher, Lieder, Gemälde und Filme, welche die Heldentaten des Marschalls verherrlichten. Für seine militärischen Erfolge wurde er mit mehr als fünfzig Orden ausgezeichnet.

Dr. Jasykow fixierte den Schulterknochen mit einem sehr dünnen chirurgischen Nagel. Das war damals auch im Kreml-Krankenhaus die einzige Methode, die dem Chirurgen in solchen Fällen zur Verfügung stand. Aber da der Nagel sehr dünn und schwach war, beschloß Dr. Jasykow, das Gelenk mit einem Gipsverband ruhig zu stellen, bis das Röntgenbild zeigte, daß der Bruch geheilt war. Nach der Operation durfte Marschall Budjonnij in die ihm von der Regierung zur Verfügung gestellte Datscha in Bakowka, etwa zwanzig Kilometer außerhalb von Moskau, zurückkehren. Hier besuchte ihn Dr. Jasykow jede Woche, um festzustellen, welche Fortschritte die

Heilung machte, die Verbände zu wechseln und den Gips neu anzupassen. Dr. Jasykow konnte die Behandlung nicht allein durchführen, denn er war ein alter Mann und mit seiner großen Körperfülle – er wog mehr als dreihundert Pfund – zu unbeweglich. Deshalb nahm er mich als einen Assistenten mit.

Der alte, aber immer noch rüstige Marschall saß auf der Veranda seiner Datscha. Ich erkannte ihn sofort an seinem buschigen Schnurrbart und den schräg gestellten Schlitzaugen. Ein militärischer Umhang mit den Rangabzeichen des Marschalls bedeckte seine Schultern und den Gipsverband.

Im Hause waren die Wände mit Fotografien bedeckt. Viele von ihnen zeigten Budjonnij zu Pferde. Einige dieser Fotos waren um die Jahrhundertwende aufgenommen worden. Das jüngste Bild war ein noch unvollendetes Portrait, das Budjonnij ebenfalls zu Pferde zeigte. Daneben sah man zahlreiche mit persönlichen Widmungen versehene Fotos früherer und gegenwärtiger sowjetischer Führer wie Kirow, Kuybyschew, Chruschtschow, Frunse, Ordsonikidse, Woroschilow, Kalinin und Mikojan. Ein besonders in die Augen fallendes Foto stand im Arbeitszimmer Budjonnijs auf einem Tisch. Es zeigte Stalin mit einer Pfeife in der Hand in einer Pose, wie man sie auf den offiziellen Portraits nicht findet. Ich betrachtete das Bild und die Widmung sehr aufmerksam wie ein seltenes Museumsstück. Ich hatte die eigenhändige Unterschrift Stalins bisher nur einmal gesehen – in der Wohnung von Frau Towstucha, der Witwe seines Sekretärs. Stalin war vor vier Jahren gestorben und bereits öffentlich verurteilt worden, aber der Einfluß des Diktators war immer noch deutlich zu spüren. Die Widmung auf dem Foto hatte offensichtlich eine versteckte Bedeutung, aber Dr. Jasykow und ich konnten sie nicht entschlüsseln. Doch Marschall Budjonnij erzählte uns die Geschichte und wiederholte sogar den Dialog zwischen ihm und Stalin.

1937 hatte die Schreckensherrschaft Stalins ihren Höhepunkt erreicht. Der sowjetische Innenminister Nikolaj Jeschow verhaftete jeden, dessen Gesichtsausdruck Stalin verdächtig vorkam. Stalin sagte dann etwa: »Warum sind Sie so nervös?« Oder »warum sehen Sie mir nicht in die Augen?« Bald darauf verschwand der Betreffende in der Versenkung.

Gewöhnlich wurde er zunächst gefoltert und dann erschossen. Marschall Blücher, Marschall Tuchatschewskij und viele andere Generäle und Minister aus der Umgebung Stalins sind auf diese Weise ums Leben gekommen.

1937 erlebte Budjonnij eine ähnliche Szene. »Ich habe den Eindruck, Sie mögen mich nicht mehr, Semjon Michajlowitsch«, sagte Stalin mit seinem drohenden, schwerfälligen georgischen Akzent.

»Wovon reden Sie?« erwiderte Budjonnij. »Ich bin bereit, für Sie durchs Feuer zu gehen. Sie brauchen es mir nur zu befehlen.«

»Warum haben Sie mir nie ein Bild von sich geschenkt?«

»Oh, das habe ich schon lange tun wollen, Josif Wissarionowitsch! Ich habe noch heute daran gedacht«, sagte der alte Haudegen nervös, ging in sein Büro hinüber und holte das Foto.

»Könnten Sie es auch signieren?« fragte Stalin. Budjonnij setzte sich, tauchte die Feder ins Tintenfaß und zögerte. Es wäre ihm leichter gefallen, einer Reihe von Feinden mit dem Säbel den Kopf abzuschlagen als ein paar Worte zu schreiben. Die Anrede »Lieber Stalin« wäre zu vertraulich gewesen, aber er fürchtete, »Für den hochverehrten Stalin« könne zu kühl und zu distanziert wirken. Budjonnij fühlte, wie die Spitzen seines Schnurrbarts zitterten. Stalin ging indessen hinter seinem Stuhl auf und ab, sog an seiner Pfeife und weidete sich an der Unentschlossenheit Budjonnijs.

»Nun, fällt Ihnen gar nichts ein?«

»Ich weiß nicht recht, was ich schreiben soll, Josif Wissarionowitsch.«

»Dann werde ich es Ihnen diktieren. Schreiben Sie: ›Für den großen Genius ...‹ Haben Sie das geschrieben? ... Dann schreiben Sie weiter: ›Den Schöpfer der ersten Kavalleriedivision› ... Haben Sie das? ... Dann fahren Sie fort: ›An Josif Wissarionowitsch Stalin von Semjon Michajlowitsch Budjonnij.‹ Gut, nachdem Sie das geschrieben haben, sehe ich, daß Sie mich lieben. Deshalb will ich Ihnen auch ein Foto von mir schenken.«

Er lächelte spöttisch, legte das Foto von Budjonnij auf den

Tisch, nahm eine Fotografie von sich zur Hand und schrieb darauf: »An den *wirklichen* Schöpfer der ersten Kavalleriedivision, S. M. Budjonnij von I. W. Stalin. 1937.«

Seit hundert Jahren war in Rußland kein Fall von Pocken mehr bekannt geworden. Aber seit im Januar 1959 der bekannte Plakatmaler Kokorekin nach einer Indienreise in kritischem Zustand in unser Krankenhaus eingeliefert wurde und niemand den Patienten richtig zu diagnostizieren vermochte, verbreiteten sich die finstersten Gerüchte. Niemand beachtete sie. Doch dann starb der Patient und nicht nur er, sondern auch zwei Pfleger der Infektionsabteilung, die ihn versorgt hatten. Der Patient hatte unter einer virulenten Form der schwarzen Pocken gelitten, mit denen er sich in Indien infiziert hatte. Er hatte mehrere Monate dort zugebracht und in vielen Dörfern und Städten das Leben der eingeborenen Bevölkerung skizziert.

Nach den geltenden Bestimmungen mußte sich jeder, der nach Indien oder in ein anderes orientalisches Land reiste, wo in bestimmten Gebieten gefährliche Infektionskrankheiten herrschten, vorher impfen lassen, und zwar unabhängig davon, wann er zum letzten Mal geimpft worden war. Die Zollbeamten verlangten vor der Ausreise die Vorlage einer Impfbescheinigung. Der Maler Kokorekin hatte eine solche Bescheinigung vorgelegt, aber es war eine Fälschung gewesen. Er hatte den Arzt mit hundert Rubel bestochen, weil er sich nicht impfen lassen wollte. In Indien kaufte er zahlreiche Geschenke für seine Frau, vor allem Bekleidungsstücke und schöne Stoffe. Er kehrte mit hundert anderen Passagieren an Bord einer Aeroflotmaschine des Typs TU-104 nach Hause zurück. Kaum hatte er seine junge Frau umarmt und ihr die Geschenke gegeben, als er auch schon zusammenbrach und ins Krankenhaus gebracht werden mußte.

Als schließlich feststand, daß Kokorekin die Pocken nach Moskau eingeschleppt hatte, wurde eine Quarantäne angeordnet. Ich kam an diesem Morgen zur gewohnten Zeit ins Krankenhaus, durfte es aber erst einen Monat später wieder verlassen, nachdem die Quarantäne aufgehoben war. Der Eingang zum Krankenhaus wurde verschlossen, und am Zaun patroullierten Milizionäre und Sanitätssoldaten. Niemand durfte den Komplex betreten oder verlassen. Unsere Freunde und Verwandten durften uns Lebensmittelpakete bringen, mußten sie aber dem damit beauftragten Personal übergeben.

Die Polizei durchsuchte die Wohnung der jungen Witwe des Malers, um alle aus Indien mitgebrachten Geschenke zu konfiszieren und sie selbst unter Quarantäne zu stellen. Aber sie hatte schon mit dieser Möglichkeit gerechnet und, da sie sich nicht von den Geschenken ihres Mannes trennen wollte, diese unter ihren zahlreichen Freunden in ganz Moskau verteilt, die sie ihr zu gegebener Zeit zurückgeben sollten. So mußte sich die Polizei auf eine lange Suche nach diesen Gegenständen machen und sie einzeln in den Wohnungen der Freunde der Witwe beschlagnahmen und auch diese unter Quarantäne stellen.

Alle Passagiere aus der Maschine von Kokorekin und die Besatzung mußten ebenfalls aufgefunden und unter Quarantäne gestellt werden. Einige von ihnen hatten inzwischen Moskau verlassen und mußten jetzt im ganzen Lande gesucht werden. Die Gefahr einer Pockenepidemie in Moskau oder sogar in ganz Rußland war sehr groß. Natürlich wurde in den Nachrichtenmedien nichts darüber berichtet, aber die Nachricht verbreitete sich natürlich sehr schnell, und man hörte überall in Moskau die wildesten Gerüchte. Es kam zu einer regelrechten Panik. In aller Eile wurde ein Impfprogramm für die ganze Bevölkerung der Stadt organisiert.

Die Quarantäne brachte viele Unannehmlichkeiten mit sich. Es gab im Krankenhaus nicht genügend Schlafplätze, weil kein Patient entlassen werden konnte und alle Krankenzimmer und Korridore überbelegt waren. Ich schlief mit einigen anderen Ärzten im Röntgenzimmer und mußte mich auf dem Röntgentisch einrichten. Da ich schon oft in meinem Leben auf ein Bett hatte verzichten müssen, machte mir das nicht viel aus. Das Essen war schlecht, und wir bedrängten unsere Verwandten ständig, uns Pakete zu schicken. Wir teilten diese Lebensmittel bei den gemeinsamen Mahlzeiten. Abends tranken wir Wein, mußte ihn aber vor den Patienten verstecken, die keinen Alkohol trinken durften.

Am schwersten litt die junge Ärztin Walja unter der Quarantäne. Die vierundzwanzigjährige junge Frau hatte um diese Zeit heiraten wollen und mußte nun ihre Hochzeit verschieben. Ihr Verlobter, ein Ingenieur, war zu Hause, während sie im Krankenhaus Qualen litt, ihn ständig anrief und zwischen Weinen und Lachen hin- und hergerissen der Hysterie nahe war. Um sie abzulenken, beschlossen wir, eine Scheinhochzeit zu veranstalten. Ich wurde dazu ausersehen, die Rolle des Bräutigams zu übernehmen. Unsere Ärztinnen und Krankenschwestern bereiteten uns einen Festschmaus, und wir zogen uns, wie es die Gelegenheit erforderte, festlich an. Begleitet vom Gesang und Beifall unserer Kollegen betraten meine »Braut« und ich das Zimmer und setzten uns an das Kopfende des Tisches.

Nach russischem Brauch müssen sich die Brautleute jedesmal küssen, wenn die Gäste rufen, die Speisen oder Getränke seien »bitter«. Der Kuß soll sie versüßen. Als wir daher die ersten Rufe »bitter, bitter« hörten, mußte Walja und ich uns küssen, was uns zunächst etwas peinlich war. Aber die Gäste ließen sich durch unsere Schüchternheit nicht abschrecken und provozierten uns immer wieder mit ihren Beschwerden über das bittere Essen. Sehr bald fanden auch wir Gefallen an diesem schönen Brauch und küßten uns leidenschaftlicher. Plötzlich läutete das Telefon. Der echte Bräutigam meldete sich. Er hatte draußen in der Kälte am Zaun gestanden und von seiner Geliebten geträumt. Walja nahm den Hörer in die Hand, tröstete ihn und sagte ihm, wie sehr sie ihn vermißte und sich nach ihm sehnte. Nachdem sie ihm sehr lebhaft ihre traurige Lage geschildert hatte, legte sie den Hörer wieder auf, setzte sich neben mich, und die Feier ging zur Freude der Gäste und des falschen Brautpaars mit Lachen und Küssen weiter.

Irina und ich hatten uns nur standesamtlich trauen lassen und auf eine offizielle Hochzeitsfeier verzichtet. So war dies die einzige Hochzeit, an der ich als Bräutigam teilnahm. Walja heiratete nach Aufhebung der Quarantäne ihren richtigen Bräutigam, lud mich aber nicht zur Hochzeitsfeier ein – wahrscheinlich wollte sie nicht an unsere Scheinhochzeit erinnert werden und sich dadurch die Laune verderben lassen.

Die meisten Ärzte im Botkin-Krankenhaus waren arm und

debattierten deshalb immer wieder leidenschaftlich über eine mögliche Gehaltserhöhung, mit der sie in Wirklichkeit aber nicht rechnen konnten. Von Zeit zu Zeit verlautete gerüchtweise, daß unsere Gehälter aufgebessert würden. Solche Gerüchte verbreiteten sich mit Windeseile und veranlaßten immer wieder neue lebhafte Diskussionen. Einige meiner Kollegen waren Skeptiker, andere sahen sich in ihren Hoffnungen bestärkt und wieder andere waren überzeugt davon, daß die Gerüchte stimmten, aber keinen ließ diese Frage gleichglültig, denn jeder brauchte Geld.

Im Botkin-Krankenhaus gab es keinen einzigen Arzt, der nur an einer Stelle arbeitete. Sie alle hatten irgendwelche Nebenbeschäftigungen und waren ständig auf der Suche nach neuen Möglichkeiten, auch wenn die Überbelastung stark an ihren Kräften zehrte.

Die Aussichten auf eine offizielle Gehaltserhöhung waren zwar sehr gering, aber mit guten Beziehungen ließ sich doch einiges machen. Solche Beziehungen spielen zwar überall im Leben des Sowjetbürgers eine wichtige Rolle, aber nirgends kommt das so deutlich zum Ausdruck wie in den Beziehungen zwischen den Ärzten und ihren Patienten. Wir alle legten großen Wert darauf, »gute« Patienten zu behandeln, etwa den Geschäftsführer eines Lebensmittelladens, einen Lagerverwalter oder den Direktor eines Unternehmens, das gefragte Waren herstellte oder verteilte. Wenn man über die richtigen Verbindungen verfügte, konnte man zum Beispiel in einem staatlichen Lebensmittelgeschäft ein Huhn für drei oder vier Rubel kaufen und mußte nicht das Dreifache dafür bezahlen wie auf dem Bauernmarkt.

Unsere Ärztinnen waren besonders geschickt darin, die Beziehungen zu »guten« Patienten herzustellen, und zwar nicht nur zum Verkaufspersonal der Lebensmittel- und Textilgeschäfte, sondern auch zu den Friseurläden (um außer der Reihe bedient zu werden), den Verkaufsstellen für Theaterkarten und den Buchhandlungen (um interessante Bücher unter dem Ladentisch zu bekommen). Kurz gesagt, sie zeigten die typisch weibliche Begabung, mit den Realitäten des Lebens fertig zu werden und nützliche Freundschaften anzuknüpfen. Selbstverständlich nahm es viel Zeit in Anspruch, solche Beziehungen zu pflegen, aber wem macht das schon etwas aus?

Die männlichen Kollegen waren den Ärztinnen zwar im Hinblick auf die Herstellung solcher Beziehungen unterlegen, verstanden es aber besser, ihren Patienten das Geld aus der Tasche zu locken. Das geschah natürlich nur unter der Hand. Nach sowjetischem Recht gilt die Bezahlung ärztlicher Leistungen als Bestechung und kann mit Gefängnis bestraft werden. Es gibt aber in der Sowjetunion wahrscheinlich keinen einzigen Arzt, der noch nie von einem Patienten Geld angenommen hat. Es gab natürlich Patienten, die nicht reich genug waren, um ihre Ärzte zu bezahlen, andere weigerten sich, es zu tun, aber eine gewisse Gruppe, vor allem gut verdienende Intellektuelle oder Kaufleute waren durchaus bereit, es zu tun. Besonders Juden und Georgier hielten es für eine Ehrensache, ihren Ärzten etwas für ihre Bemühungen zu geben, auch wenn es nur verhältnismäßig geringe Beträge von fünfundzwanzig, fünfzig oder hundert Rubeln waren.

Meine Schwiegermutter ärgerte sich über meine Zurückhaltung und sagte mir immer wieder: »Warum nehmen Sie kein Geld von Ihren Patienten? Alle guten Ärzte tun es.«

Ich ließ mich in keine weiteren Diskussionen ein, aber eines Tages kam sie zu mir und sagte: »Meine Freundin (die Frau eines bekannten Theaterintendanten) hat mich gebeten, ihr einen guten Orthopäden zu empfehlen, der ihr einen Hausbesuch machen könnte.«

»Wen haben Sie ihr empfohlen?« fragte ich.

»Sie«, sagte sie trocken.

So besuchte ich also die Patientin in ihrer luxuriösen Wohnung. Sie hatte Plattfüße und deformierte Zehen. Ich gab ihr einige Ratschläge und sagte ihr, am besten wäre es, wenn sie sich operieren ließe.

»Könnten Sie das übernehmen?« fragte sie.

»Selbstverständlich.«

Als ich mich verabschiedete, reichte ihr Mann mir die Hand und übergab mir einen Umschlag, der einen Geldschein enthielt. Mir war das peinlich, und ich wollte das Geld zunächst nicht annehmen. Aber er drückte mir den Umschlag mit festem Griff in die Hand und sagte: »Das ist für Ihre Bemühungen.«

In meinem Wagen öffnete ich den Umschlag und fand einen Zehnrubelschein darin. Das war nicht sehr viel, aber ich hatte auch nur eine halbe Stunde dafür gearbeitet. Im Krankenhaus verdiente ich die gleiche Summe in einer Nacht mit drei oder vier Operationen. Es freute mich festzustellen, daß ich auf Grund meiner Qualifikationen so leicht etwas dazuverdienen konnte.

An einem der nächsten Tage operierte ich die Frau. Die Operation gelang, die Patientin konnte nach zwei Wochen entlassen werden und bat mich um einen Hausbesuch. Diesmal rechnete ich mit einer höheren Summe und war neugierig, wieviel es sein würde. Ich untersuchte sie, verlangte aber keine Bezahlung. Wieder übergab mir ihr Mann einen Umschlag, und als ich ihn öffnete, fand ich fünfzig Rubel darin. Das war mein halbes Monatsgehalt – und für nur eine Operation.

So verlor ich mit Hilfe meiner Schwiegermutter meine Unschuld. Ich habe es aber nicht bereut.

19

Die tschechische Reise – wer überwacht wen?

Unter Ausnutzung seiner guten Beziehungen zu vorgesetzten Stellen ermöglichte es mir mein Chef, Dr. D. Jasykow, im Mai 1960 mit einer Delegation von Orthopäden in die Tschechoslowakei an einem internationalen Kongreß über die Behandlung der Skoliose (Rückgratverkrümmung) teilzunehmen. In aller Eile mußte ich mir vom Distrikt-Parteikomitee eine Empfehlung, eine sogenannte *Charakteristika* besorgen und einen sehr ausführlichen Fragebogen ausfüllen. Nachdem ich die verschiedensten Behörden und Dienststellen aufgesucht hatte, waren endlich alle erforderlichen Dokumente geprüft und genehmigt. Jedes der zwanzig Mitglieder der sowjetischen Delegation wurde vom KGB einer gründlichen Sicherheitsprüfung unterworfen, die zwei Moante vor der Abreise begann, und niemand konnte mit Sicherheit sagen, ob er die Erlaubnis erhalten würde, an dem Kongreß teilzunehmen. Schließlich erhielten alle auf der Liste der Delegierten verzeichneten Personen die gewünschte Genehmigung und mußten sich in der Abteilung für auswärtige Beziehungen des Zentralkomitees der Partei in der Kuybyschew-Straße melden, um über die Verhaltensregeln im Ausland belehrt zu werden. Nach der langen Wartezeit und angesichts der bevorstehenden Belehrung durch hohe Parteifunktionäre waren wir alle recht nervös. Die Atmosphäre war so unpersönlich und kalt, daß wir kein lautes Wort zu sprechen wagten und uns nur im Flüsterton unterhielten.

Endlich erschien der Instrukteur des Zentralkomitees, ein junger Mann im gut geschnittenen dunklen Anzug, dessen ganzes Auftreten deutlich zeigte, welche hohe Stellung er bekleidete. Nachdem er die Anwesenden namentlich aufgerufen hatte, begann er seinen Vortrag. Obwohl er es hier mit einer Gruppe von Ärzten zu tun hatte, unter denen sich ehrwürdige Professoren befand, die hohes Ansehen genossen, redete er in einem Ton mit uns, als seien wir kleine Kinder.

»Genossen, Sie werden ins Ausland reisen als Vertreter unseres großen Vaterlandes und unserer fortschrittlichen Medizin. Sie sollten sich alle der ungeheuren Verantwortung bewußt sein, die auf Ihnen als Vertretern unseres Vaterlandes liegt ...«

Der mit lauter Stimme und kernigen Sätzen gehaltene Vortrag erinnerte mich lebhaft an den politischen Unterricht des politischen Kommissars *(Sampolit)* unseres Regiments im Militärlager – die gleiche Haltung und die gleiche, keinen Widerspruch duldende, schroffe Redeweise. Das ganze war nicht mehr und nicht weniger als eine Aufzählung einiger Verhaltensregeln für unseren Aufenthalt in der Tschechoslowakei. Wir wurden verpflichtet, a) nicht einzeln auf die Straße zu gehen, sondern nur zu dritt oder wenigstens zu zweit; b) unter keinen Umständen Kontakte zu Ausländern aufzunehmen, und zwar auch nicht zu Tschechen, es sei denn, ein Vertreter der Botschaft oder ein anderer sowjetischer Beamter war zugegen, und jede Provokation zu vermeiden; c) ständig wachsam zu sein und uns gegenseitig aufmerksam zu überwachen (»bewahren Sie Ihre Wachsamkeit, Genossen«, sagte der Instrukteur) und d) dem Beauftragten der Partei unverzüglich jede Übertretung der Regeln und jedes verdächtige Verhalten eines anderen Mitglieds der Delegation zu melden.

Die von der Partei beauftragte Aufsichtsperson war bereits ernannt worden – die sechsunddreißigjährige Orthopädin Katja Awassowa, eine hübsche, unverheiratete Frau mit freundlichen grauen Augen und hellblondem Haar, das sie in einem Knoten im Nacken zusammengebunden hatte. Ich kannte sie nur flüchtig, aber sie hatte mich bei wissenschaftlichen Konferenzen immer sehr freundlich und höflich begrüßt. Ich mißtraute ihr wie allen Frauen, die der Partei angehörten, doch jetzt, da ich wußte, daß es ihre Aufgabe war, uns zu überwachen, war ich doppelt vorsichtig. Nach dieser Belehrung traute keiner von uns dem anderen, und jeder überlegte sich, wer bereit sein könnte, seinen Kollegen zu denunzieren.

Man konnte den Eindruck haben, wir seien eine Gruppe von Saboteuren, die zu einem gefährlichen Unternehmen über feindlichem Territorium abspringen sollten, und nicht eine Gruppe von Ärzten, die eine Reise in ein befreundetes Land unternehmen wollte. Aber ich ließ mir meinen Ärger nicht anmerken, sondern lächelte, plauderte und scherzte mit den anderen Ärzten. Dann verabschiedete ich mich freundlich von der jungen Frau, die mich beaufsichtigen sollte, und den übrigen Mitreisenden, obwohl ich damit rechnen mußte, daß sie mich gegebenenfalls denunzieren würden. Zum Teufel mit ihnen allen!

Aber als wir uns dann im Zug wieder trafen, der uns nach Prag bringen sollte, waren wir alle in festlicher Stimmung. Die Männer hatten ihre Sonntagsanzüge angezogen, und die Frauen waren sorgfältig frisiert. Auch Katja machte nicht den Eindruck einer von der Partei bestellten Aufsichtsperson, sondern war freundlich und zuvorkommend. Aber sehr bald stellte sich heraus, daß ein neues Mitglied zu unserer Gruppe gestoßen war, ein ruhiger und freundlich aussehender Mann im Alter von ungefähr vierzig Jahren, der an der Belehrung nicht teilgenommen hatte und sich jetzt abseits hielt. Wir waren alle überzeugt, er sei ein Agent des KGB und habe die Aufgabe, uns zu beobachten. Das wirkte sich natürlich auf unsere Stimmung aus. Sogar Katja schien dem Neuankömmling nicht zu trauen und machte einen bedrückten Eindruck.

Wir hatten unsere Fahrkarten mit Rubeln bezahlt, und jeder von uns durfte tschechische Kronen im Gegenwert von nur hundert Rubeln mitnehmen. Aber wir alle hatten eine lange Einkaufsliste für die Tschechoslowakei, und die Frage, was und zu welchen Preisen man dort einkaufen könnte, wurde lebhafter diskutiert als das Thema des bevorstehenden wissenschaftlichen Kongresses.

Wir passierten die Grenze bei der Stadt Czop, ohne vom Zoll kontrolliert zu werden. Uns allen fiel ein Stein vom Herzen, und die Stimmung besserte sich zusehends. Als wir morgens aus den Zugfenstern sahen, bot sich uns ein ungewohnter Anblick. Es war Frühling, die Obstbäume standen in voller Blüte, und alles war ganz anders als zu Hause – die Häuser in den Dörfern, die Bahnhöfe und die ganze Landschaft. Wir fühlten uns selbst wie verwandelt und in Festtagsstimmung.

Ich stand neben Katja am Fenster, und wir tauschten unsere Eindrücke aus: »Was für ein schönes Haus!«

»Und sehen Sie dieses Feld; haben Sie je ein so ordentlich gepflügtes Feld gesehen?«

»Alles ist so sauber und hell ...«

»Und alles sieht so anders aus!«

Plötzlich ruckte der Wagen in den Schienen, und unsere Schultern berührten sich. Es war ein angenehmes Gefühl, wir lächelten uns an und trennten uns wieder. Doch beim nächsten Mal blieben wir so stehen und schmiegten uns eng aneinander. Von Zeit zu Zeit blickte Katja verlangend zu mir auf. Sie war klein und zierlich.

In Prag wurden wir in dem drittklassigen Hotel Flora untergebracht. Aber es gefiel uns doch, denn es war sehr viel sauberer und bequemer als die meisten russischen Hotels. Die einzelnen Zimmer wurden mit jeweils zwei bis vier Personen belegt. Nur Katja bekam ihr eigenes Zimmer. Unsere ganze Gruppe, wir waren zwanzig, unternahm einen Stadtbummel, und niemand wagte es, sich von der Gruppe zu entfernen. Auch unser »Fremder« hatte sich angeschlossen, aber niemand redete mit ihm. Katja beobachtete uns mit einem abwesenden Lächeln. Sie schien in verträumter Stimmung zu sein.

Katja gefiel mir, aber mich störte das unangenehme Gefühl, von ihr beaufsichtigt zu werden. Es war weniger das erotische Verlangen, das mich in diese Affäre trieb, als vielmehr das Bedürfnis, meine Männlichkeit unter Beweis zu stellen und zu zeigen, daß ich einer solchen Aufsicht nicht bedürfte. Ich wollte erreichen, daß sie sich in mich verliebte, anstatt mich zu bespitzeln. Unsere Romanze nahm den klassischen Verlauf. Zuerst lächelten wir uns an, dann kam es zu zärtlichen Berührungen, und schließlich küßten wir uns. Und doch konnte ich den unangenehmen Gedanken nicht loswerden, daß ich in ihr meine von der Partei bestellte Aufsichtsperson umarmte. Diese

Gefühle beherrschten mich auch, als wir in der zweiten Nacht miteinander schliefen.

Die Prager Frühlingsluft, die durch das offene Fenster in unser Zimmer wehte, fachte unsere Leidenschaft an. Voller Ungeduld schmiegte sich Katja an mich und wartete darauf, ausgezogen zu werden. Obwohl ich beim Gedanken an Irina ein schlechtes Gewissen hatte, konnte auch ich es kaum erwarten. Doch meine Vorbehalte waren immer noch so stark, daß ich sie, nachem ich sie vollkommen ausgezogen hatte, lachend fragte: »Fürchtest du nicht, daß die anderen, während wir uns lieben, sich aus dem Staub machen werden?«

»Zum Teufel mit ihnen«, flüsterte Katja. »Komm endlich zu mir!«

Im Gegensatz zu Rußland erschien uns die Tschechoslowakei als ein Land des Überflusses, und Prag war verglichen mit dem eintönigen, langweiligen Moskau eine wunderbare Stadt. Wir staunten über das reichhaltige Angebot an Lebensmitteln und Verbrauchsgütern in den Läden, vor denen hier keine Schlangen standen, über die gut gekleideten Menschen auf den Straßen und den für unsere Begriffe unglaublich hohen Lebensstandard. Noch erstaunlicher war es, daß man keine Betrunkenen sah, die auf den Bürgersteigen herumlagen oder durch die Menge torkelten und die Vorübergehenden anpöbelten, wie man das überall in Rußland erleben konnte. Wir behielten unsere Beobachtungen allerdings für uns, denn jedes Lob der Tschechoslowakei konnte als Kritik an den russischen Verhältnissen interpretiert werden. Auf dem Brünner Bahnhof wurden wir von Dr. Milos̆ Janac̆ek, einem gut aussehenden Herrn im eleganten dunklen Anzug mit hellen Wildlederhandschuhen, in Empfang genommen. Ich besaß damals nur einen einzigen hellen Sommeranzug, den meine Schwiegermutter auf dem schwarzen Markt besorgt hatte. Er war in Frankreich hergestellt, sah aber schon recht schäbig aus, und in Gegenwart von Dr. Janec̆ek fühlte ich mich in dieser Aufmachung als »Repräsentant unseres großen Vaterlandes« nicht recht wohl.

Während einer Konferenzpause kam ich mit dem tschechischen Arzt ins Gespräch, der das Russische akzentfrei beherrschte. Die Unterhaltung mit ihm war für mich sehr anregend, aber unwillkürlich sah ich mich die ganze Zeit vorsichtig nach meinen Kollegen um, weil ich fürchtete, sie könnten mich beobachten. Dr. Janeček kannte eine solche Scheu nicht und erzählte mir einen politischen Witz: »Was ist ein Sputnik? Es ist der einzige Satellit, dem es gelungen ist, sich von der Sowjetunion zu lösen.« Ich fand diesen Witz sehr komisch, besonders da er mir von dem Bürger eines Satellitenstaates erzählt wurde. Und obwohl die Situation äußerste Vorsicht verlangte, konnte ich es mir nicht verkneifen, laut zu lachen. Und dann erzählte auch ich einen politischen Witz: »Was ist ein echter Kommunist? Es ist ein Mann, der in einem stockdunklen Zimmer den Schwanz einer pechschwarzen Katze zu greifen versucht. Und obwohl er weiß, daß es eine solche Katze gar nicht gibt, ruft er laut: ›Ich habe sie! Ich habe sie!‹ «

Dr. Janeček lachte schallend, und ich war überzeugt, daß irgendjemand mein Verhalten beanstanden würde, obwohl niemand meinen Witz gehört haben konnte. Meinem Gesprächspartner gefiel es, daß ich den Mut hatte, so offen mit ihm zu sprechen, denn in einer sozialistischen Gesellschaft erlebt man das nicht oft. Er sagte: »Ich möchte Sie gern zum Abendessen in meinem Hause einladen. Die Einladung gilt nur Ihnen persönlich, aber vielleicht werden Sie nicht gern allein kommen wollen, denn in Rußland scheint es üblich zu sein, alles im Kollektiv zu unternehmen. Wenn es daher notwendig ist, bringen Sie einen Ihrer Kollegen mit.«

Ich freute mich über die Einladung, geriet aber dadurch in eine schwierige Lage, denn es war ein schwerer Verstoß gegen die Regeln, das Hotel am Abend für mehrere Stunden allein zu verlassen. Ich hatte aber auch keine Lust, einen offiziellen Begleiter mitzunehmen, und außerdem lag mir viel daran, Dr. Janeček meine Unabhängigkeit zu demonstrieren. Über die Russen im allgemeinen mochte er denken, was er wollte, aber ich wollte ihm beweisen, daß ich mich über die für die Allgemeinheit gültigen Regeln hinwegsetzen konnte. So nahm ich die Einladung an.

Noch am gleichen Nachmittag sprach ich mit Katja: »Dr.

Janeček hat mich zum Abendessen eingeladen, und ich möchte gehen. Was sagst du dazu?«

Katja sah mich verliebt an. Sie war bereit, mir jede Sünde zu verzeihen. »Wenn du ihm versprochen hast zu kommen, mußt du auch Wort halten«, sagte sie. »Mach dir keine Sorgen, ich werde die anderen schon irgendwie ablenken. Vielleicht werde ich irgendeine Besprechung ansetzen. Jeder weiß, wie lästig dir diese Besprechungen sind. So wird es niemandem auffallen, wenn du dich heimlich verdrückst. Und selbst wenn dein Zimmergenosse deine Abwesenheit meldet, werde nur ich diese Meldung entgegennehmen.« Sie seufzte. »Du weißt, du spielst mit dem Feuer. Du wirst durch deine Aufsässigkeit noch in Schwierigkeiten geraten.«

Ich bügelte mein einziges Paar Hosen, zog ein frisches Hemd an, nahm eine Flasche Wodka und eine Dose Kaviar als Geschenke für Dr. Janeček mit und verließ das Hotel, als Katja meine Kollegen zu einer Besprechung zusammenrufen ließ, die heimlich fluchend in die Hotelhalle kamen.

Dr. Janeček ging es in vieler Hinsicht bedeutend besser als den meisten sowjetischen Ärzten. Seine Wohnung war viel größer und besser eingerichtet als vergleichbare Wohnungen bei uns. Ich hatte eine so luxuriöse Wohnung noch nie gesehen und konnte es kaum glauben, als er mir erzählte, daß ihm das ganze siebenstöckige Gebäude am Mendelew-Platz gehörte. Er hatte es geerbt und vermietete die übrigen Wohnungen. Auch nach Abzug aller Unkosten für die Instandhaltung und das Personal verdiente er damit eine beträchtliche Summe. In der Sowjetunion wäre so etwas unmöglich, besonders da Dr. Janeček Mitglied der Kommunistischen Partei war.

Jetzt sah ich zum ersten Mal, daß der Kommunismus auch etwas anderes sein konnte als eine asketische, sterile Ideologie; er konnte zu einer ganz handfesten, normalen und nützlichen Sache werden.

Ich genoß diesen Abend in vollen Zügen. Wie alle Slawen hatten wir beide die besondere Gabe, mit Menschen, die uns sympathisch waren, Freundschaft zu schließen, und die Beziehung zu diesem tschechischen Kollegen entwickelte sich sehr bald zu einer Freundschaft fürs Leben.

Als ich mich verabschiedete, sagte er: »Im kommenden Sommer werde ich an einem Chirurgenkongreß in Moskau teilnehmen.«

»Es wird mir eine besondere Freude sein, dann Ihre Gastfreundschaft zu erwidern.«

»Vielen Dank. Aber jetzt möchte ich Ihnen noch einen geschäftlichen Vorschlag machen. In Moskau werde ich russisches Geld brauchen. Wenn Sie wollen, werde ich Ihnen jetzt einen Betrag in tschechischen Kronen geben, und wenn ich zu Ihnen komme, werden Sie mir den Gegenwert in Rubeln zurückgeben.«

Er wollte mir dreitausend Kronen (vierhundertfünfzig Dollar) geben, viel mehr als ich erwartet hatte. Das war ein ungeheuer verlockendes Angebot, aber ich habe doch meine Befürchtungen. Es war ein schwerer Verstoß gegen die Devisenbestimmungen.

Er sah mein Zögern und lächelte: »Entscheiden Sie sich! Nehmen Sie das Geld und geben Sie es mir später in Rubeln wieder. Machen Sie sich keine Sorgen, ich werde Sie nicht denunzieren – das ist bei uns nicht üblich.«

»Also gut, ich bin einverstanden!« Ich nahm das Geld.

Aber jetzt hatte ich eine neue Sorge. Wie sollte ich so viel einkaufen, ohne daß meine Kollegen Verdacht schöpften und merkten, daß ich mehr Geld ausgab als ich hatte mitnehmen dürfen. Ich weihte Katja in mein Geheimnis ein, und sie begleitete mich zu meinen Einkäufen, um den Eindruck zu erwecken, daß wir unser Geld zusammengelegt hätten. Katja wurde nicht so aufmerksam beobachtet wie die anderen Mitglieder der Gruppe, aber sie fürchtete sich trotzdem, besonders vor dem Fremden, der zuletzt zu uns gestoßen war. Aber als er seinen schriftlichen Beitrag zum Kongreß abgab, stellte sich heraus, daß er ein Orthopäde aus Leningrad war und Dr. L. Sakrewskij hieß. Es war eine gute und solide Arbeit, und er selbst war ein netter Mensch. Auf der Rückreise nach Rußland saßen wir im gleichen Abteil und lernten uns näher kennen. Ich sagte ihm: »Wußten Sie, daß wir alle glaubten, Sie seien ein Spitzel des KGB mit dem Auftrag, uns zu überwachen? Sie haben an der Vorbesprechung nicht teilgenommen, und deshalb haben wir Sie verdächtigt.«

Er lächelte bescheiden. »Da ich mich verspätet hatte, wurde ich einzeln belehrt. Aber auch ich habe festzustellen versucht, wer von Ihnen der Spitzel war. Als ich beobachtete, daß sie nachts allein das Hotel verließen, war ich überzeugt, daß Sie es seien, denn wer hätte sonst die Erlaubnis gehabt, allein auszugehen?«

20

Chruschtschow

Fast zwei Drittel aller Ärzte in der Sowjetunion sind Frauen. Es ist aber nicht so, daß sie ihre männlichen Kollegen aus der russischen Medizin verdrängt haben. Die Männer mußten ihnen das Feld räumen, weil die Behörden den Arztberuf in Mißkredit gebracht haben.

Nach der Revolution von 1917 nahm die Zahl der Ärztinnen in der Sowjetunion im umgekehrten Verhältnis zur Verringerung des Einkommens und zum Absinken des Lebensstandards der Ärzte zu. Ende der 1920er Jahre war die Steigerung des industriellen und militärischen Potentials die wichtigste Aufgabe der Regierung unter Stalin. Ingenieure und Techniker waren die Könige und verdienten das Doppelte oder Dreifache dessen, was die Ärzte bekamen. Männer, die ihre Familien unterhalten mußten, ergriffen daher die besser bezahlten Berufe. Die Revolution und die von Stalin angeordneten Säuberungen, denen mehr als zwanzig Millionen junger Männer zum Opfer fielen, sorgten zusätzlich dafür, daß die Zahl der männlichen Medizinstudenten ständig zurückging.

Das so entstandene Vakuum wurde von jungen Frauen ausgefüllt. Viele von ihnen träumten davon, Ärztinnen zu werden, weil der Arztberuf eine angesehene gesellschaftliche Stellung garantierte, das Studium kostenlos war und die medizinische Ausbildung keine besonderen Vorkenntnisse erforderte. Die Emanzipationspolitik der Regierung erfüllte die Frauen mit Stolz, weil sie ihnen die Gelegenheit gab, als Ärztinnen einen Beruf zu ergreifen, der bis zur Revolution fast ausschließlich Männern vorbehalten war.

Im allgemeinen trugen die Frauen fast die ganze Last der arbeitsintensiven Berufe. Nahezu ein Vierteljahrhundert, von Anfang der 1930er bis Mitte der 1950er Jahre, stellten sie die Masse der Arbeitskräfte in ganz Rußland. Deshalb wurde es jetzt nicht mehr als ungewöhnlich empfunden, daß es mehr Ärztinnen gab als Ärzte. Die Medizin ist schon seit langer Zeit ein Gebiet, auf dem sich Frauen besonders bewährt haben, und das hat gute Gründe. Weibliches Zartgefühl, weiblicher Fleiß und weibliche Gründlichkeit, Selbstlosigkeit und Wärme sind die Voraussetzungen dafür, daß Frauen den hohen Anforderungen in den medizinischen Berufen oft besser gewachsen sind als Männer.

Unsere Ärztinnen haben sich im Umgang mit ihren Patienten durchaus bewährt. Es fehlt ihnen jedoch das Geschick ihrer männlichen Kollegen, sich im Rahmen dieses Berufs materielle Vorteile zu verschaffen. Während weniger als dreißig Prozent aller Mediziner in der Sowjetunion Männer sind, füllen sie praktisch alle wirklich gut bezahlten Stellen aus und überlassen die Routinearbeit ihren weiblichen Kollegen. Darin zeigt sich auch, daß Frauen mehr Zeit für ihre Familien aufwenden müssen und deshalb beruflich nur das Allernotwendigste leisten können. Die meisten russischen Ärztinnen sind auffallend passiv; es fehlt ihnen meist jede Unternehmungslust und Eigeninitiative. Aber sie passen gut in das System der sozialisierten Medizin.

Eines Tages im Herbst 1960 bat mich Dr. Jasykow in sein Büro und schloß die Tür hinter sich.

»Bringen Sie morgen Ihren Personalausweis mit«, flüsterte er mit einem verstohlenen Lächeln. »Wir müssen eine hochgestellte Persönlichkeit untersuchen. Raten Sie einmal, wer es ist ... Chruschtschow! Sagen Sie keinem Menschen ein Wort davon!«

Dr. Jasykow war schon seit langer Zeit der einzige beratende Orthopäde im medizinischen Direktorat des Kreml. Das Direktorat vertraute seinem ärztlichen Können und seiner Verschwiegenheit. Da er jetzt aber an psoriatischer Arthritis litt, brauchte er einen Assistenten. In diesem Fall hatte er sich für mich entschieden, und ich sollte die Arbeit tun, die er als Folge seiner Behinderung nicht leisten konnte. Das wichtigste Erfordernis war meine absolute Diskretion, und deshalb habe ich nie mit irgend jemandem über meine hochgestellten Patienten gesprochen.

Am folgenden Tag fuhren wir gemeinsam mit dem Chefarzt der Zentralen Kreml-Klinik, Dr. M. Chutornenko, in einer großen Limousine zu dem befohlenen Krankenbesuch. Die Fahrt ging über vierzig Kilometer auf der Moschajskoje-Landstraße am Vorort Barwicha vorbei, und dann bogen wir in einen Waldweg ein, der von einem Schild mit der Aufschrift »Keine Durchfahrt« gekennzeichnet war. Unterwegs wurden wir zweimal von Streifen angehalten, die unsere Papiere überprüften. Dann kamen wir an ein Tor, wo wir wieder unsere Ausweise vorzeigen mußten und in einen zweiten Wagen umstiegen. Ein KGB-Offizier begleitete uns bis zu einer großen Datscha. Dort übergab er uns einem zweiten KGB-Offizier, der wiederum unsere Papier überprüfte und uns dann in ein Vorzimmer führte. Erstaunlicherweise wurden unsere Taschen während der ganzen Prozedur nicht durchsucht, aber augenscheinlich hatte sich der Chef der Kreml-Klinik, der selbst im Rang eines Obersten des KGB stand, für uns verbürgt.

Wir waren um die Mittagszeit angekommen und mußten, ohne daß uns irgendwelche Erklärungen dafür gegeben wurden, bis achtzehn Uhr warten. Die Einrichtung des Zimmers bestand aus wertvollen Teppichen, polierten Möbeln, Landschaftsgemälden und mit Rüschen besetzten weißen Vorhängen. Genau die gleiche Einrichtung hatte ich schon in den Parteisanatorien von Sosna und Barwicha gesehen. Gespannt warteten wir auf das Erscheinen von Chruschtschow, der jeden Augenblick ins Zimmer kommen konnte. Dr. Jasykow litt unter Gelenkschmerzen und Atemnot, und wir waren hungrig. Allmählich wurde es dunkel im Zimmer, und wir schalteten das elektrische Licht ein.

Chruschtschow stürmte in das Zimmer, als sei er hineingestoßen worden. Er sprach noch mit jemandem, der ihm bis an die Tür gefolgt war, die aber dann von einem Offizier geschlossen wurde. Er kam auf uns zu und sagte:

»Meine lieben Professoren, mein Bein schmerzt, und zwar besonders am Morgen. Im Lauf des Tages lassen die Schmerzen nach. Meine Frau Nina drängt mich ständig, einen Arzt zu konsultieren, aber wann habe ich schon Zeit dazu? Ich habe den ganzen Tag mit den anderen Mitgliedern des Präsidiums zusammengesessen und die Berichte für das nächste Plenum vorbereitet. (Heute trägt das Präsidium die Bezeichnung Politbüro. Das Plenum ist eine Sitzung des Zentralkomitees.) Verzeihen Sie mir, daß Sie so lange warten mußten, aber ich konnte mich nicht freimachen. Können Sie mir helfen?«

Chruschtschow sah uns mit seinem breiten bäurischen Grinsen an und krempelte sein Hosenbein auf. Dr. Jasykow kniete sich vor ihm auf den Boden, was ihm wegen seiner Arthritis sichtlich schwerfiel. Deshalb kniete ich mich sofort neben ihn, um Chruschtschow den Schuh auszuziehen. Er sagte, das könne er selbst tun, aber ich half ihm trotzdem. Es war ein einfacher Slipper, und ich überlegte mir, ob es wohl derselbe berühmte Schuh sei, mit dem er bei den Vereinten Nationen auf das Rednerpult geschlagen hatte.

Nun stand Chruschtschow barfuß vor uns auf dem Teppich, und ich half Dr. Jasykow, das Fußgelenk abzutasten und dem Patienten dort den Puls zu fühlen. Chruschtschow beantwortete die Fragen des Arztes mit dem für einfache, ungebildete Menschen üblichen Respekt. Dr. Jasykow und ich erkannten sofort, daß Chruschtschow an einer Arthritis der Zehengelenke litt und Plattfüße hatte, was die Schmerzen noch verschlimmerte. Wir hatten es fast täglich mit ähnlichen Fällen zu tun. Aber Dr. Jasykow untersuchte sehr langsam und gründlich beide Fußsohlen und tat so, als müsse er sich eine endgültige Diagnose sehr genau überlegen. Der Chef der Kreml-Klinik stand daneben und notierte jedes Wort, das sein Kollege sagte.

Nachdem mein Chef Chruschtschow schließlich erlaubt hatte, seine Schuhe wieder anzuziehen, betrachtete er aufmerksam Chruschtschows goldene Manschettenknöpfe. Dieser bemerkte das Interesse von Dr. Jasykow und fragte ihn: »Wollen wir unsere Manschettenknöpfe tauschen, Professor?« Die Frage amüsierte ihn offensichtlich selbst, und er war neugierig, wie der alte Herr reagieren würde. Dr. Jasykow ging auf den Scherz ein und sagte, während er anfing, seine Manschettenknöpfe herauszunehmen, »gern, Nikita Sergejewitsch, wollen wir tauschen.«

Chruschtschow brach in lautes Gelächter aus. »Sie glauben, sie sind wirklich aus Gold? Aber nein, sie sind sogar billiger als Ihre!« Nun lachten wir alle, aber ich sah, daß der Wachoffizier nur höflich lächelte. Wahrscheinlich war er an diesen primitiven Humor gewöhnt und hatte die gleiche Szene schon häufiger erlebt.

»Ich danke Ihnen, meine Herren Professoren«, sagte Chruschtschow im ernsten Ton. »Einige Genossen halten nicht viel von der Medizin, aber ich tue es wohl. Wir haben es der aufopfernden Arbeit unserer sowjetischen Ärzte zu verdanken, daß unsere Bürger heute gesünder sind und länger leben. Ich hoffe, Sie können mir helfen, denn ich brauche meine Füße noch. Ich muß viel herumlaufen und bin ständig in Eile, denn es gibt noch viel für mich zu tun. Sie werden für Ihre Bemühungen eine Sonderzuwendung erhalten (der Chefarzt der Klinik nickte uns zu), aber vorher erlauben Sie mir, daß ich Sie zum Essen einlade, denn wahrscheinlich sind Sie hungrig. Wir im Präsidium müssen alle hart arbeiten, und dann essen wir gut. Kommen Sie mit.«

Er verließ das Zimmer ebenso schnell wie er gekommen war, und wir eilten hinterher. Dr. Jasykow konnte kaum nachkommen, und es sah aus, als sei er der Patient. Aber er zwinkerte mir fröhlich zu, denn augenscheinlich fühlte er sich durch die Einladung geehrt. Die kommunistischen Diktatoren behandeln ihre Ärzte gewöhnlich wie Dienstboten, aber Chruschtschow begegnete uns wie Gleichgestellten.

Als wir ins Eßzimmer kamen, stellte er uns den dort versammelten Präsidiumsmitgliedern vor: »Ich habe diese Professoren gebeten, mit uns zu essen. Sie sind gekommen, um meine Beine zu untersuchen.« Dann wendete er sich an uns: »Dies sind die Mitglieder des Präsidiums. Sie werden sie nach ihren Fotos erkennen. Lassen Sie uns essen und trinken. Was möchten Sie trinken?«

»Cognac«, sagte Dr. Jasykow.

»Die Professoren trinken also ebenso gern Cognac wie wir. Gießen Sie ihnen ein Glas ein.« Die Diener, die zwar nur schwarze Hosen und weiße Jacken trugen, standen mindestens im Majorsrang und waren selbstverständlich Offiziere des KGB. Sie brachten ein Tablett, auf dem mehrere mit Cognac gefüllte Gläser standen. Wir nahmen uns die kleinsten und nippen nur daran.

»Nein, nein«, sagte Chruschtschow, »so trinkt man bei uns keinen Cognac. Ich werde es Ihnen zeigen.« Ein Diener füllte ein Wasserglas bis zum Rand mit Cognac. Es waren mindestens zweihundertfünfzig Gramm. Chruschtschow nahm das Glas in die Faust, atmete tief ein, führte das Glas an die Lippen und trank es mit einem Zuge aus. Dann wischte er es mit einem Finger aus und leckte ihn ab, stand auf und hob das leere Glas mit der Öffnung nach unten über seinen Kopf, um uns zu zeigen, daß er es bis zum letzten Tropfen geleert hatte. »So trinkt man Cognac.«

Auch die anderen Präsidiumsmitglieder tranken viel, machten aber keine solche Show daraus. Das Gespräch drehte sich nicht mehr um politische Fragen; vielleicht weil dieses Thema schon den ganzen Tag über behandelt worden war, oder man wollte die Politik in unserer Gegenwart aus dem Spiel lassen. Chruschtschow unterhielt sich gutgelaunt mit seinen Gästen, unter denen sich auch Jekaterina Furtsewa und Leonid Breschnew befanden, und unterstrich das, was er zu sagen hatte, mit weit ausholenden Gesten seiner kurzen Arme und klobigen Hände.

Außer uns saßen zehn Männer am Tisch, aber einige Plätze waren nicht besetzt. Offenbar wurden hier bei anderen Gelegenheiten noch mehr Gäste bewirtet. Keiner der anwesenden Männer hatte seine Frau mitgebracht; es handelte sich um ein typisches Arbeitsessen. Hinter jedem von uns stand ein Diener, der sich nicht von seinem Platz rührte. An der Geschicklichkeit, mit der sie ihren Dienst versahen, konnte man erkennen, daß sie die Gewohnheiten und Bedürfnisse der Gäste genau kannten. Sie wurden unterstützt von einigen Hilfskellnern, die zwischen den einzelnen Gängen die Teller wechselten. Die Speisen wurden nicht auf Teewagen herumgefahren, sondern von den Dienern vorgelegt.

Nach russischem Brauch standen die verschiedensten Vorspeisen auf dem Tisch, von denen sich jeder nach Belieben nehmen konnte. Auf silbernen Platten türmten sich Kaviar, Lachsrogen, Räucherlachs, Stör, Schinken, kleine Gewürzgurken (sogenannte *neschinskije* nach der ukrainischen Stadt, aus der sie kommen), eingelegte Pilze und schwarze Oliven. In großen Kristallschalen gab es einen Salat aus roten Beeten und frischem Gemüse. Zwei große Porzellanschüsseln enthielten eine georgische Spezialität, Tschachochbili, einen Salat aus Hühnerfleisch und Hammelfleisch mit einer pikanten Soße aus Tomaten und Nüssen. Auf großen Porzellanplatten waren verschiedene Wurstsorten angerichtet, die einen angenehmen Duft verbreiteten. Alle diese Delikatessen waren in einer besonderen Abteilung der Mikojan-Lebensmittelfabrik in Moskau aus den besten und frischesten Zutaten hergestellt, wie man sie in den normalen Lebensmittelgeschäften nicht bekommen konnte.

Nach der Vorspeise legten uns die Kellner Speisekarten vor, auf denen wir uns die gewünschte Suppe und das Hauptgericht aussuchen konnten. Jedes Menü war mit dem Namen eines Präsidiumsmitglieds bezeichnet. Ich bestellte mir das Pospelow-Menü (Pospelow, ein Sekretär des Zentralkomitees, befand sich an diesem Tage nicht unter den Gästen). Ich weiß nicht, wo er sich gerade aufhielt, aber ich habe in seinem Namen die köstlichste Mahlzeit meines Lebens genossen. Unter den verschiedenen Suppen, die auf der Speisekarte standen, wählte ich eine dreifache Fischbrühe, die sogenannte *Troinaja Ucha* mit einer Fischpastete *Kulebjaka*. Ich hatte diese Fischsuppe bisher noch nie gegessen, wußte aber, daß diese russische Spezialität vor der Revolution von reichen Kaufleuten und Bischöfen besonders geschätzt wurde. Soweit mir bekannt ist, werden bei der Zubereitung dieser Brühe drei verschiedene Fischsorten in einer bestimmten Reihenfolge im selben Wasser gekocht, und zwar zuerst kleine Barsche oder Kaulbarsche; dann werden die kleinen Fische aus der Brühe herausgenommen, und ein Sterlet kommt in den Suppentopf; als letztes folgt ein Zander oder ein Stör. Während die Fische kochen, werden alle möglichen Kräuter und Gewürze in die Brühe gegeben.

Es wird nur die abgeseihte Brühe serviert. Das Fischfleisch wird fein gehackt und in Blätterteig gehüllt zu Pasteten verarbeitet, den sogenannten Kulebjaka, die zu der Suppe gereicht werden.

Alle diese Fischsorten wurden in normalen Lebensmittelgeschäften nicht angeboten. Zander gab es zum Beispiel nur in den Spezialgeschäften, in denen ausschließlich die Parteielite einkaufen durfte. Der Verkauf von Sterlet war grundsätzlich verboten. Dieser Fisch lebt nur in der Wolga und ihren Nebenflüssen, aber der Bestand ist in den letzten Jahren sehr zurückgegangen, weil das Wasser durch Erdölrückstände stark verunreinigt worden ist und Staudämme für die Stromerzeugung gebaut worden sind. Doch trotz des generellen Verbots, diesen Fisch zu fangen, brauchte sich Chruschtschow diesen Genuß nicht entgehen zu lassen. Die Fischsuppe war jedenfalls ein Gedicht. Als Hauptgericht bestellte ich mir Schischkebab, eine dicke Scheibe zartes Lammfleisch mit Zwiebelscheiben und einer köstlichen Soße.

Das Essen dauerte mehr als zwei Stunden. Auch meinem Chef schien es ausgezeichnet zu schmecken, aber schließlich flüsterte er mir ins Ohr, daß er nicht länger bleiben könne. Auf unsere fragenden Blicke gab uns der Chefarzt das Zeichen zum Aufbruch, und wir verließen den Tisch, ohne uns zu verabschieden. Niemand beachtete unser Fortgehen, denn die Gesellschaft war zu sehr mit Essen und einer lebhaften Unterhaltung beschäftigt.

Für diese kommunistischen Funktionäre war es ein ganz gewöhnliches Abendessen, aber ich hatte in meinem ganzen Leben noch nie so köstliche Speisen gesehen. Der normale Sowjetbürger weiß nicht einmal, daß es so etwas gibt. Ich hatte mich vollgestopft, als sei es mein »letztes Abendmahl«. Und ich hatte das Gefühl, daß die Jünger Chruschtschows bei diesem Abendmahl – und zwar jeder einzelne von ihnen – alle Judasse waren.

Als wir vor der Datscha die Limousine der Kreml-Klinik bestiegen, aß der Fahrer gerade ein mitgebrachtes Wurstbrot. Niemand hatte daran gedacht, ihm etwas zu essen zu geben. Seine Salami roch viel weniger appetitlich als die für die kommunistischen Kremlherren hergestellten Wurstsorten auf dem Tisch unseres Patienten Chruschtschow.

21
Unfall eines Kosmonauten

Ich arbeitete nun schon fünf Jahre als orthopädischer Chirurg und hatte das Gefühl, die Kunst der Chirurgie allmählich zu beherrschen. Mit den während dieser Zeit gesammelten Erfahrungen in den verschiedensten Techniken und Methoden wurde es mir zusehends leichter, auch schwierige Operationen durchzuführen.

Unter den Chirurgen gibt es Handwerker und Künstler. Die große Mehrzahl sind Handwerker; ich habe Hunderte von ihnen kennengelernt. Aber ich habe mich bemüht, als Chirurg ein Künstler zu werden.

Kein Patient kann die Kunst seines Chirurgen wirklich würdigen. Er kann mit dem Ergebnis der Operation zufrieden sein oder nicht, aber das Künstlerische daran wird er nicht begreifen. Das ist schade, denn die Menschen wissen die Kunst eines Malers oder eines Schauspielers wohl zu würdigen. Mir ist es gegangen wie allen Chirurgen; niemand hat mir Beifall gespendet oder meine Kunst in anderer Weise anerkannt. Aber in den 1960er Jahren brachte ein etwa zwanzigjähriges junges Mädchen, das mit einer Taxe in meinem Krankenhaus eingeliefert wurde, einen Blumenstrauß mit. Sie hatte sich einen komplizierten Fußgelenksbruch zugezogen, und ich mußte die Fragmente wie bei einem Puzzlespiel wieder zusammensetzen, um zu verhindern, daß sie ihr ganzes weiteres Leben lahmte. Nach der Operation ging ich befriedigt, aber erschöpft in mein Sprechzimmer, um mein inzwischen kalt gewordenes Abendbrot zu essen. Auf dem Tisch stand der schöne Strauß, den die Patientin mitgebracht hatte. »Was hat dieses Mädchen doch für eine dankbare Seele«, dachte ich. Als ich ihr aber wenig später für die Blumen dankte, wurde sie ganz verlegen.

»Das waren nicht meine Blumen. Ich war auf dem Wege zu einer Beerdigung, und die Blumen sollten auf den Sarg gelegt werden. Aber unterwegs brach ich mir das Fußgelenk. Wo sollte ich sie jetzt lassen? So beschloß ich, sie Ihnen zu schenken.«

So bekommen Chirurgen doch gelegentlich Blumen für ihre Kunst.

Ende Oktober 1960 arbeitete ich als Chirurg und Traumatologe am Botkin-Krankenhaus und hatte gerade Nachtdienst, als das Telefon läutete. Ich hörte die aufgeregte Stimme eines mir unbekannten Mannes: »Genosse Chirurg, hier spricht der militärische Chirurg Oberst Iwanow. In wenigen Minuten werden wir Ihnen einen Patienten mit schweren Verbrennungen bringen. Bereiten Sie alles für seine Notaufnahme vor. Ich werde den Patienten begleiten.«

Es handelte sich offensichtlich um einen Ausnahmefall, und die Besorgnis des Arztes hatte sicher gute Gründe. Kurz darauf fuhr ein militärischer Krankenwagen, dem sechs schwarz lakkierte Wolga-Automobile folgten, am Eingang zum Krankenhaus vor. Den Limousinen entstiegen eine Reihe von höheren Offizieren, die meisten im Rang eines Obersten mit den Abzeichen des Sanitätskorps auf den Schulterstücken. Sie versammelten sich um die Ambulanz, aus der die Tragbahre mit dem Patienten ausgeladen wurde. Sie wurde die Treppe hinaufgetragen und in die Aufnahme gebracht, wo ich schon wartete. Der Patient roch stark nach verbranntem Gewebe. Ohne etwas zu sagen half ich, den Patienten in das Behandlungszimmer zu tragen. Eine Krankenschwester und ein Pfleger halfen mir, Decke und Laken zu entfernen, mit denen der Mann bedeckt war, und es bot sich uns ein grausiger Anblick. Die Haut auf dem ganzen Körper war total verbrannt und ebenso auch die Haare und die Augen. Es waren Verbrennungen schwersten Grades, aber der Patient lebte noch und versuchte, durch die verkohlten Lippen etwas zu sagen. Ich beugte mich zu ihm hinunter, hielt das Ohr über sein entstelltes Gesicht und konnte mit Mühe verstehen, was er zu sagen versuchte:

»Zu starke Schmerzen ... Bitte tun Sie etwas ... gegen die Schmerzen ...«

Er brauchte dringend eine intravenöse Injektion, aber ich konnte am ganzen Körper keine einzige Vene finden. Nur die Haut an beiden Füßen war unverletzt geblieben. Schließlich gelang es mir, die Nadeln in die Fußvenen einzuführen und eine Glykose- und Kochsalzlösung zu injizieren. Außerdem gab ich dem Patienten eine Morphiumspritze, worauf sich sein Atem etwas beruhigte.

Anschließend führte ich ein kurzes Gespräch mit dem dienstältesten begleitenden Arzt, Dr. Iwanow. Er sagte mir, der Patient käme aus dem Institut für Raumforschung in der Nähe des U-Bahnhofs Dynamo, etwa zehn Minuten von unserem Krankenhaus entfernt. Das war auch der Grund, weshalb er zu uns gebracht worden war. Er hatte sich die Verbrennungen vor einer Stunde während eines Tests in einer Höhenkammer zugezogen. Die Kammer hatte unter starkem Druck gestanden, und die Atmosphäre war sehr stark mit Sauerstoff angereichert gewesen. Plötzlich war ein Feuer ausgebrochen, und der Patient hatte sich in einer aus brennendem Sauerstoff bestehenden Atmosphäre befunden. Er hatte versucht, das Feuer zu löschen, und Alarm gegeben. Aber es hatte etwa eine halbe Stunde gedauert, die Kammer zu dekomprimieren, und während dieser ganzen Zeit hatte der Mann in den Flammen gelegen. Zu Anfang hatte der Raumanzug ihn geschützt, war aber dann in der Hitze geschmolzen. Nur die Spezialschuhe hatten dem Feuer widerstanden, und deshalb war auch die Haut an den Füßen unverletzt geblieben. Nachdem er den Hergang geschildert hatte, bat mich Dr. Iwanow flehentlich: »Tun Sie etwas für ihn, retten Sie ihn. Er ist kein gewöhnlicher Mann ...«

»Was für eine Höhenkammer war das?«

»Ich werde es Ihnen sagen, aber das ist streng geheim«, flüsterte Dr. Iwanow. »Es war das Modell eines bemannten Raumschiffes. Und der Patient, Sergejew, mußte bestimmte Tests ausführen, weil er sich auf den ersten bemannten Raumflug vorbereitete.«

Jetzt war mir klar, weshalb die Militärärzte so erregt waren. Bisher hatte außer den Hunden Belka und Strelka noch niemand einen Raumflug unternommen. Das Feuer im Modell des ersten bemannten Raumschiffes war deshalb ein schwerer Schlag für alle, die an diesem Institut arbeiteten, und die Tatsache, daß sich der erste Kosmonaut tödliche Verbrennungen zugezogen hatte, mußte für viele hochgestellte Persönlichkeiten an diesem Institut sehr unangenehme Folgen haben. Das Leben Sergejews konnte nicht mehr gerettet werden, und Dr. Iwanow und alle anderen Angehörigen seiner Gruppe wußten das. Doch trotzdem bemühten wir uns verzweifelt darum, seine Schmerzen zu lindern. Die Militärärzte wurden immer wieder ans Telefon gerufen, um ihren Vorgesetzten Bericht zu erstatten.

Schließlich rief Dr. Iwanow mich an das Telefon. Der Chefchirurg der sowjetischen Armee, Professor und General Alexander Wischnewskij, war am Apparat: »Die Chefs verlangen, daß wir den Patienten in unsere Spezialabteilung für Verbrennungen verlegen«, sagte er. »Aber wie sollen wir einen solchen Patienten transportieren? Ich wäre dafür, Dr. Schreiber und seine Assistenten mit unserer geheimen Speziallösung zu Ihnen zu schicken.«

Ich war froh, jetzt mit einem Spezialisten zusammenarbeiten zu können, aber noch wichtiger war es mir, die Speziallösung zu bekommen, die es in unserem Krankenhaus nicht gab. Wir verfügten nur über die primitivsten Lösungen und einige Proteinpräparate, aber damit konnten wir bei den schweren Verbrennungen des vierundzwanzigjährigen Leutnants der Luftstreitkräfte nichts ausrichten. Ich bat General Wischnewskij dringend, uns zu helfen, und nach kurzer Zeit trafen die von ihm beauftragten Ärzte ein.

Der Patient lebte noch sechzehn Stunden. Ob er selbst besonders widerstandsfähig war oder ob die von Wischnewskij zur Verfügung gestellten Medikamente eine so starke Wirkung hatten, weiß ich nicht, aber es war ein Wunder, daß er es so lange ausgehalten hatte.

Über den Tod des ersten Kosmonauten ist offiziell nie etwas verlautet.

Während sich mehrere Ärzte und Schwestern um Sergejew bemühten, setzten die Obersten, die ihn gebracht hatten, einen

Verbindungsoffizier an das einzige Telefon in der Notaufnahme mit dem Auftrag, etwaige Anrufe zu beantworten. Der junge Offizier saß auf dem Korridor auf einem Holzstuhl, hatte einen weißen Kittel über die Uniform gezogen und berichtete mit leiser Stimme über den Zustand des Patienten:

»Sein Zustand ist sehr ernst ... Die Ärzte tun alles, um ihn zu retten ... Jawohl, Genosse General ... Richtig, Genosse Marschall ... Ich werde das überprüfen ... Der Patient ist noch immer bewußtlos, Genosse Minister ...« Er hatte ein sympathisches Gesicht, eine hohe Stirn und ein freundliches, wenn auch trauriges Lächeln.

Am nächsten Morgen als der Patient starb, sah ich den jungen Leutnant wieder. Er saß ganz allein auf dem Sofa. Als ich auf ihn zukam, sprang er auf, nahm militärische Haltung an und sah mir erwartungsvoll ins Gesicht. Ich sagte: »Bitte setzen Sie sich.« Dann setzte ich mich neben ihn. »Waren Sie mit ihm befreundet?« fragte ich.

»Wir waren sehr eng befreundet und dienten in der gleichen Einheit.«

»Wie ist das Feuer entstanden?«

»Eine Nachlässigkeit, ein törichter Fehler«, erklärte er. »Sergejew führte drei Tage dauernde Tests in dem Raumschiff durch, um sich für den Flug fit zu machen. Die Tests verliefen glatt und waren fast beendet. Kurz vor Abschluß des Testprogramms sollte der Kosmonaut sein Abendessen auf einer kleinen elektrischen Platte wärmen. Sergejew schaltete die Platte ein, übersah aber einen kleinen Stoffetzen, ein paar Fäden, die neben der Platte lagen. Als sich die Platte erhitzte, fingen diese Fäden Feuer. Der Kosmonaut ergriff einen Feuerlöscher, um die Flamme zu ersticken, aber es war schon zu spät. Die Luft in der Kammer fing an zu brennen. Was für ein törichter Fehler! Ich danke Ihnen, Genosse Doktor, für alles, was Sie versucht haben, für ihn zu tun.« Wir gaben uns schweigend die Hand. Er war klein von Wuchs, und sein Handgelenk war so dünn wie das eines Kindes, aber sein Händedruck war der Händedruck eines starken Mannes. Sein Gesicht blieb mir in Erinnerung, und sechs Monate später sah ich sein Foto in den Zeitungen. Sein Name war Juri Gagarin, der erste Mensch im Weltraum.

Ich habe Gagarin später ein paarmal wiedergesehen. 1962 wurde er von Dr. Wischnewskij am Blinddarm operiert. Ich besuchte ihn im Chirurgischen Institut. Wir erinnerten uns beide an unser erstes Zusammentreffen beim tragischen Tod seines Freundes. Natürlich interessierte es mich, von Gagarin über seine persönlichen Eindrücke während des historischen Raumfluges zu hören.

»Hatten Sie Angst, richtige Angst?« fragte ich.

»Aber natürlich«, antwortete er. »Während ich oben auf dieser gewaltigen Rakete saß und auf den Start wartete, war ich mir sehr deutlich der vielen tausend Kilo Brennstoff unter mir bewußt, und es war kein gewöhnlicher Brennstoff. All dieser Brennstoff würde gezündet werden, und wenn er einmal brannte – wer konnte schon wissen, was geschehen würde? Der furchterregendste Augenblick kam, als das Raumschiff die Erde umkreiste und die Landemanöver begannen. Als das Raumfahrzeug in die dichteren Schichten der Atmosphäre eintrat, entzündete sich seine Haut durch die Reibungswärme. Als ich durch das Fenster sah und feststellte, daß ich von einem Flammenmeer umgeben war, wußte ich mich vor Angst kaum zu lassen. Ich mußte an den armen Sergejew denken. Und ich wußte nicht, ob mein Raumschiff die Hitze aushalten würde. Aber als sich der Fallschirm öffnete und ich über dem Boden schaukelte, beruhigte ich mich. Ich konnte mir nicht vorstellen, daß ich nach der Landung noch einmal Grund haben würde, mich zu fürchten. Meine Raumkapsel landete neben einem Acker, und die Leute, die mich in Empfang nehmen sollten, waren schon im Hubschrauber unterwegs. Ich war beglückt bei dem Gedanken, daß ich lebte und alles glücklich zu Ende gekommen war, als ich plötzlich durch das Fenster eine Gruppe von Bauern sah, die sich mir mit Mistgabeln und Knüppeln näherten. Sie wollten mich ebenso gefangennehmen wie den amerikanischen Piloten Gary Powers, der im vergangenen Jahr gefangengenommen worden war. Die Bauern hatten in der Zeitung den Bericht über den amerikanischen Spion gelesen, wußten aber nichts von meinem Raumflug, weil sie den ganzen Tag mit der Feldarbeit beschäftig waren und die Nachrichten im Radio nicht hatten hören können. Natürlich waren sie überzeugt, auch ich sei ein Feind des Vaterlandes, der aus dem Himmel auf ihrem Feld gelandet war. Das ungewöhnliche Aussehen meines Raumschiffs bestärkte sie in dieser Überzeugung. Wenn es kein amerikanischer Spion war, dann vielleicht ein Marsbewohner. Zum Glück landete der Hubschrauber mit der Rettungsmannschaft unmittelbar neben mir, bevor die Bauern etwas unternehmen konnten. Meine Kameraden halfen mir beim Aussteigen, umarmten und beglückwünschten mich. Für die Bauern war es ein unvergeßliches Erlebnis zu sehen, wie aus dem »Spion« der erste Kosmonaut wurde.«

1967 kam Juri Gagarin als Patient zu mir. Unser gemeinsamer Freund, der erste Testpilot des MIG-Programms, Oberst Georgi Mosolow, brachte ihn zu mir. Er hatte sich vor zwei Jahren das Stirnbein gebrochen und dabei eine große klaffende Wunde zugezogen. Die Zeitungen berichteten nichts über diesen Unfall, aber 1965 erschien nirgends mehr ein Foto von ihm. Erst nach einem Jahr veröffentlichten die Zeitungen eine Fotografie, auf der eine vernarbte Delle auf seiner Stirn und eine über die Augenbraue verlaufende Narbe zu sehen waren. Das löste die wildesten Gerüchte aus. Man sprach von einem Autounfall, einem Flugzeugabsturz, einem politischen Attentatsversuch und sogar einer Prügelei mit dem gehörnten Ehemann eines Filmstars (wobei natürlich keine Namen genannt wurden). Es wurde auch behauptet, Gagarin sei von anderen Kosmonauten zusammengeschlagen worden, die ihm wegen seiner Aufgeblasenheit einen Denkzettel verpassen wollten. In Rußland sind solche Gerüchte eine alltägliche Erscheinung. Wo es an Informationen mangelt, treten falsche Informationen an ihre Stelle.

In Wirklichkeit war Gagarin tatsächlich einer romantischen Eskapade zum Opfer gefallen. Während eines Aufenthalts in einem exklusiven Sanatorium, das nur Prominenten zur Verfügung stand, hatte er eine Affäre mit einer jungen Krankenschwester. Doch eines Nachts kam der Ehemann der Schwester unerwartet nach Hause, ertappte das Liebespaar im Schlafzimmer und veranlaßte den ersten Kosmonauten, vom zweiten Stock aus dem Fenster zu springen. Dabei landete Juri auf der Stirn und hatte noch Glück, daß er nicht seitlich mit dem Kopf aufschlug, denn sonst hätte er wahrscheinlich ein Auge verloren.

Die Geschichte wurde streng geheimgehalten, und Gagarin mußte sich in dem für die Kosmonauten eingerichteten Krankenhaus Nummer sechs der dritten Abteilung des Ministeriums für öffentliche Gesundheit behandeln lassen. Es stellte sich heraus, daß das Stirnbein gebrochen und nach innen gedrückt war. Die dabei entstandene Wunde war infiziert. Die Ärzte fürchteten, daß sich die Infektion auf die Stirnhöhle ausweiten könnte. Doch der junge Kosmonaut war körperlich in bester Verfassung, und die Wunde heilte ohne weitere Komplikationen. Es blieben jedoch deutliche Narben zurück.

Gagarin beschwerte sich nun bei mir, daß die Chirurgen eine so häßliche Narbe hinterlassen hatten. Ich untersuchte die Narbe und tastete sie ab. Sie war in der Tat das Ergebnis einer sehr ungeschickten Operation. Die Haut war an dieser Stelle gesprenkelt und das Narbengewebe war weich, aber die Narbe verlief quer über die Augenbraue und trat so deutlich hervor, daß sie das Gesicht Gagarins verunstaltete. Auch die Delle in der Stirn war deutlich zu sehen.

»Sie sollten damit in den Westen gehen. Es gibt dort hervorragende Fachleute, die den Defekt mit Sicherheit korrigieren können.«

»Ich besitze keine Devisen, um eine solche Operation zu bezahlen«, sagte er.

»Sicher wird Ihnen doch die Regierung das notwendige Geld zur Verfügung stellen.«

»Das wird sie bestimmt nicht tun. Die Zeiten, in denen ich mit der Hilfe meines ehemaligen Herrn Nikita Sergejewitsch rechnen konnte (er meinte den gestürzten Chruschtschow), sind längst vorüber. Ich habe versucht, mit den großen Tieren im Politbüro darüber zu sprechen, aber sie haben mir eine glatte Absage erteilt. Sie haben mich sogar parteiamtlich gemaßregelt.«

»Jeder Chirurg wird Sie gern umsonst operieren«, sagte ich. »Es wäre ein großer Prestigegewinn für ihn. Er könnte stolz behaupten, der Chirurg des ersten Kosmonauten, des berühmten Juri Gagarin zu sein.«

»Das geht auf keinen Fall«, erwiderte Gagarin. »Man hat mir befohlen, über die ganze Angelegenheit Stillschweigen zu bewahren, damit die Sache im Westen nicht propagandistisch ausgeschlachtet wird. Deshalb kann ich mich dort unter keinen Umständen behandeln lassen. Aber gibt es nicht die Möglichkeit für eine solche Behandlung in einem unserer Länder?« Damit meinte er ein Land, das zum Ostblock gehörte.

»Warum gehen Sie nicht in die Tschechoslowakei? Der große Spezialist für plastische Chirurgie, Dr. Burian, lebt zwar nicht mehr, aber seine Schüler und Mitarbeiter arbeiten noch in seinem Sinne. Sie könnten sicher dafür sorgen, daß Ihre Narbe verschwindet.«

Aber Gagarin erhielt nicht die Erlaubnis, sich in Prag operieren zu lassen. Der »Prager Frühling« hatte gerade begonnen. In der Tschechoslowakei hoffte man allgemein auf ein Wiedererwachen der Demokratie, und es wimmelte dort von westlichen Journalisten.

Juri Gagarin starb im Alter von einunddreißig Jahren unter sehr mysteriösen Umständen. An einem warmen Frühlingstag, dem 27. März 1968, startete er in Begleitung eines erfahrenen Fluglehrers, der ebenso wie der erste Kosmonaut, der an seinen Verbrennungen gestorben war, Sergejew hieß, zu einem Testflug. Die zweisitzige Sportmaschine, es handelte sich um eine Sonderkonstruktion, war in einem technisch einwandfreien Zustand. Doch weniger als eine Stunde nach dem Start brach die Verbindung zwischen der Flugkontrolle und dem Flugzeug ab. Ein Hubschrauber, der sich auf die Suche nach der Maschine machte, fand die Trümmer in einem Wald einhundertfünfzig Kilometer östlich von Moskau auf halbem Wege zwischen der sowjetischen Hauptstadt und Gorki an der Wolga. An der Stelle, »an der Juri Gagarin starb«, wurde ein Gedenkstein gesetzt.

Die äußeren Umstände seines Todes sind ein Geheimnis geblieben, und die sowjetische Presse hat nichts darüber berichtet. Wie immer in solchen Fällen entstanden sofort die unglaublichsten Gerüchte: Gagarin sei als ehemaliger Günstling von Chruschtschow auf Befehl Breschnews ermordet worden.

22

Eine eigene Wohnung nach acht Jahren

Mein Chef Dr. Jasykow starb 1962 an den Folgen einer Infektion, die er sich bei einer Pockenimpfung zugezogen hatte. Bis zu seinem Tode war er in einer Spezialklinik des Kreml an der Granowskij-Straße untergebracht, wo ich ihn oft besuchte. Während seiner Krankheit habe ich ihn fast die ganze Zeit als Chef der orthopädischen Abteilung unseres Krankenhauses und Dozent an der Universität vertreten. Da ich noch zu unerfahren war, mußte ich ihn immer wieder um Rat fragen. Noch einige Monate vor seinem Tode sagte mir Dr. Jasykow, er wünsche sich, daß ich sein Nachfolger als Chefarzt und Professor würde.

Aber ich hatte doch das Gefühl, daß das Gesundheitsministerium mir nicht erlauben würde, diesen Posten zu übernehmen, weil ich noch zu jung war und nicht der Partei angehörte. So war es dann auch. Doch der Direktor des Zentralinstituts für Traumatologie und Orthopädie (ZITO), des größten orthopädischen Instituts im Lande, bot mir die Stellung des ersten Forschungsassistenten und Chirurgen an dieser Organisation an. Hier boten sich für mich die günstigsten Voraussetzungen für meine Arbeit, und ich konnte die praktische Chirurgie mit der wissenschaftlichen Forschung vereinigen. Ich träumte von umfangreichen wissenschaftlichen Vorhaben und neuen chirurgischen Verfahren, deren Entwicklung mindestens zehn Jahre in Anspruch nehmen würde. Deshalb nahm ich das Angebot gerne an.

Mein Monatseinkommen erhöhte sich mit vierhundert Rubeln auf das Fünf- bis Sechsfache. Damit lag unser Lebensstandard weit über dem Durchschnitt in der Sowjetunion. Aber auch die Lebensumstände im allgemeinen verbesserten sich ganz wesentlich.

Vor allem mußte man nicht mehr mit der Willkür der staatlichen Organe rechnen, und die Menschen verschwanden nicht mehr in den sibirischen Konzentrationslagern wie zu der Zeit, als Stalin noch lebte.

Die Regierung unter Chruschtschow nahm in der hierarchischen Struktur gewisse demokratische Veränderungen vor. Zwar herrschte noch immer das System der Einparteiendiktatur, und freie Wahlen und Demonstrationen blieben ein Traum, aber eine gewisse Entspannung der Lage war unübersehbar. Die Menschen lebten nicht mehr in ständiger Angst vor der Regierung und vor den Denunzianten in den eigenen Reihen. Nach der Hinrichtung Berias im Jahr 1953 hatte die Geheimpolizei einen Teil ihrer absoluten Macht verloren. Die Menschen wagten es wieder, offener miteinander zu sprechen.

Es war sogar möglich, Erzählungen und Gedichte zu veröffentlichen, die kritisch zum politischen Leben in der jüngsten Vergangenheit Stellung nahmen. Das sensationellste Ereignis im literarischen und politischen Leben war Ende der fünfziger Jahre die Veröffentlichung des Romans *Ein Tag im Leben des Iwan Denisowitsch* von Alexander Solschenizin. Eine Woche nach Erscheinen des Buches gab es kaum jemanden, der es nicht gelesen hatte, und die Begeisterung war groß. Endlich hatten wir einen Schriftsteller, der die Wahrheit sagen und seine Werke auch veröffentlichen durfte. Die nächste kritische und sehr scharfe literarische Arbeit war Alexander Twardowskijs Gedicht »Tjorkin in der Unterwelt«, ein beißender Angriff auf viele negative Aspekte der sowjetischen Parteibürokratie. Zwar war es ein offenes Geheimnis, daß zahlreiche kritische Bücher und Äußerungen von der neuen Administration nicht zugelassen wurden, aber die wenigen Werke, die gedruckt werden konnten, ließen uns hoffen, daß das Tauwetter, wie der Schriftsteller Ilja Ehrenburg diese Periode nannte, wirklich eingesetzt hatte.

In Moskau wurden von westlichen Ländern veranstaltete Ausstellungen gezeigt. 1958 eröffnete der damalige amerikanische Vizepräsident Richard Nixon die erste dieser Veranstaltungen, eine amerikanische Industrieausstellung, im Sokolniki-Park. Millionen sowjetischer Bürger sahen sie sich an, und fast jeder Besucher hatte die Möglichkeit, nicht nur die Industrieerzeugnisse aus den Vereinigten Staaten zu sehen, sondern konnte auch mit den russisch sprechenden amerikanischen Ausstellern reden. Für viele war es der erste persönliche Kontakt mit dem amerikanischen Leben. Auch ich ließ mir diese Gelegenheit nicht entgehen und probierte meine erste Flasche Coca Cola.

Obwohl sich meine Schwiegermutter immer noch nicht mit mir abgefunden hatte, erzählte sie mir eines Tages, daß im Haus der Schriftsteller Eigentumswohnungen gebaut würden. »Sie sind zwar teuer, und die Wohnungen werden erst in drei oder vier Jahren fertig sein. Aber das Haus liegt in einer guten Gegend in der Nähe der U-Bahnstation am Flughafen. Wahrscheinlich werden es sehr nette Wohnungen sein. Für die Schriftsteller wird viel getan.«

»Wieviel wird die Wohnung kosten?« fragte ich.

»Zweihundert Rubel pro Quadratmeter. Eine solche Wohnung wird etwa fünfzig Quadratmeter groß sein.«

So viel Geld konnte ich natürlich nicht aufbringen und würde es auch in absehbarer Zeit nicht können.

Meine Schwiegermutter sah mich skeptisch an. »Du würdest nur die Hälfte anzahlen müssen.«

Auch das war nicht möglich, aber trotzdem sprach ich mit Irina darüber. Wir träumten schon lange davon, eine eigene Wohnung zu haben.

Wir flüsterten so lange miteinander, bis meine Mutter fragte: »Worum geht es denn?« Ich sagte es ihr. Meine Mutter verstand sofort, worauf es ankam, und erklärte: »Ich werde Papa um das Geld bitten.« Die große Summe verwirrte meinen Vater, aber meine Mutter ließ nicht locker: »Aber Julja, unsere Kinder brauchen doch ...«

Nach drei Jahren bekamen wir die Wohnung. Zwar hatte ich sie schon im voraus bezahlt, aber man wollte sie uns nicht geben, weil der Sekretär des Schriftstellerverbandes sie haben wollte. Die Geschichte wiederholte sich; das gleiche war vor fast dreißig Jahren mit der Wohnung geschehen, die meine Eltern in der Stadt Gorki bewohnten und die ihnen dann vom Chef des örtlichen KGB fortgenommen wurde. Fast hätten sich unsere Hoffnungen zerschlagen. Doch die Zeiten hatten sich geändert, und durch die Vermittlung einiger Freunde und Patienten konnte ich mit dem Sekretär des regionalen Parteikomitees, Jewgenij Pirogow, sprechen, einem energischen und mächtigen Mann, der sich für mich einsetzte. Mit seiner Hilfe wurde die Sache nach einem halben Jahr zu meinen Gunsten entschieden, und im Frühjahr 1962 zogen wir in die neue Wohnung. Irina und ich waren überglücklich, mußten uns allerdings damit abfinden, daß meine Schwiegermutter das größte Zimmer für sich beanspruchte und uns nur die beiden kleineren Schlafzimmer überließ. Irina und unser Sohn bezogen das eine, das zweite richtete ich als Arbeitszimmer ein und stellte ein Bett hinein. Wir waren inzwischen schon acht Jahre verheiratet und hatten immer noch kein eigenes Schlafzimmer.

Da unser Gebäude nach einem besonderen Erlaß der Regierung für die Unterbringung von Schriftstellern vorgesehen war, wurden beim Bau ganz andere Qualitätsmaßstäbe angelegt als bei normalen Häusern. Die Zimmer waren größer und fünfzig Zentimeter höher, die Fenster groß und die Korridore und Küchen geräumiger. Auch die Innenausstattung war wesentlich solider als in anderen Häusern. Wir hatten Parkettfußböden, die Installation und sogar die Tapeten waren aus der Tschechoslowakei oder aus Polen importiert.

In unmittelbarer Nachbarschaft gab es eine nur für die Schriftsteller bestimmte Klinik und einen Kindergarten mit einem schönen Spielplatz für ihre Kinder und Enkel, der von einem hohen Zaun umgeben war, der die Kinder vor den neugierigen Blicken der Vorübergehenden schützte. Außerdem stand uns eine große Tiefgarage zur Verfügung, für Moskauer Verhältnisse ein unerhörter Luxus. Während nur etwa 2,5 Prozent der sowjetischen Bevölkerung einen eigenen Wagen besitzen, sind es bei den Schriftstellern 75 Prozent.

In dem Meer der primitiv gebauten, fünf Stock hohen Mietskasernen für das »einfache Volk«, in denen es auch keine Aufzüge gab, entstand nun eine Insel aus zehn Stockwerke hohen Luxusgebäuden für eine besondere Klasse von Intellektuellen. Der Volksmund bezeichnete diese Insel nach dem klassischen Roman von Iwan Turgenjew als »das Adelsnest«.

Keine andere Berufsgruppe führt ein so angenehmes Leben wie die Schriftsteller, denn niemand sonst unterhält so enge Beziehungen zur herrschenden Klasse. Der Schriftstellerverband ist ein Teil des staatlichen Propagandaapparats und eines der wichtigsten Glieder der riesigen ideologischen Kette, die das ganze Land an Partei und Regierung bindet. Der arrivierte Schriftsteller, der sich dieser Tatsache bewußt ist, kann sich deshalb materielle Vorteile verschaffen, von denen ein Arzt nicht träumen würde, dessen gesellschaftliche Stellung sich mit der des Schriftstellers nicht vergleichen läßt.

Obgleich ich bereits drei Bücher mit Kinderreimen und einer Gesamtauflage von vierhunderttausend Exemplaren veröffentlicht hatte, blieb mir der Zugang zum inneren Kreis der Schriftsteller verwehrt, denn meine Bücher waren keine Propaganda. Aber Irina und ich genossen trotzdem alle Annehmlichkeiten, die uns das Leben im Haus der Schriftsteller bescherte.

Zu unseren Nachbarn gehörte auch eine kleine Gruppe von Dissidenten. Sie gehörten nicht der Partei an und zogen es vor, ihrem eigenen Gewissen zu folgen. Deshalb wurden auch ihre Bücher nur selten gedruckt, sie waren ärmer als ihre Kollegen, die gehorsam alle von der Partei aufgestellten Regeln befolgten, und ihre Namen waren in der Öffentlichkeit praktisch unbekannt. Sie bildeten einen geschlossenen Kreis, zu dem ein Außenseiter keinen Zugang hatte.

Jeden Abend unternahmen meine Nachbarn in kleinen Gruppen lebhaft diskutierend lange Spaziergänge. Oft fragte ich mich, was bei diesem endlosen Gerede Nützliches herauskommen könnte.

Meine Mutter hatte mich schon im Alter von zehn Tagen zum ersten Mal in die Universität mitgenommen, und schon seit frühester Jugend empfand ich eine gewisse Scheu, wenn ich eine Universität oder ein wissenschaftliches Institut betrat. Genau das gleiche Gefühl hatte ich, als ich 1962 meine Arbeit am Zentralinstitut für Traumatologie und Orthopädie (ZITO) aufnahm. Mit zweiunddreißig Jahren war ich das jüngste Mitglied des Lehrkörpers. Doch meine neue Stellung brachte mir nicht nur Vorteile, denn die älteren Ärzte, denen es erst im Alter von mehr als fünfzig Jahren gelungen war, in eine vergleichbare Position aufzusteigen, begegneten mir mit deutlich spürbarer Abneigung.

Das Institut war eine bedeutende Einrichtung, und die Orthopädie verfügte über vierhundert Betten. Daneben gab es eine ganze Reihe wissenschaftlicher Laboratorien. Es war in einem alten vierstöckigen, fast hundert Jahre alten Gebäude untergebracht, das ursprünglich den Arbeiterinnen einer Textilfabrik als Unterkunft gedient hatte. Nach der Revolution wurde die Fabrik verstaatlicht und erhielt den Namen Rote Rose. Die uns zur Verfügung stehenden Räumlichkeiten waren unbeschreiblich eng und unbequem.

Etwa 15 Prozent der Mitarbeiter waren Juden. Viele von ihnen nahmen wichtige Positionen als Abteilungschef oder Laboratoriumsleiter ein. Dieser ungewöhnliche Umstand war allein dem ehemaligen Direktor des Instituts, Dr. Nikolai Priorow, zu verdanken. Dr. Priorow stammte aus einer rein russischen Bauernfamilie. Er nahm in seinem Institut sogar Juden auf, die anderswo entlassen worden waren, und setzte sich energisch für sie ein. Wie es ihm gelungen ist, sich mit dieser ganz ungewöhnlichen Haltung durchzusetzen, bleibt bis heute ein Geheimnis. Ein noch größeres Geheimnis ist die Tatsache, daß er kein Antisemit war. Am Zentralinstitut lernte ich eine Gruppe jüdischer Professoren kennen, die schon zu meiner Studienzeit ihre Lehrstühle an der Universität verloren hatten. Es waren das A. Kaplan, W. Schlapoberskij, M. Michelman, R. Ginsburg und A. Dworkin. Sie waren die maßgebenden Wissenschaftler an diesem Institut.

Die Ausstattung der Laboratorien war unzureichend und veraltet, und die Forschung war größtenteils eine Neuauflage dessen, was im Westen vor fünfzehn oder zwanzig Jahren entdeckt worden war. Und doch war diese Arbeit keineswegs nutzlos, denn ohne sie wäre die medizinische Wissenschaft in der Sowjetunion noch rückständiger gewesen. Professor

A. Kaplan verfaßte zum Beispiel ein Lehrbuch über die Behandlung von Knochenbrüchen, dessen Inhalt nichts anderes war als die Wiederholung dessen, was der berühmte britische Orthopäde, Sir Reginald Watson-Jones schon vor längerer Zeit in seinen Fachbüchern geschrieben hatte. Ich bin überzeugt, daß diese Professoren unter anderen Umständen und besseren Arbeitsbedingungen ihren westlichen Kollegen erfolgreich hätten Konkurrenz machen können. Es war ihr Unglück, nicht aber ihre Schuld, daß sie den ausgetretenen Pfaden ihrer westlichen Kollegen folgen mußten.

Aus Erfahrung klug geworden vermieden sie nach Möglichkeit jeden Konflikt mit der Institutsleitung und dem Parteikomitee. Als ich mich bei Dr. Schlapoberskij vorstellte, legte er vielsagend den Finger auf den Mund, um anzudeuten, daß es für jeden Juden oberstes Gesetz sei, seine Meinung für sich zu behalten.

Im Rahmen des neuen Forschungsprogramms des Instituts arbeiteten zwanzig junge Ärzte, aber nur zwei von ihnen waren Juden, obwohl sich sehr viel mehr um eine solche Stelle beworben hatten. Der neue Direktor hatte es abgelehnt, sie einzustellen. Andererseits wurden junge Parteimitglieder ganz offen bevorzugt, und es wurde alles getan, sie zu fördern. Einer von ihnen war der siebenundzwanzigjährige Dr. Anatolij Petschenkin, ein kräftiger blonder Bursche, der noch keine Erfahrungen als Chirurg hatte, aber Parteimitglied war. Aus diesem Grund genoß er alle möglichen Vergünstigungen. Man arbeitete für ihn ein besonders leichtes Arbeitsprogramm aus, er wurde von vielen Aufgaben befreit, die zu den Pflichten all seiner Kollegen gehörten, und er wurde ständig auf Parteikonferenzen, Versammlungen und Kongresse geschickt. Nach einiger Zeit wurde er zum Mitglied des Parteikomitees ernannt, und das war ein großer Schritt vorwärts. In der Folgezeit wurde er kaum noch zum ärztlichen Dienst herangezogen, aber niemand nahm Anstoß daran. Im Gegenteil, er wurde wenn möglich noch zuvorkommender behandelt.

Eines Tages wurde ich Zeuge einer geradezu lächerlichen Szene. Dr. Petschenkin kam in das Büro von Dr. Kaplan und bat ihn, ihm beim Entwurf eines Forschungsberichts zu helfen.

»Aber natürlich, lieber Dr. Petschenkin, selbstverständlich.« Der alte Professor, der an seinem Schreibtisch gesessen hatte, sprang auf und sagte: »Fangen wir gleich an.«

»Aber Sie sind mit Dr. Goljachowski beschäftigt.«

»Das tut nichts; wir haben nichts Wichtiges zu besprechen.« In Wirklichkeit besprachen wir gerade einen sehr dringenden Fall.

»Ich weiß nicht, wie ich anfangen soll«, sagte der unerfahrene Petschenkin.

»Genau das werden wir jetzt machen. Wir werden über die Einleitung sprechen und dann das Ganze durchgehen.«

»Vielen Dank, aber jetzt habe ich keine Zeit. Ich muß zu einer Versammlung des Parteikomitees gehen.«

»Ich verstehe ... Wissen Sie das? Gehen Sie ruhig zu dieser Versammlung und lassen Sie mir Ihre Notizen da. Ich werde Ihnen alles fertigmachen.«

Petschenkin legte seine Notizen auf Dr. Kaplans Schreibtisch und verabschiedete sich. Kaplan schloß die Tür hinter ihm und sagte sarkastisch:

»So! Und wissen Sie was? Jetzt muß ich den Bericht für diesen Analphabeten schreiben. Was sagen Sie dazu? Ich muß es für diesen dämlichen Ignoranten tun, der niemals etwas wissen oder können wird, weil er es nicht nötig hat.«

Petschenkin war wirklich nicht übermäßig begabt, aber da er sich alles erlauben durfte, brauchte er keine Leistungen vorzuweisen. Er wurde dick und träge, und sein Gesichtsausdruck zeigte sehr bald die für den künftigen Parteibonzen typische völlige Gleichgültigkeit.

Der junge Dr. Wladimir Michailenko wurde mir als Assistent zugeteilt, aber als Sekretär des Komsomol-Komitees hatte er kaum Zeit, seinen ärztlichen Pflichten nachzukommen. Deshalb kam es oft zu Differenzen mit ihm, aber er reagierte auf meine Vorwürfe nur mit eisigem Schweigen.

Nach einiger Zeit wurde unser Institut in einem anderen großen, sechs Stockwerke hohen Gebäude an der Priorowa-Straße im Nordwesten Moskaus untergebracht. Der Umzug dauerte sechs Monate. Die Bauarbeiter wurden während des

Umbaus für angeblich dringende andere Aufgaben abgezogen und ließen das Gebäude halbfertig stehen. Als wir es übernehmen wollten, waren die Räume noch voller Abfall, die Türen waren noch nicht eingehängt, die Wandschränke waren erst halb fertig und die Hälfte des Gebäudes war noch nicht gestrichen. Ärzte, Forscher, Krankenschwestern, Laboratoriumstechniker und Mechaniker mußten dort weitermachen, wo die Bauarbeiter aufgehört hatten. Ich arbeitete sechs Monate als Tischler und spezialisierte mich dabei auf die Wandschränke. Wenn ich morgens ins Institut kam, zog ich einen verdreckten Arbeitsanzug an, suchte mein Handwerkszeug, eine Säge, einen Hobel, einen Hammer und Nägel zusammen und ging an die Arbeit.

23
Fleischversorgung durch die Hintertür

Als unser Sohn älter wurde und in den Kindergarten ging, nahm Irina eine Stelle als Technikerin in einem Laboratorium zur Untersuchung von Allergien an und verdiente dort neunzig Rubel im Monat. Es war das erste und einzige Laboratorium dieser Art im ganzen Land und wurde eingerichtet, als es im Westen schon seit dreißig Jahren ungezählte ähnliche Einrichtungen gab.

Das Laboratorium war in einem alten Stallgebäude im städtischen Krankenhaus Nummer 1 am Leninprospekt untergebracht. Der mehr als hundert Jahre alte Bau war im Lauf der Zeit tief in den Boden eingesunken. Die Pferdeboxen waren zu Laboratoriumsräumen umgebaut worden. Die Ausstattung war, milde gesagt, sehr spärlich. Die Apparate waren in Rußland hergestellt, und fast nichts funktionierte richtig. Immer wieder erzählte mir Irina, daß ihre Zentrifugen sich nur ruckweise bewegten, daß es nicht möglich war, die Temperatur in den Kühlschränken konstant zu halten und daß es immer wieder an dem notwendigsten Material fehlte wie zum Beispiel an graduierten gläsernen Pipetten. Trotzdem erfreute sich das Laboratorium an der Akademie der medizinischen Wissenschaften eines guten Rufes, denn die dort arbeitenden Wissenschaftler brachten laufend neue Forschungsberichte heraus, und viele junge Ärzte verfassten ihre Dissertationen auf Grund der dort geleisteten Arbeit. Wenn allerdings die Ergebnisse der in dem Laboratorium angestellten Versuche von den im Westen schon lange gewonnenen Erkenntnissen abwichen, setzten die

Forscher einfach die korrekten westlichen Daten in ihre Berichte ein.

In der Familie erlebten wir eine entscheidend wichtige Veränderung: im Alter von siebenundfünfzig Jahren heiratete meine Schwiegermutter einen siebenundsechzigjährigen Musiker, einen Geiger. Das war für uns ein großes Glück. Endlich – und nicht einen Augenblick zu früh – wurden wir sie los. Irina freute sich noch mehr darüber als ich.

Meine Schwiegermutter zog zu ihrem Mann in einen nahegelegenen Wohnblock, und jetzt stand uns die ganze Wohnung zur Verfügung. Nach zwölfjähriger Ehe hatten wir zum ersten Mal ein eigenes Schlafzimmer. Und ein weiterer Vorteil war, daß die Schwiegermutter nicht mehr den ganzen Tag in der Wohnung herumlief und uns mit ihren Nörgeleien auf die Nerven ging.

Wir schlossen Freundschaft mit einem mehr als fünfzig Jahre alten russischen Ehepaar aus Holland, Lew und Natascha Sanitzkij. Sie waren beide in Rußland geboren, aber nach der Revolution flohen ihre Eltern nach Europa, und sie wuchsen in Holland auf. Sie hatten viele Jahre außerhalb von Rußland zugebracht, ihre Liebe für alles Russische aber nicht verloren. In Holland arbeitete Lew in einer großen Baufirma, die enge Geschäftsbeziehungen zu sowjetischen Unternehmen in Moskau unterhielt. Da er russisch sprach, schickte ihn die Firma häufig in die Sowjetunion, um holländische Fachleute zu begleiten, über Geschäftsabschlüsse zu verhandeln und gemeinsam mit sowjetischen Experten an der Entwicklung technischer Geräte zu arbeiten. Dabei wurde er zum besonderen Schützling des staatlichen Komitees für Wissenschaft und Technologie, einer Behörde, die sowohl auf wissenschaftlichem Gebiet arbeitete als auch nachrichtendienstliche Aufgaben zu erfüllen hatte. Ihre Beamten gehörten fast alle dem KGB an.

Unser Nachbar, Kostja Bogatyrew, hatte uns mit Lew und Natascha bekannt gemacht. Es waren besonders nette Menschen, und Irina und ich freuten uns, wenn sie uns besuchten. Sie wiederum brachten oft andere Holländer mit, die geschäftlich in Moskau zu tun hatten. So haben wir im Lauf der Zeit fast alle leitenden Angestellten der Firma von Lew als Gäste in unserer Wohnung empfangen. Das war allerdings mit gewissen Gefahren verbunden, denn unsere Nachbarn hätten uns bei der Polizei denunzieren, oder der Leiter unseres Polizeireviers, ein Hauptmann, hätte Verdacht schöpfen können. Wahrscheinlich hat er auch gewußt, daß wir »unerlaubte Kontakte mit Ausländern« unterhielten.

Um unseren holländischen Freunden ordentliche Mahlzeiten vorsetzen zu können, lief ich in der ganzen Stadt herum und versuchte, die notwendigen Zutaten zu bekommen, vor allem das Fleisch. Dabei half mir einer meiner Patienten, der Fleischer Slawka. Er war ein riesiger Kerl, fast zwei Meter groß, und wog mehr als drei Zentner. Wenn ich zu ihm ging, mußte ich die Hintertür benutzen, um in den Raum zu gelangen, wo er die geschlachteten Tiere zerteilte. Vor dem Laden standen Hunderte von Menschen Schlange, während Slawka im Keller die besten Stücke für mich herausschnitt. Mit einer Tagesration von etwa zwei Liter Wodka war er ständig betrunken. Sobald er mich sah, öffnete er eine neue Flasche und forderte mich zum Trinken auf. Mir war das gräßlich, und auch das betrunkene Geschwätz von Slawka fiel mir auf die Nerven, aber ich brauchte das Fleisch und mußte mich dem Unvermeidlichen fügen.

Der Beruf eines Fleischers ist in Rußland sehr einträglich. Slawka verkaufte mindestens die Hälfte des Fleisches zu Höchstpreisen, und es ging ihm daher finanziell viel besser als mir. Von Zeit zu Zeit kontrollierte die Polizei den Laden und nahm den Fleischer streng ins Verhör, der über die gelieferten und verkauften Fleischmengen Rechenschaft ablegen mußte. Aber diese Überprüfungen endeten immer wieder auf die gleiche Weise: Slawka zahlte den Beamten ein Schweigegeld, traktierte sie mit Wodka und entließ sie schließlich mit ansehnlichen Fleischpaketen.

Unsere holländischen Gäste waren begeistert von Irinas Kochkünsten und lobten insbesondere die Qualität des russischen Fleisches. Sie hatten keine Ahnung, daß ich, um es zu bekommen, an der Hintertür des Ladens warten und dem schrecklichen Slawka schöntun mußte. Sie wußten auch nicht, daß das Fleisch aus einem Haufen drittklassigen Gefrierfleisches herausgeschnitten war und Hunderte von Menschen stundenlang geduldig darauf warteten, das zu bekommen, was verwöhnte Kunden wie ich übrig gelassen hatten.

24
Zum »Wunderchirurgen« Ilisarow nach Sibirien

1965 schickte mich das Gesundheitsministerium in die sibirische Stadt Kurgan mit dem Auftrag, die Arbeiten des Orthopäden Dr. Gabriel Ilisarow zu überprüfen. 1951 hatte Dr. Ilisarow einen Apparat zur Fixierung von Knochenbrüchen entwickelt. Er durchbohrte die Knochen mit besonderen Nägeln und legte diese Nägel an den Enden mit von ihm entworfenen Metallringen fest. Mit Hilfe dieser Ringe konnten die Bruchstellen aneinandergefügt und stabilisiert werden. Nun hatte er über die ungewöhnlichen Erfolge berichtet, die er mit dieser Methode erzielt hatte.

Seit mehr als zehn Jahren versuchte Dr. Ilisarow, ein vierzigjähriger Tatt (die Tatts sind eine kleine Gruppe von Juden im Kaukasus) nachzuweisen, daß sein Apparat und seine Methode den konventionellen Techniken überlegen waren. Aber keiner der Moskauer Professoren wollte sich herablassen, auf diesen unbedeutenden Arzt aus einer winzigen Provinzstadt zu hören. Doch der Chirurg aus Kurgan ließ sich nicht entmutigen und schrieb immer wieder an die Bürokraten im Ministerium und an die Leitung unseres orthopädischen Instituts. Schließlich hatte seine Ausdauer Erfolg, und man beschloß, einen Angehörigen des Instituts nach Kurgan zu schicken.

Diese Aufgabe mußte ich nun übernehmen. Meine Vorgesetzten entließen mich mit der folgenden Anweisung: »Trauen Sie seinen Erzählungen nicht; er ist ein Betrüger. Gehen Sie in das Krankenhaus und untersuchen Sie persönlich jeden Patienten. Dann schreiben Sie zu jedem Fall einen ausführlichen

Bericht. Es ist höchste Zeit, daß wir diesem Scharlatan das Handwerk legen.«

Aber mein unmittelbarer Vorgesetzter, Dr. Kaplan, sagte mir etwas ganz anderes: »Wissen Sie was? Dieser Ilisarow ist keineswegs der Narr, als der er hingestellt wird. Versuchen Sie, objektiv zu sein. Wer weiß, vielleicht hat seine Methode doch einen gewissen Wert. Aber seien Sie vorsichtig; er ist Jude.«

Nach Kurgan waren die ersten russischen Revolutionäre nach dem fehlgeschlagenen Aufstand im Dezember 1825 verbannt worden. In den seither verflossenen einhundertvierzig Jahren hatte sich dort kaum etwas geändert, und die Stadt bestand immer noch fast nur aus einstöckigen Blockhäusern. Sogar die Häuser der Dekabristen standen noch, dienten jetzt aber als Museen.

Der Flughafen von Kurgan war eine große Wiese, an deren Rand eine einstöckige Blockhütte stand. Hier konnten nur kleine Flugzeuge landen. Ich wurde auf meinem Flug von mehreren Männern begleitet, die auf Krücken gingen – Dr. Ilisarows Patienten. Im Lauf der Jahre war er in ganz Rußland bekannt geworden, und Patienten aus allen Teilen des Landes kamen nach Kurgan, um sich hier kurieren zu lassen. Sie hatten von der Existenz Dr. Ilisarows nur gerüchtweise gehört. Man erzählte sich die unglaublichsten Geschichten über die Wunder, die der »Magier aus Kurgan« vollbringen konnte. Dr. Ilisarow holte mich in seinem kleinen Wagen am Flughafen ab und brachte mich in das vierstöckige Hotel Moskau, das einzige neue Gebäude in der Stadt. Etwa die Hälfte der Gäste waren seine Patienten, die entweder darauf warteten, ins Krankenhaus aufgenommen zu werden, oder nach seinen Methoden behandelt worden waren und so lange hierbleiben mußten, bis die von ihm erfundenen Vorrichtungen zur Fixierung der Knochenbrüche abgenommen werden konnten.

Einen Monat lang arbeitete ich neben Dr. Ilisarow in seinem kleinen Krankenhaus. Die Operationen fanden in einem sehr kleinen, dunklen und überheizten Raum statt. Während wir operierten, stürmte eine Hilfsschwester in einem schmutzigen Mantel, den sie über einen Parka gezogen hatte, mit einem

Arm voll Holzscheiten ins Zimmer, kniete sich vor den Ofen und fachte das Feuer an. Doch wir ließen uns nicht in unserer Arbeit stören.

Ilisarow war ein hervorragender Chirurg. Er operierte ökonomisch, entschlossen und präzise. Für das Aufmeißeln eines Schienbeins und das Anlegen eines seiner Apparate zur Fixierung des Bruchs brauchte er die unglaublich kurze Zeit von nur zwanzig Minuten. Ich bin sicher, daß seine brillante chirurgische Technik den Patienten die Komplikationen ersparte, zu denen es unter diesen unbeschreiblichen äußeren Umständen sonst wahrscheinlich gekommen wäre.

Was Dr. Ilisarow mit seiner Methode erreichte, war ebenso unglaublich wie seine chirurgische Brillanz. Er konnte Knochen bis zu fünfundzwanzig Zentimetern strecken! Ich habe persönlich alle Fälle überprüft, die Patienten untersucht und die Bruchstellen mit einem Zentimetermaß nachgemessen und konnte kaum meinen Augen trauen. Deshalb habe ich mich auch nicht gescheut, meiner Bewunderung für die Arbeit des »Magiers aus Kurgan« Ausdruck zu verleihen. Am Anfang mißtraute er mir, aber schließlich überzeugte er sich davon, daß ich es ehrlich mit ihm meinte. Das Eis war gebrochen, und wir wurden Freunde.

Ich nahm meine Aufzeichnungen über die Untersuchungen der Patienten nach Moskau mit und gab einen Bericht über meine Eindrücke und Feststellungen ab. Dabei legte ich auch Skizzen der von Dr. Ilisarow entwickelten Methoden vor und versuchte, unsere Professoren davon zu überzeugen, daß der Chirurg in Kurgan jede Unterstützung bei der Weiterentwicklung seiner Ideen verdiente. Doch meine Bemühungen führten zu nichts.

Das einzige Ergebnis dieser Unternehmung war es, daß ich mir beim Institut einflußreiche Feinde machte und sogar meine bisherige Position verlor, weil ich mich für die Arbeit von Dr. Ilisarow eingesetzt hatte. Ich wurde als beratender Chirurg in eine ambulante Abteilung versetzt.

Eines Tages bestellte mich Dr. Kaplan in sein Büro, schloß die Tür und sagte: »Wissen Sie was? Dieser Ilisarow wird eines Tages alles bekommen, was er braucht. Denken Sie an meine Worte. Aber noch sind die Leute hier eifersüchtig auf ihn. Ja, ja. Aber er ist ein sehr hartnäckiger Bursche.«

Zu jener Zeit war der Hochspringer Valerij Brumel einer der bekanntesten Athleten. Er hatte bei den Olympischen Spielen die Goldmedaille gewonnen, hielt den Weltrekord im Hochsprung und war sogar amerikanischer Meister, denn in Amerika hatte er mit zwei Meter achtundzwanzig seinen Rekord aufgestellt, was als eine phänomenale Leistung angesehen wurde.

Eines Abends im Sommer 1967 verunglückte Valerij Brumel als Beifahrer auf dem Motorrad eines Freundes. Sein rechter Fuß wurde von dem Motorrad überfahren, und er zog sich an beiden Schienbeinen offene Brüche zu. Die Knochen wurden zertrümmert, und die Wunden infizierten sich. Meine alte Freundin Tanja Katkowskij, die mit Brumel verlobt war und ihn demnächst heiraten wollte, rief mich zu Hause an und bat mich um meinen Rat. Valerij glaubte, nicht richtig behandelt zu werden, wußte aber nicht, was er tun sollte. Ich sagte ihr: »Er sollte nach Kurgan fahren und Dr. Ilisarow aufsuchen. Er ist der einzige, der Valerijs Bein retten kann.«

Brumel folgte meinem Rat und fuhr zu Ilisarow. Der tüchtige Chirurg operierte ihn, und schon nach einem Jahr konnte Brumel wieder die Zweimetermarke überspringen.

Durch diesen Erfolg wurde Ilisarow zu einer nationalen Berühmtheit. Die Sportjournalisten berichteten über die wunderbare Heilung Brumels und über den Chirurgen aus Kurgan, der ihm geholfen hatte. Bald wurde Ilisarow zu einer noch größeren Berühmtheit als Brumel. Die Prominenz des ganzen Landes ließ sich von ihm behandeln. Als der Kommandeur des Moskauer Militärbezirks und einer der einflußreichsten sowjetischen Offiziere, Armeegeneral Beloborodow, sich bei einem Autounfall die Hüfte brach, wurde auch er zu Dr. Ilisarow gebracht. Bald darauf sprach das Mitglied des Politbüros, Alexander Schelepin mit dem Gesundheitsminister und wies ihn an, Ilisarows Methode für die Behandlung von Knochenbrüchen offiziell einzuführen. Der Minister rief den Direktor unseres Instituts, Dr. M. Wolkow an, und schon am nächsten

Morgen kam der verängstigte Dr. Wolkow zu mir und befahl mir, ab sofort die Verfahren von Ilisarow anzuwenden, da ich mit ihm zusammengearbeitet hatte und der einzige sei, der sie beherrschte.

»Es überrascht mich, daß Sie so lange mit der Einführung dieser fortgeschrittenen Technik in unserem Institut gezögert haben«, sagte der Direktor vorwurfsvoll.

Ich war sprachlos. Hatte man mich denn nicht dafür bestraft, daß ich mich für die Arbeit Ilisarows eingesetzt hatte? Wie hätte ich denn seine Methode gegen den ausdrücklichen Wunsch der Institutsleitung einführen sollen?

25

Ellenbogenprothese gegen Alkohol

1965 gab mir mein Chef das Thema für meine Doktorarbeit. Ich hatte ihn schon seit längerer Zeit immer wieder darum gebeten, mir eine wissenschaftliche Aufgabe zu stellen, bis er mich eines Tages zu sich rief.

»Wollen Sie eine Neuigkeit erfahren?« fragte er.

»Ja, gerne.«

»Das Ellenbogengelenk.«

»Was ist mit dem Ellenbogengelenk?«

»Es ist Ihr Thema für eine Doktorarbeit.«

»Vielen Dank. Aber mit welchen Aspekten soll ich mich im einzelnen beschäftigen?«

»Verletzungen.«

»Mit welchen Verletzungen? Es gibt so viele Möglichkeiten; Verrenkungen, Frakturen der verschiedensten Art ...!«

»Mit allen!«

Das war in der Tat ein überwältigendes Thema. Der Orthopäde weiß, daß es eine große Zahl der verschiedensten Ellbogenverletzungen gibt, und manchmal sind sie sehr kompliziert. Die Operation eines Ellbogengelenks ist für den Chirurgen jedesmal eine große Herausforderung, weil hier alle Nerven und Blutgefäße wie in einer Ölsardinendose eng zusammenliegen. Außerdem lassen sich über den Erfolg einer solchen Operation fast nie sichere Voraussagen machen. Offen gesagt hätte ich es vorgezogen, ein begrenzteres Gebiet zu behandeln und mich auf nur eine Art von Verletzungen zu konzentrieren. Aber ich hatte nicht die Möglichkeit, mich gegen diesen Auftrag zu wehren. Dr. Kaplan war ein hervorragender Professor, Verfasser von Fachliteratur und darüber hinaus der Mann, der meine wissenschaftlichen Arbeiten überwachte. Und schließlich war es eine verlockende Aufgabe und Herausforderung für mich.

Von Zeit zu Zeit stellte ich ihm meine Patienten vor und berichtete über die klinischen Ergebnisse meiner Behandlung. Dabei stieß ich oft auf strenge Kritik. Das tat weh, denn ich versuchte wirklich, mein Bestes zu geben. Besonders kritisch beurteilte er den Heilungsprozess bei komplizierten Splitterbrüchen des Ellbogengelenks (und ich tat das gleiche). Ich versuchte alle bekannten Behandlungsstrategien, aber fast in allen Fällen konnte ich keine wesentliche Verbesserung bei der Beweglichkeit des Ellbogens erreichen, und viele Patienten verließen das Krankenhaus mit einem Dauerschaden. Leider verfügten wir nicht über eine Standardausrüstung des Verbandes der Orthopäden mit Metallplatten und Schrauben, wie sie Ende der 1950er Jahre von dem Schweizer Orthopäden Dr. Maurice Mueller entwickelt worden war.

Die russische Rückständigkeit auf dem Gebiet der medizinischen Technologie ist unglaublich. Ich bin überzeugt, in dieser Hinsicht sind uns die Industrienationen mindestens vierzig bis fünfzig Jahre voraus. In Rußland wird die technologische Kapazität und werden alle Ressourcen ausschließlich für die Rüstung eingesetzt. Die Medizin muß sich mit dem Abfall begnügen.

Was sollte ich nun tun, besonders bei der Behandlung komplizierter Ellbogenverletzungen? Ich mußte, ob ich es wollte oder nicht, auf eine andere Methode zurückgreifen, und das war der Ersatz des schwer verletzten Ellbogengelenks durch eine Prothese. Endoprothetische Operationen dieser Art kannte man in Rußland nicht, und auch im Westen gab es nur sehr wenige Berichte darüber. Ich hatte deshalb keinen Prototyp der Prothese, die ich entwerfen wollte.

Oft saß ich bis spät in die Nacht an meinem Schreibtisch und zeichnete Skizzen von der Ellbogenprothese, die mir vorschwebte.

Manchmal nahm ich mir, nachdem ich stundenlang an meinen Entwürfen gearbeitet hatte und nichts dabei herausgekommen war, einen frischen Bogen Papier und fing an zu dichten.

Da die Gedichte für Kinder bestimmt waren, mußten sie eine ganz bestimmte Form haben, denn Kinder erleben die Natur auf ihre besondere Weise, auch wenn ihr Wortschatz noch sehr beschränkt ist.

Diese Gedichte mußten ganz schlicht sein, und das galt auch für den Entwurf der Prothese. Nun legte ich die Gedichte beiseite und begann von neuem, an meinem künstlichen Ellbogengelenk zu arbeiten. Im Frühjahr 1968 war es mir endlich gelungen. Sowohl die fertige Skizze meines künstlichen Ellbogengelenks als auch die endgültige Version meines Buches lagen vor mir auf dem Schreibtisch. Ich brachte die Gedichte zum Verlag, aber was sollte ich mit meiner Skizze machen? Ich hatte meine Arbeit geheimgehalten, weil ich vermeiden wollte, daß meine Kollegen etwas davon erfuhren.

Einer meiner Patienten, Vitalij Isajew, war Ingenieur und Verwalter des Werkzeuglagers in der Avangard-Fabrik. Er war ein sympathischer, bescheidener, etwa fünfzig Jahre alter Mann, dessen während der Arbeit gebrochenes Bein ich operiert hatte. Aus Dankbarkeit ließ er gelegentlich dringend benötigte Metallinstrumente machen. In der Fabrik wurden Raketenteile hergestellt, und deshalb wurde alles, was dort geschah, streng überwacht. So hatte er manchmal erhebliche Schwierigkeiten, die für mich hergestellten Gegenstände durch die Kontrolle am Fabrikausgang zu schmuggeln. Aber viele Arbeiter waren sehr geschickt darin, die Wachen zu täuschen, und konnten praktisch alles herausbringen, was sie wollten.

Ich zeigte Isajew meine Skizze. Es dauerte eine gewisse Zeit, bis er sich mit dem Gedanken vertraut gemacht hatte, daß man ein Ellbogengelenk durch ein künstliches Gelenk ersetzen könnte. Als ich aber über die technische Seite des Verfahrens mit ihm sprach, begriff er sofort, worauf es ankam, und beschäftigte sich intensiv mit meinem Problem.

»Können Sie einen Prototyp herstellen?« fragte ich.

»Selbstverständlich, aber dazu brauche ich technische Zeichnungen und die Unterstützung einiger Kollegen.«

Er kam mit zwei anderen Ingenieuren und einigen Arbeitern zu mir. Ich stellte eine Flasche Cognac auf den Tisch, und wir besprachen die technischen Details. Keiner von ihnen hatte genauere Vorstellungen von der medizinischen Technologie, und deshalb kam ihnen das ganze Unternehmen sehr seltsam vor. Doch schließlich konnten wir uns einigen. Sie erklärten sich bereit, den Prototyp herzustellen, ohne etwas dafür zu verlangen. Ich mußte nur die alkoholischen Getränke für die dabei beschäftigten Mechaniker zur Verfügung stellen. Das würde eine Menge Geld kosten, und zwar genau die Hälfte eines Monatsgehalts. Irina hatte schon seit einiger Zeit Geld für einen neuen Mantel zurückgelegt, im ganzen einhundertsechzig Rubel. Ich ging in die Küche und erklärte ihr im Flüsterton: »Du mußt versuchen zu verstehen, daß es eine sehr wichtige Sache ist, eine Ellbogenprothese zu entwickeln. Ich habe schon seit Monaten diese Idee und habe hart an dem Entwurf gearbeitet. Es sieht so aus, als könnte die Prothese ihren Zweck erfüllen. Aber zuerst brauche ich einen Prototyp, den ich an einer Leiche ausprobieren kann. Isajew hat sich bereiterklärt, die Prothese herzustellen und nichts dafür zu verlangen, aber er kann die Zeichnungen nicht selbst machen. Deshalb müssen wir eine Möglichkeit finden, diese Arbeit zu bezahlen ...«

Irina brachte das für den Mantel gesparte Geld in die Küche, ich küßte sie und gab es den Ingenieuren. Als sie gegangen waren, hielt ich Irina eine lange und ausführliche Vorlesung darüber, wie vorteilhaft es sei, ein zertrümmertes Ellbogengelenk durch eine künstliche Prothese zu ersetzen. Sie hörte aufmerksam zu, aber ich war überzeugt, daß auch sie mir hätte sagen können, wie wichtig es sei, ihren alten, abgetragenen Mantel durch einen neuen zu ersetzen.

Die ganze Sache belastete mein Gewissen schwer. Seit unserer Hochzeit waren mehr als zehn Jahre vergangen, und ich war immer noch nicht in der Lage, die materiellen Bedürfnisse meiner Familie angemessen zu befriedigen. Wir konnten uns recht und schlecht durchschlagen, und jetzt hatte ich sie um ein dringend benötigtes Kleidungsstück gebracht und ihr die Vorfreude darauf genommen. Dieser Gedanke quälte mich zwei Wochen lang, und dann brachte ich mein geliebtes Winchestergewehr in die Pfandleihe, verkaufte es für einhundertsechzig Rubel und bezahlte Irina meine Schulden.

Endlich war es so weit, daß ich die Prothese bekommen sollte. Ich stand hinter der Ecke der hohen Ziegelmauer, hinter der das Fabrikgelände lag, in sicherer Entfernung von dem Kontrollpunkt am Fabrikausgang, durch den die Arbeiter das Gebäude verlassen mußten. Zwei von ihnen, Sergeij und Pawel sollten meine Prothese, in ihre Einzelteile zerlegt, herausbringen.

In der Tasche hatte ich eine Flasche mit 96%igem medizinischem Alkohol. Das war der Preis, den ich für die Arbeit bezahlen mußte. Ich hatte mir den Alkohol durch die Oberschwester besorgen lassen und ihr erzählt, ich brauchte ihn, um eine Kräutertinktur anzusetzen. Ich hielt die Hand schützend über der Tasche und schaute vorsichtig um die Ecke. Was würde geschehen, wenn es den Arbeitern nicht gelang, die Prothese durch die Kontrolle zu schmuggeln? Dann wäre all meine Arbeit umsonst gewesen! Ich war überzeugt, sie hätten eine ganze Rakete herausbringen können – aber immerhin ... Als sie endlich erschienen, atmete ich erleichtert auf. Ihre Taschen waren ebenso prall gefüllt wie meine, in der die Flasche steckte. Pawel, ein Gewohnheitstrinker, konnte es kaum erwarten, daß die Flasche geöffnet wurde.

»Haben Sie den Alkohol mitgebracht?« fragte er.

»Selbstverständlich«, erwiderte ich und sah mich scheu um.

Wie Diebe schlichen wir uns davon. Als wir in einen nahegelegenen Park kamen, in dem Mütter mit ihren spielenden Kindern den schönen Tag genossen, sagte Pawel ungeduldig: »Nun zeigen Sie uns die Flasche.«

Ich übergab sie ihnen, und sie zogen die in schmutzige Lappen gewickelten Einzelteile meiner Prothese aus den Taschen. Sergeij setzte sie zusammen und erklärte mir die technischen Details, während Pawel ihn am Ärmel zupfte.

Es war ein herrlicher Frühlingstag; die Vögel sangen und die Kinder lärmten fröhlich. Eine der Mütter las ihrem Kleinen ein Gedicht aus meinem letzten Buch vor: »Ein Weg führt durch den Wald, es ist ein schmaler Weg ...« Während ich den Versen zuhörte, bewunderte ich meine Prothese. Es war ein Augenblick ungetrübten Glücks.

Jetzt da ich meine Ellbogenprothese in der Hand hatte, konnte ich sie meinen Kollegen am Institut vorführen, denn nun konnte mir meine Idee nicht mehr gestohlen werden. Die anderen Ärzte, besonders die älteren, waren skeptisch. Sie prüften die Prothese, stellten Fragen und äußerten Zweifel an der praktischen Durchführbarkeit einer solchen Operation. Doch ich ließ mich nicht entmutigen und begann sofort mit meinen Versuchen. Jeden Abend ging ich ins Leichenschauhaus und entwickelte die Implantationstechnik an Leichen. Dazu brauchte ich nicht die Erlaubnis der Hinterbliebenen, sondern mußte nur den Aufseher mit Alkohol versorgen. Dafür holte er jede Leiche, die ich brauchen konnte, aus dem Kühlfach und legte sie auf den Seziertisch, ob es sich nun um Männer, Frauen oder Kinder handelte.

Während dieser Versuche verfeinerte ich die Operationstechnik und überprüfte die Prothese auf eventuelle Defekte. Diese Arbeit nahm den ganzen Sommer in Anspruch. Einige Male brachte ich Isajew die Prothese zurück mit der Bitte, gewisse Veränderungen daran vorzunehmen, und jedesmal stand ich hinterher wieder mit der Flasche in der Tasche an der Mauer der Avangard-Fabrik und wartete auf Sergeij und Pawel.

Der Inhalt unserer Taschen wurde stets in dem gleichen Park ausgetauscht. Die Mütter, die sich regelmäßig dort versammelten, stellten im Lauf der Zeit fest, daß an einem bestimmten Punkt unserer Transaktionen eine Flasche zum Vorschein kam. Sie hielten uns wahrscheinlich für unverbesserliche Trunkenbolde und schickten ihre Kinder fort, sobald wir auftauchten.

Das erste Versuchsstadium war beendet, und nun mußte sich die Prothese im klinischen Test bewähren. Dazu mußte ich einen geeigneten Patienten finden, hatte aber nicht die Absicht, den offiziellen Weg zu gehen und beim Ministerium die Erlaubnis für die erste Operation einzuholen, denn das hätte Jahre gedauert.

Nach langem Suchen stieß ich zufällig auf den dreißigjährigen Maler und Grafiker Victor Wurlakow, der vor zwei Jahren in einer Kirche in der Nähe von Moskau, in der er das Deckengemälde restauriert hatte, von einem Gerüst gefallen war. Das bei dem Sturz gebrochene rechte Ellbogengelenk war steif geblieben. Der Unfall hatte katastrophale Folgen für ihn, denn er war jetzt arbeitsunfähig und nicht mehr in der Lage, seinen Unterhalt zu verdienen. Ich fragte ihn, weshalb er den Auftrag der Kirche angenommen habe.

»Es war eine Schwarzarbeit, und deshalb mußte ich das ganze Risiko tragen«, sagte er. »Der Prior versprach mir eine gute Bezahlung, aber ich mußte ständig vor der Polizei auf der Hut sein, die mich hätte fortjagen können. Als ich stürzte, konnte ich keinen Schadenersatz verlangen, weil die Arbeit offiziell nicht genehmigt war.« Der Mann gefiel mir, ebenso auch seine Offenheit. So sagte ich ihm, daß die Möglichkeit bestünde, sein steifes Ellbogengelenk durch ein künstliches Gelenk aus Metall zu ersetzen.

Er zeigte sich interessiert. Ich besprach die Sache sehr eingehend mit ihm, bis er sich eines Tages entschloß und erklärte, er sei bereit, sich der Operation zu unterziehen. Ich wartete noch weitere zwei Monate, um festzustellen, ob er es wirklich ernst meinte. Er blieb bei seinem Entschluß.

Nachdem ich die Erlaubnis unseres Institutsdirektors, Dr. Wolkow eingeholt hatte, setzte ich am 2. Oktober 1968 zum ersten Mal einem Patienten ein künstliches Ellbogengelenk ein. Die Operation dauerte fast fünf Stunden, denn ich war sehr aufgeregt und mußte mich zwischendurch immer wieder beruhigen. Außerdem nahm ein mit mir befreundeter Amateurfilmer die ganze Operation auf Schmalfilm auf.

In der folgenden Nacht hatte ich Dienst im Institut und überwachte laufend den Zustand meines Patienten. Alles verlief normal, und nach drei Wochen begann ich mit einem Rehabilitationsprogramm, bei dem ich ihn persönlich unterwies und bei den einzelnen Übungen unterstützte. Da sich die Muskeln an seinem steifen Arm im Verlauf von zwei Jahren stark zurückgebildet hatten, machten wir nur sehr langsam Fortschritte, aber eine allmähliche Besserung war deutlich zu erkennen.

Zwei Monate nach der Operation führte ich meinen Patienten bei einer Morgenkonferenz allen Orthopäden unseres Instituts vor. Der Patient hatte die Beweglichkeit des operierten Ellbogens fast vollständig wiedergewonnen und begann sogar wieder zu arbeiten. Meine Kollegen waren überrascht, schienen mir aber den Erfolg nicht zu gönnen. Doch Professor Max Michelman, ein hervorragender Orthopäde, meldete sich zu Wort und sagte: »Offen gesagt war ich zunächst sehr skeptisch, aber jetzt muß ich zugeben, daß ich mich geirrt habe. Wir müssen Dr. Goljachowski dazu beglückwünschen, daß er ein neues chirurgisches Verfahren und eine neue Prothese entwickelt hat. Außerdem verdient er unser Lob für den Erfolg seines ersten klinischen Versuchs.« Nachdem er das gesagt hatte, begann er zu applaudieren. Auch die anderen Ärzte spendeten mir Beifall, man spürte jedoch deutlich, daß sie es mit wenig Begeisterung taten. Ich verbeugte mich etwas unbeholfen wie ein schlechter Schauspieler, der noch keine Bühnenerfahrung hat.

Natürlich war ich außerordentlich stolz auf diese Leistung, bemühte mich jedoch, meinen Stolz nicht allzu deutlich zu zeigen. Wie das auch gewesen sein mag, ich wußte, daß nun auch andere Chirurgen meine Methode übernehmen und dazu meine Prothese benutzen würden. In den kommenden Jahren würde meine Leistung in den wissenschaftlichen Berichten und medizinischen Vorlesungen erwähnt werden. Mit dieser Operation hatte die schöpferische Phase in meiner Laufbahn als Orthopäde begonnen.

26
Die Geschichte der Bolschoi-Primaballerina

Am Morgen des 21. August 1968 machte ich mich fertig, zur Arbeit zu gehen, während Irina in der Küche das Frühstück zubereitete. Wir hatten dort ein Radio und hörten beide jeden Morgen sehr aufmerksam die Wettervorhersage und nebenher auch die Nachrichten. Plötzlich hörte ich Irina hysterisch aufschreien:

»Diese Schufte! Diese verdammten Schweine!« Erschreckt und ein wenig besorgt lief ich in die Küche. Sie stand mit Tränen in den Augen vor dem Radiogerät. »Diese verdammten Hundesöhne sind in die Tschechoslowakei einmarschiert!«

Das war es also! ... Die Nachricht traf mich hart. Ich wußte sofort, daß all unsere Hoffnungen vergeblich gewesen waren – an eine Besserung der Verhältnisse war nicht zu denken.

Ich hatte einen Freund in der jetzt von fremden Truppen besetzten Tschechoslowakei. Nun war er ein Sklave, ein Gefangener der Sieger. Ich konnte mir seine ohnmächtige Wut und seinen Russenhaß lebhaft vorstellen. Würde er mich jetzt auch hassen? Ich spürte das unwiderstehliche Verlangen, Miloś mitzuteilen, wie ich über die Besetzung seines Landes dachte, und ihm zu sagen, daß ich auf seiner Seite stand und seine Empörung teilte. Aber wie sollte ich das tun. Telefonisch konnte ich ihn nicht erreichen. Alle Telefonleitungen mit Ausnahme der von der Regierung benutzten waren unterbrochen. Ich setzte mich an meinen Schreibtisch und entwarf ein Telegramm.

»Lieber Miloś, mein lieber Freund, Du sollst wissen, daß ich mit meinem ganzen Herzen bei Dir bin. Ich liebe Dein Land und hoffe auf eine bessere Zukunft für uns alle.«

Ich fürchtete, die Post werde sich weigern, ein so eindeutiges Telegramm zu befördern. Doch zu meiner Überraschung las der Schalterbeamte den Text mit gleichgültiger Miene, zählte die Worte, nannte mir den Preis und gab mir, nachdem ich bezahlt hatte, eine Quittung.

Im Dezember 1969 erlitt die Primaballerina des Bolschoiballetts, Maja Plysetskaja bei einer Probe einen Muskelriß an der linken Wade. Sie fiel zu Boden und schrie vor Schmerzen auf. Nikolaj Fadejitschew, der mit ihr getanzt hatte, hob sie auf und trug sie von der Bühne, während die anderen Tänzer erschreckt zusahen.

Da das Bolschoitheater für seine zweihundertfünfzig Tänzer keinen ärztlichen Betreuer hat, brachte Fadejitschew die Plysetskaja zu dem Masseur Schenka. Schenka, ein kleiner, dem Alkohol ergebener Mann, goß drei Flaschen Chlorethyl, eine kühlende Lösung, über ihre Wade, um die Schmerzen zu lindern, aber sie weinte nur noch mehr.

Als die Plysetskaja in unserem Institut eingeliefert wurde, hatten sich die Schmerzen verschlimmert, weil der Wadenmuskel noch weiter aufgerissen war. Dr. Z. Mironowa legte das ganze Bein von der Hüfte bis zu den Zehen in Gips, ohne es vorher mit Vaseline einzureiben oder einen Gazeverband anzulegen. Da die Haut noch als Folge der Behandlung mit Chlorethyl gefroren war und der rauhe Gipsverband ätzende Kalziumsalze ausschied, rieb sich das Bein wund und fing an zu brennen.

Die Plysetskaja war ständig in Tränen aufgelöst und bat drei Tage vergeblich darum, daß ein Arzt den Verband entfernen sollte. Das Institut stellte ihr ein Einzelzimmer zur Verfügung, und der Institutsdirektor, Dr. Wolkow, versuchte sie zu beruhigen, aber ohne Erfolg. Schließlich schnitt Dr. Mironowa den Gips auf und stellte fest, daß die Haut an Schienbein und Wade so starke Blasen gebildet hatte, daß sie sich beim Abnehmen des Gipses ablöste. Als die Plysetskaja ihr verunstaltetes Bein sah, bekam sie einen hysterischen Weinkrampf. Sie weigerte sich, im Institut zu bleiben, und veranlaßte ihren Mann, sie nach Hause zu fahren.

Der Ehemann der Plysetskaja, der bekannte Komponist Rodion Schtschedrin, rief mich von dort aus an.

Ich machte mich sofort auf den Weg. Schtschedrin und die Plysetskaja lebten in einem Haus an der Gorki-Straße 25 im sechsten Stock in einer großen, luxuriös ausgestatteten Fünfzimmerwohnung mit zwei Badezimmern und einer Mädchenkammer. Eine so große Wohnung ist in der Sowjetunion ein seltenes Privileg.

Die schlanke, fragile Maja Plysetskaja lag auf ihrem riesigen Bett und sah mich mit großen, traurigen Augen an. Sie sah aus wie ein sterbender Schwan. Ich entfernte den behelfsmäßigen Verband, den ihr Dienstmädchen Katja um das Bein gewickelt hatte. Als ich die unterste Schicht abnahm, einen mit einer stark riechenden Salbe beschmierten Leinenlappen, mußte ich mich zusammennehmen, um nicht zu zeigen, wie entsetzt ich war. Die ganze Wade war wund und nur noch an einzelnen Stellen mit schwarzer, abgestorbener Haut bedeckt. Unter der Oberfläche konnte ich deutlich den Muskelriß erkennen. Der Fuß hing schlaff herunter, und sie konnte ihn kaum bewegen.

»Man hat mir gesagt, welche Wunder Sie schon vollbracht haben«, sagte sie mit leiser, etwas heiserer Stimme. Ich beachtete diese Schmeichelei nicht, war aber entschlossen, sie mit meiner ruhigen, professionellen Autorität zu beeindrucken, denn ich wußte, daß sie sehr eigensinnig, exzentrisch und mißtrauisch war. Ohne etwas zu sagen überlegte ich mir einige Zeit, wie schwierig es sein würde, diese Verletzung zu heilen.

Als ich mich verabschiedete, versuchte Schtschedrin, mir einen mit Rubelscheinen vollgestopften Umschlag in die Tasche zu stecken. Ich kannte bereits diese Art der Bezahlung. Er starrte geistesabwesend ins Leere und tat so, als wisse er nicht, was seine Hand tat. Ich schob ihm den Umschlag wieder zu und sagte: »Von Maja Plysetskaja werde ich kein Geld annehmen.«

Bei meinem nächsten Besuch legte ich ihr einen mit dem Schweizer Präparat Solkoserel getränkten Fibrinverband an und stellte ihr Bein mit einer Gipsschiene ruhig. Der amerikanische Geiger Isaac Stern hat Majas Beine mit zwei Stradivaris verglichen. Als Folge des jahrelangen täglichen Trainings waren ihre Beinmuskeln durch das Strecken, Beugen und Springen normalerweise dünn und stark, und deshalb erforderte es außergewöhnliche Sorgfalt, den Heilungsprozeß in der richtigen Weise zu beeinflussen.

Ich besuchte sie regelmäßig ein- oder zweimal täglich, um den Verband zu wechseln, zu überprüfen, welche Fortschritte die Heilung machte, oder um sie zu trösten. Obwohl sie selbst sehen konnte, daß eine allmähliche Besserung eintrat, machte sie sich große Sorgen. Immer wieder rief sie mich zwischendurch an und stellte mir banale Fragen über die Behandlung und die Heilungsaussichten. Um mir die Besuche bei ihr zu erleichtern, ließ sie mich von ihrem Chauffeur in ihrem Wolga abholen (außer diesem Wagen besaß sie noch einen Citroën und einen Landrover), und das Dienstmädchen Katja mußte mir Gerichte vorsetzen, deren Zutaten aus einem Geschäft kamen, in dem man nur mit ausländischen Devisen kaufen konnte. Rodion schenkte mir gelegentlich eine Flasche importierten ausländischen Wein aus demselben Geschäft.

Während meiner Besuche erzählte mir Maja manches über ihre Familie und ihre Karriere. Sie stammte aus einer Moskauer jüdischen Familie und war 1925 geboren. Ihr Vater, Michail Plysetskij, hatte als Ingenieur für eine schwedische Firma gearbeitet, wurde deshalb 1937 von den Kommunisten verhaftet und war seither spurlos verschwunden.

Maja begann ihre Karriere als Tänzerin 1943 und wurde bald berühmt. Am siebzigsten Geburtstag Stalins wurde sie aufgefordert, im Kreml-Theater zu tanzen. Unmittelbar vor ihrem Auftritt auf der Bühne wollte sie zu einer in einer Ecke stehenden Kolophoniumschachtel gehen, um ihre Schuhe mit Kolophonium einzureiben.

»Wohin gehen Sie?« wollte einer der Wachposten wissen. Überall hinter den Kulissen und im ganzen Theater waren bewaffnete Posten aufgestellt. »Ich will meine Schuhe mit Kolophonium einreiben.«

»Das können Sie morgen tun.«

Während sie tanzte, spürte sie, wie Stalin sie mit seinen mörderischen, stechenden Blicken verfolgte und sie damit fast lähmte. Er saß in der ersten Reihe, umgeben von seinen ausländischen Speichelleckern – Palmiro Togliatti, Maurice Thorez, Klement Gottwald, Boleslaw Bierut, Wilhelm Pieck, Wylko Tscherwenkow, Petru Groza und Mao Tse-tung.

»Sie können sich das Gefühl nicht vorstellen«, sagte sie mir, »vor den häßlichen, finsteren Gesichtern dieser stumpfen, gefühllosen Tyrannen tanzen zu müssen. Ich hatte furchtbare Angst, denn sie konnten mich, wenn sie wollten, wie eine Laus zerquetschen, aber ich zwang mich zu tanzen und zu versuchen, ihre Bosheit zu überwinden. Als ich geendet hatte und mich verbeugte, klatschte Stalin begeistert mit über den Kopf gehobenen Händen Beifall. Die anderen schlossen sich ihm an, und einige von ihnen standen sogar auf, um mir zu applaudieren. Sogar die Posten hinter den Kulissen lächelten mich an und spendeten mir Beifall.«

Bald darauf erhielt sie die erste von vielen Auszeichnungen als »verdiente Künstlerin«. Seither hat sie praktisch alle Auszeichnungen erhalten, welche die Sowjetunion an Künstler vergeben kann, und ist Primaballerina des Bolschoiballetts. Damit hat sie sogar ihre große Rivalin Galina Ulanowa in den Schatten gestellt.

Am Silvesterabend 1970, zwanzig Tage nach ihrem Unfall, nahm ich ihr die Gipsschiene ab. Maja betrachtete ihr Bein mit ängstlichen Blicken, als sei es ein neugeborenes Kind. Sie konnte den Fuß noch nicht bewegen, und die Haut war fast durchsichtig, aber man hatte den Eindruck, als sei das Bein von neuem Leben durchpulst. Ich gab ihr ein Paar Krücken, auf denen sie durch das Zimmer humpelte, wobei sie das verletzte Bein nach vorn streckte. Für den Fuß empfahl ich ihr eine Unterwassermassage. Da sie allein nicht in die Badewanne steigen konnte, hob ich sie auf – sie war sehr leicht – und setzte sie hinein.

Schon nach wenigen Tagen fing sie mit ihren Ballettübungen an, aber in festen Schuhen, weil der Fuß noch eine gewisse Unterstützung brauchte. In ihrer Wohnung befand sich ein mit Spiegeln ausgestatteter Übungsraum, den sie bisher als Rumpelkammer benutzt hatte. Hier lagen ungezählte importierte Kostüme, Schuhschachteln, Schallplattenalben, von ihren Verfassern signierte Kunstbücher, und in einer Ecke stand sogar ein weißer Steinway-Flügel, den ihr der amerikanische Impresario Sol Hurok geschenkt hatte. Rodion und ich räumten alle diese Dinge beiseite und stellten ein Tonbandgerät auf. Rodion war zu sehr damit beschäftigt, seine neue Kantate »Lenin im Herzen der Nation« mit den Sängern zu proben, um Maja auf dem Klavier zu begleiten. Deshalb machte sie ihre täglichen Übungen unter meiner Aufsicht.

Dann kam der Tag, an dem sie die Proben am Bolschoitheater wieder aufnahm. Sie bat mich, sie wenigstens an den ersten Tagen zu begleiten und darauf zu achten, daß sie das Bein nicht überanstrengte. Die erste Probe begann um zehn Uhr morgens mit einem einstündigen politischen Vortrag über das Thema »Zusammen mit der ganzen Nation grüßen wir den vierundzwanzigsten Kongreß der Kommunistischen Partei«. Die versammelten Stars des sowjetischen Balletts hörten sich den Vortrag gelangweilt an und wachten erst auf, als die Probe begann. Maja stellte mich ihren Freunden als ihren »Retter« vor, und sie dankten mir dafür, daß ich sie ihnen wiedergeschenkt hätte.

Etwa drei Monate nach ihrem Unfall hatte Maja ihren ersten Auftritt in dem Ballett *Carmen*. Sie schickte meiner Frau und mir Karten für den ersten Rang, und ihr Chauffeur brachte uns zu einem Nebeneingang an der Petrowka-Straße für Parteifunktionäre, Minister, bekannte Akademiker und Künstler. Die Prominentenautos mißachteten das Halteverbot an diesem Eingang, und ihnen entstiegen Männer in eleganten Anzügen und mit Schmuck behängte Frauen in teueren Pelzen. Irina und ich wurden wegen unserer einfachen Kleidung mißtrauisch angestarrt, und wir fürchteten schon, daß man uns nicht hineinlassen werde. Aber zu unserem Glück wurden wir von Rodion Schtschedrin in Empfang genommen, der mich mit lauter Stimme begrüßte und seinen Bekannten vorstellte.

Das Ballett begann mit einem Trommelwirbel, und Maja stand mitten auf der Bühne. Sie hatte »unseren« linken Fuß ein wenig hinter den rechten gestellt. Ich hielt den Atem an, weil ich wußte, daß sie ihn weit nach vorn schwingen würde, sobald die Musik einsetzte. Es gelang ihr ohne Schwierigkeiten, und sie absolvierte ihren Solopart mit Bravour. Das Publikum applaudierte begeistert, und als sie nach vorn kam, um sich für den Beifall zu bedanken, machte sie vor mir eine tiefe Verbeugung.

27
Heilung unter Magnetfeldern

1968 unternahm ich den ersten Versuch, einen Knochenbruch mit Hilfe eines magnetischen Feldes zu behandeln. Dieser Versuch war der Höhepunkt meiner zehn Jahre dauernden Bemühungen, festzustellen, welche äußeren Kräfte das Zusammenwachsen von Knochenbrüchen beeinflussen könnten. Während sich bei der Verletzung aller anderen Gewebe ein besonderes Narbenbindegewebe bildet, hat nur das Knochengewebe die Fähigkeit der vollständigen Regeneration. Dieser Prozeß hat sich über Jahrmillionen der Evolution philogenetisch entwickelt. Der Vorgang verläuft über ganz bestimmte unveränderliche Phasen, und zwar immer sehr langsam. Die Heilung der Bruchstelle dauert mindestens vier Wochen, und für viele Patienten, die Knochenbrüche erlitten haben, ist das viel zu langsam. Die Ärzte haben viele Jahre nach Möglichkeiten gesucht, den Heilungsprozeß zu beschleunigen, aber ohne Erfolg. Zwar haben sie die Hoffnung nicht aufgegeben, sind aber immer wieder enttäuscht worden.

Eines Tages untersuchte ich einen etwa vierzigjährigen Mann aus der Gegend von Kursk, der nach Moskau gekommen war, um mich zu konsultieren. Sein rechtes Bein steckte in einem langen, häßlichen und schmutzigen Gipsverband. Der Patient sagte mir, er habe sich vor einem Monat bei der Arbeit in einem Bergwerk einen doppelten Schienbeinbruch zugezogen. Er hatte eine Bescheinigung des örtlichen Krankenhauses mitgebracht, aus welcher der Zeitpunkt des Unfalls und der Diagnose zu ersehen war. Ich beschloß, den ungeschickt angebrachten Gipsverband durch einen neuen zu ersetzen, mußte dazu jedoch eine Röntgenaufnahme von der Bruchstelle machen. Zu meinem größten Erstaunen zeigte die Aufnahme, daß die gebrochenen Knochen innerhalb eines Monats vollständig zusammengeheilt waren, obwohl ich hätte schwören können, daß die Heilung eines so schweren Knochenbruchs mindestens zwei Monate in Anspruch nehmen mußte. Die Heilung war so vollständig, daß der Patient keinen Gipsverband mehr brauchte. Um ganz sicher zu gehen, befragte ich ihn über alle Einzelheiten des Unfalls und versuchte auf verschiedene Weise, den genauen Zeitpunkt zu ermitteln. Immerhin bestand die Möglichkeit, daß sein Erinnerungsvermögen versagte oder daß auf der Bescheinigung des Krankenhauses ein falsches Datum eingetragen worden war. Doch nein, alles deutete darauf hin, daß hier kein Irrtum vorlag. Er hatte sich die Verletzung vor genau einem Monat zugezogen. Als ich dem Patienten die Heilung bestätigte, strahlte er und sah mich mit breitem Lächeln an.

»Soll ich Ihnen mein Geheimnis verraten, Doktor?« fragte er. »Wollen Sie wissen, wie ich mich behandelt habe?«

»Natürlich«, sagte ich, obwohl ich offengestanden überzeugt war, daß er mir als Laie kaum etwas Wichtiges mitteilen konnte.

»Ich habe über den Gipsverband an der Bruchstelle ein Magneteisen angebracht.«

»Warum?« Ich konnte meine Überraschung nicht verbergen.

»Um ehrlich zu sein, ich weiß es nicht«, sagte er ein wenig verschämt, »aber ich lebe in der Gegend von Kursk. Die alten Leute dort erzählen sich viele interessante Geschichten über den Magnetismus. Sie berichten von Wundern, die man weder beweisen kann noch glauben möchte. Als ich mir das Bein gebrochen hatte und der Doktor den Gipsverband anlegte, fragte ich ihn, wie lange es dauern würde, bis der Bruch geheilt sei. Er zuckte nur mit den Schultern und sagte mir, wenn ich Glück hätte, würden die Knochen innerhalb von drei Monaten zusammenheilen, ich müsse jedoch damit rechnen, sechs Monate mit dem Gips herumzulaufen.«

»Und er hatte recht«, unterbrach ich ihn.

»Das kann schon sein, aber ich hatte nicht die Absicht, so lange zu warten. Deshalb entschloß ich mich, es mit dem Magnetismus zu versuchen. Ich nahm ein Stück stark magnetisierten Eisens wie man es zu Demonstrationszwecken in den Schulen benutzt, umwickelte es mit Verbandstoff und befestigte es über der Bruchstelle auf dem Gipsverband. Ich habe es erst abgenommen, als ich nach Moskau abfuhr, um Sie aufzusuchen. Es war unbequem und schwer, und außerdem wußte ich nicht, was Sie zu dem Magneten sagen würden.«

Was konnte ich sagen? Gar nichts. Ich hatte noch nie etwas von einer so unorthodoxen Behandlungsmethode gehört.

Ich unterhielt mich mit befreundeten Physikern und Biologen über diese Möglichkeit, stieß aber auf wenig Begeisterung. So mußte ich allein weiterforschen und begann, nach wissenschaftlichen Berichten aus diesem Themenkreis zu suchen. Nirgends fand ich einen Hinweis darauf, daß ein Magnetfeld den Heilungsprozeß bei Knochengewebe beeinflussen könnte, stellte aber fest, daß sich einige Forscher schon seit längerer Zeit mit der Frage befaßten, auf welche Weise der Magnetismus lebendes Gewebe beeinflussen könnte. Ich beschloß, mich ihnen anzuschließen und als erster zu untersuchen, wie ein Magnetfeld auf Knochenbrüche wirkt. Nach drei Jahren, im Juli 1971, wurde mir ein Patent für eine »Methode zur Beschleunigung der Heilung bei Knochenbrüchen« zugesprochen. Meine Therapie mit Magnetfeldern brachte ausgezeichnete Ergebnisse.

Zwischen der zufälligen empirischen Entdeckung meines Patienten und dem Tage, an dem ich mein Patent erhielt, lagen Hunderte von Tierexperimenten, viele Schwierigkeiten, Enttäuschungen, entmutigende Erfahrungen und erstaunliche Erfolge. Ich mußte meine Versuche insgeheim durchführen, denn sie lagen außerhalb des von der Institutsleitung genehmigten Forschungsprogramms. Ich brauchte dazu alle möglichen Arten von Magneten – schwache, starke, große und kleine. Einer meiner Patienten, ein bedeutender jüdischer Physiker, versorgte mich mit den notwendigen Magneten. Mit einem befreundeten Pathologen verbrachte ich die Sonntage und viele lange Abende im Laboratorium. Wir konnten feststellen, daß die besten Ergebnisse mit einem schwachen Magnetfeld erzielt werden konnten, das über längere Zeit zur Wirkung gebracht wurde, und zwar über drei bis vier Wochen.

Jetzt erhob sich die Frage, an welchem Patienten ich den ersten klinischen Versuch unternehmen wollte. Auch das mußte inoffiziell geschehen. Es gab zwar keine strengen Regeln für die Anwendung neuer Behandlungsmethoden, aber schließlich hatte ich gegenüber dem Patienten eine moralische Verantwortung. Außerdem riskierte ich, daß das Ministerium die Anwendung meiner Technik offiziell untersagte, wenn ich keinen Erfolg hatte und das bekannt wurde.

Seit 1969 war der vierzigjährige Physiologe Dr. Wladimir Strutschkow bei mir in Behandlung. Er hatte sich einen schweren offenen Bruch zugezogen, als er auf einem Bahnhof in der Nähe von Moskau eine Frau verteidigte, die von irgendwelchen Rowdies überfallen worden war. Er war dreimal operiert worden, der Bruch war jedoch nicht geheilt, und er mußte immer noch an Krücken gehen. Ich erzählte ihm von meinen Experimenten. »Ich kann Ihr Bein nach meiner Methode behandeln«, sagte ich ihm, »aber ohne jede Garantie für den Erfolg. Sie sind selbst Arzt und müßten das verstehen.«

Er erklärte sich einverstanden, und ich baute zwei meiner Spezialmagneten in seinen Gipsverband ein. Drei Monate später hatten meine Kollegen, der Patient und ich eine Gelegenheit zum Feiern. Der Knochen, der zwei Jahre lang auf keine Behandlung angesprochen hatte, war vollkommen zusammengeheilt. Ein großartiger Erfolg!

28

Der Dekan freut sich über »Geschenke«

Am 9. April 1970 promovierte ich zum Doktor der Naturwissenschaften. Mit dem Erwerb dieses akademischen Grades ist eine wesentliche Gehaltserhöhung verbunden und, was noch wichtiger ist, er eröffnet einem die Möglichkeit, in angesehenere und lukrativere Positionen aufzurücken. Deshalb ist die Zahl der Kandidaten für solche Prüfungen sehr groß. Viele streben eine wissenschaftliche Laufbahn und Positionen im Bereich der Forschung aus rein materiellen Gründen an wie unbemittelte junge Männer, die eine gute Partie machen wollen. Aber ebenso wie ein reiches Mädchen sich unter seinen vielen Bewerbern nur einen aussucht und die übrigen ablehnt, müssen auch viele Ärzte, die eine wissenschaftliche Laufbahn einschlagen wollen, darauf verzichten, weil sie die dafür notwendigen Prüfungen nicht bestehen. Ihnen bleibt der Weg zu den besser bezahlten Stellungen versperrt. Eine bestimmte Verwaltungsbehörde, der Oberste Bestätigungsausschuß beim Ministerrat, ist dafür zuständig. Alle Dissertationen werden streng und unter Ausschluß der Öffentlichkeit zensiert, und sehr viele dieser Arbeiten entsprechen nicht den hier gestellten hohen Ansprüchen.

Wenig später bat mich der Direktor des Skliffasowskij-Instituts für Unfallmedizin, Dr. Boris Komarow, der mit mir die Universität besucht hatte, zu sich.

»Meinen Glückwunsch zum bestandenen Examen.«

»Vielen Dank.«

»Was haben Sie jetzt für Pläne?«

»Bisher noch keine.«

»Warum kommen Sie nicht zu mir in mein Institut? Ich werde Sie zum Direktor der Abteilung für Traumatologie und Orthopädie ernennen. Einverstanden?«

Ich war begeistert. Das von Dr. Judin gegründete Skliffasowskij-Krankenhaus war eines der besten in Moskau. »Abgemacht«, sagte ich.

»Und noch eins«, fügte Komarow hinzu, »damit rücken Sie automatisch in die Position des orthopädischen Chefchirurgen in Moskau auf.«

Ich stand da wie vom Blitz getroffen. Auch in meinen kühnsten Träumen hätte ich mir nicht vorstellen können, so rasch voranzukommen.

»Wie lange sind Sie schon in der Partei?« fuhr er fort.

»Wie lange? ... Um die Wahrheit zu sagen, ich bin nicht in der Partei.«

»Was heißt das, Sie sind nicht in der Partei?« Er konnte es sich nicht vorstellen. »Wie kommt es dann, daß die Kommission Ihre Dissertation so gut beurteilt hat?«

»Sie hat es nun einmal getan!« sagte ich.

»Dann müssen sie sofort in die Partei eintreten. Die Position des orthopädischen Chefchirurgen kann nicht ohne Zustimmung des Moskauer Parteikomitees besetzt werden. Und wenn Sie kein Kommunist sind, dann wird die Partei Ihre Ernennung niemals billigen. Sie haben zwei Monate Zeit, in die Partei einzutreten. So lange werde ich darauf warten, daß Sie mir die Mitgliedskarte eines Parteianwärters (der noch kein Stimmrecht hat) vorlegen.«

Er zweifelte keinen Augenblick daran, daß ich seiner Aufforderung Folge leisten würde. Aber ich hatte schwere Bedenken. Ich war bisher meinem Grundsatz treu geblieben, nicht in die Partei einzutreten, wenn mein Leben nicht davon abhing. »So soll es auch bleiben; eine gute Stellung ist keine ausreichende Begründung für den Parteieintritt«, dachte ich. Nach zwei Monaten meldete ich mich wieder im Büro von Dr. Komarow.

»Zeigen Sie mir die Karte«, sagte er.

»Ich habe keine Karte.«

»Sie müssen verrückt sein. Ist Ihnen nicht klar, welche Aufstiegsmöglichkeiten Ihnen geboten werden? Erstens werden Sie monatlich fünfhundert oder vielleicht sogar sechshundert Rubel verdienen. Ihnen wird kostenlos ein Wagen mit einem Chauffeur zur Verfügung gestellt. Sie werden mietfrei von der Regierung in einer staatseigenen Wohnung untergebracht, bekommen monatlich einen Sonderbonus und viele andere Vergünstigungen wie etwa die Erlaubnis, in Exklusivgeschäften einzukaufen und Ihren Urlaub in einem staatlichen Sanatorium zu verbringen. Seien Sie kein Narr. Beantragen Sie die Aufnahme in die Partei. Ich sage Ihnen das als Ihr Freund.«

Ich habe Komarow nicht wieder aufgesucht, und er vergab den Posten an Dr. W. Ochotskij, einen Parteiaktivisten.

Ich habe das nicht bedauert, denn ich zweifelte keinen Augenblick daran, daß der Eintritt in die Partei das Ende für mich bedeuten würde. Hätte ich nachgegeben, dann hätte ich bei allen Abstimmungen meine Stimme so abgeben müssen wie alle anderen. Auf den Versammlungen hätte ich die gleichen Meinungen äußern und sogar ebenso denken müssen wie jeder andere. Das wäre für mich unerträglich gewesen. Ich konnte es mir zwar auch jetzt, da ich nicht der Partei angehörte, nicht leisten, meine Meinung zu sagen und gegen die Mehrheit zu stimmen, aber wenigstens brauchte ich nicht an diesen idiotischen Versammlungen teilzunehmen und konnte meine innere Freiheit bewahren.

Irina billigte meine Entscheidung. Kein Angehöriger meiner oder ihrer Familie war Parteimitglied.

Ich hatte das Glück, daß wenig später ein neuer Lehrstuhl für Traumatologie, Orthopädie und militärische Chirurgie an der Medizinischen und Zahnärztlichen Hochschule eingerichtet werden sollte und ein Wettbewerb für die Übernahme dieser Position ausgeschrieben wurde. Diese Stellung interessierte mich noch mehr als die mir von Dr. Komarow angebotene. Als Inhaber eines Lehrstuhls würde ich bessere Möglichkeiten haben, meine wissenschaftlichen Forschungen fortzusetzen, als in der Position des orthopädischen Chefchirurgen, wo ich in erster Linie mit Verwaltungsaufgaben beschäftigt wäre. Aus diesem Grund bewarb ich mich. Nach fünf Parteimitgliedern war ich der sechste Kandidat. Diese Konkurrenz machte mir Sorgen, denn die Stelle interessierte mich wirklich. Es kam noch hinzu, daß einige meiner Konkurrenten sehr angesehene Orthopäden waren. Für mich sprach lediglich mein Alter – ich war der jüngste Kandidat.

Ich wartete gespannt auf die Entscheidung des wissenschaftlichen Rats der Medizinischen und Zahnärztlichen Akademie über die Besetzung der dort ausgeschriebenen Position, aber die Abstimmung wurde immer wieder verschoben. Jeden Donnerstag, wenn der Rat zu seinen regelmäßigen Sitzungen zusammentrat, erkundigte ich mich in der Akademie, aber jedesmal sagte man mir, die Sache sie noch nicht vom Parteikomitee erörtert worden, ohne dessen Empfehlung der Rat seine Entscheidung nicht treffen könne. Wenn ich versuchte, mit Dr. Belusow zu sprechen, winkte er nur ab und sagte: »Ihr Name steht noch auf der Liste der Kandidaten. Warten Sie.«

Das bedeutete, daß ich immer noch eine Chance hatte, und das war nicht schlecht, aber es genügte mir nicht. Ich setzte mich mit einigen Professoren in Verbindung, die ich gut kannte, und sie alle versprachen, beim Dekan ein gutes Wort für mich einzulegen. So vergingen zwei Monate, ohne daß eine Entscheidung gefallen war.

»Sie sollten Belusow ein Geschenk machen«, riet mir mein Freund, Dr. Georgadze. »Jeder weiß, daß er gern Geschenke annimmt.«

»Und was gefällt ihm am besten?«

»Darauf kommt es nicht so sehr an, aber auf Geld legt er besonderen Wert. Das beste wäre allerdings ein Diamantring.«

Also doch eine ganz plumpe Bestechung. Mir widerstrebte es, Belusow zu bestechen. Außerdem fürchtete ich mich davor, weil es eine strafbare Handlung war. Angesichts meiner fachlichen Qualifikation hielt ich es auch nicht für notwendig, für meine Ernennung etwas zu bezahlen. Und selbst wenn ich Belusow bestach, war das noch keine Garantie dafür, daß ich die Stellung bekommen würde. Er war ein notorischer Schwindler. Eine zeitlang war er als stellvertretender Gesundheitsminister Leiter der Personalabteilung in diesem Ministerium gewesen. Auf dem Höhepunkt seiner Karriere in den Jahren 1952 und

1953 hatte er eine gegen jüdische Ärzte gerichtete Kampagne geleitet, in deren Verlauf viele meiner Kollegen ihre guten Stellungen verloren hatten. Nach Stalins Tod hatte Belusow an untergeordneter Stelle in der Verwaltung gearbeitet, doch in letzter Zeit war es ihm gelungen, in einflußreichere Positionen aufzurücken. Er hatte viele Freunde im Zentralkomitee der Kommunistischen Partei, die ihm dabei geholfen hatten. In seinem unersättlichen Streben nach Macht und Geld hatte er sich mit großen Summen bestechen lassen, um die verlorene Zeit wettzumachen.

Als ich an einem der folgenden Donnerstage zur Akademie kam, um mich nach der Entscheidung zu erkundigen, traf ich meinen ehemaligen Mitschüler, den Psychiater Dr. W. Matwejew.

»Herzlichen Glückwunsch! Das Parteikomitee hat sich für dich entschieden«, sagte er lächelnd.

Das Parteikomitee hatte sich für meine Ernennung ausgesprochen! Jetzt war mir die Anstellung sicher, denn kein Professor im wissenschaftlichen Rat würde es wagen, seine Stimme gegen die Entscheidung des Parteikomitees abzugeben.

Auch Dr. K. Lakin sagte mir: »Jetzt können Sie sicher sein, die Stelle zu bekommen. Die Professoren müssen zwar noch abstimmen, aber das ist eine reine Formsache. Belusow hat sich sehr für Sie eingesetzt. Ohne seine Unterstützung hätte sich das Parteikomitee niemals für Sie entschieden.«

Der Lehrstuhl war mir also sicher. Ich war außer mir vor Freude. Ich hatte mir diese Position so sehr gewünscht, und sie bedeutete mir so viel, daß ich kaum an die Erfüllung meines Traumes glauben konnte. Ich rief Irina an, konnte sie aber nicht erreichen. Dann wählte ich die Nummer meiner Schwiegermutter und sagte ihr in möglichst sachlichem Ton: »Bitte sage Irina, daß meine Ernennung zum Professor bestätigt worden ist.«

»Ich habe es schon immer gesagt, daß du eines Tages ein großer Professor werden wirst«, erwiderte sie stolz, als habe auch sie einen persönlichen Anteil an meinem Triumph. »Jetzt siehst du, wie recht ich hatte.«

In Wirklichkeit hatte sie nie etwas Derartiges gesagt.

Dr. Georgadze, mit dem ich zur Feier des Tages eine Flasche Cognac austrank, fragte mich im Vertrauen: »Wieviel haben Sie Belusow gegeben?«

»Gar nichts!«

»Das kann ich nicht glauben! Warum hat er sich dann beim Parteikomitee für Sie eingesetzt?«

»Wie soll ich das wissen?«

»Hören Sie zu, seien Sie vorsichtig. Auch wenn Sie ihm vorher nichts bezahlt haben, bezahlen Sie ihn jetzt. Sonst wird er sich ärgern und Ihnen Schwierigkeiten machen. Das ist seine besondere Stärke.«

Ich zweifelte nicht daran, daß Belusow denen, die er haßte, das Leben schwermachen konnte, und deshalb mußte ich ihn irgendwie bestechen.

Diese Überlegungen verdarben mir die Freude an meinem Erfolg. Aber trotzdem mußte ich Belusow irgendein Geschenk machen. Es durfte nicht zu billig und nicht zu teuer sein – vielleicht etwas, das ich von einer Dienstreise nach Ostdeutschland mitgebracht hatte.

In einem günstigen Augenblick als niemand in der Nähe war, sprach ich den Dekan an und sagte ihm: »Ich hätte Ihnen gern einen Besuch gemacht, in Ihrer Wohnung.« Ich hatte kaum das letzte Wort ausgesprochen, als er mir schon näherrückte, sich vorsichtig umsah und mir zuflüsterte:

»So spät wie möglich, nicht vor elf oder zwölf Uhr.«

So unangenehm es mir war, machte ich mich gegen Mitternacht auf den Weg zu ihm. Ich hatte meinen neuen deutschen Mantel angezogen und die Geschenke in die in Deutschland gekaufte Aktentasche eingepackt. Er wohnte in einem großen, für Parteibonzen reservierten Wohnblock am Leninprospekt in einer geräumigen und teuer, aber geschmacklos eingerichteten Wohnung. Belusow öffnete mir die Tür. Er trug Pantoffeln an den bloßen Füßen und hatte sich nicht einmal die Hose zugeknöpft.

Belusow war betrunken. Er umarmte mich schon an der Wohnungstür und warf gierige Blicke auf die Aktentasche.

»Es ist wirklich nett von Ihnen, daß Sie gekommen sind, um

mich alten Mann zu besuchen. Herzlichen Glückwunsch zu Ihrer Ernennung. Das ist ein großer Erfolg, jawohl! Jetzt haben Sie eine glänzende Karriere vor sich. Es ist keine Kleinigkeit, mit vierzig Jahren an einer Moskauer medizinischen Akademie einen Lehrstuhl zu bekommen!«

»Vielen Dank«, sagte ich. »Ich weiß, Sie haben viel für mich getan.«

»Das habe ich in der Tat!«

»Ich habe Ihnen ein paar Geschenke aus Deutschland mitgebracht ...«

»Aber das ist ja großartig! Wirklich großartig! Lassen Sie sehen!«

Er packte mich am Ärmel und zerrte mich in die Küche. Voller Ungeduld sah er zu, wie ich sie auspackte. Gierig griff er nach jedem Päckchen und wickelte es aus. Das erste war ein neuer Elektrorasierer von Braun, der in Moskau wenigstens dreihundert Rubel kostet – wenn man die richtigen Beziehungen hat. Er gefiel ihm. Dann legte ich ein Paar Bluejeans auf den Tisch.

Er hielt sich die Hosen vor seinen dicken Bauch, aber offensichtlich war es nicht die richtige Größe (ich hatte sie ursprünglich für mich gekauft). Aber damals kosteten Bluejeans in Moskau mindestens zweihundert Rubel, und Belusow freute sich auch über dieses Geschenk. Es folgten zwei elegant verpackte Flaschen, englischer Gin und schottischer Whisky. Sie lösten seine besondere Freude aus. Importierte alkoholische Getränke waren in Moskau sehr gefragt, und für jede Flasche konnte man auf dem schwarzen Markt ohne weiteres fünfzig bis siebzig Rubel bekommen. Es folgte ein hübsches Tischtuch.

»Das ist für meine Frau«, sagte er zufrieden.

Als letztes holte ich einige jugoslawische Holzschnitzereien und ein Päckchen Kaugummi aus der Aktentasche. Diese amerikanische Spezialität ist in Moskau schwer zu bekommen.

»Und das ist für Ihren Enkel«, sagte ich.

Die Aktentasche war jetzt leer, aber er sah noch einmal nach, ob ich auch nichts vergessen hätte. Dann erklärte er: »Ich nehme auch die Aktentasche.«

Ich staunte über seine Habgier. Aber eigentlich gab es hier nichts zu staunen! »Zum Glück hat er nicht auch noch meinen Mantel genommen«, dachte ich.

Ohne weitere Umstände zu machen holte er eine Flasche verdünnten Alkohol, stellte zwei Teegläser auf den Tisch und goß uns ein. Wir tranken sie aus und aßen ein paar in Essig eingelegte Pilze dazu.

»Ich kann hart arbeiten«, sagte ich, »und Sie werden Ihre Wahl nicht bereuen.«

»Beruhigen Sie sich; ich weiß alles über Sie, was sich zu wissen lohnt.« Er fuchtelte mit seinen kurzen Armen in der Luft herum. »Vergessen Sie nicht, ich habe viele Jahre in der Personalabteilung zugebracht und während dieser Zeit manches Paar Hosen auf meinem Stuhl am Schreibtisch durchgewetzt. Bedeutende Leute haben Sie mir empfohlen, mich angerufen und persönlich mit mir gesprochen. Aber ich will Ihnen folgendes sagen: das Parteikomitee hatte schwere Bedenken gegen Ihre Kandidatur. ›Er ist kein Parteimitglied und gibt sich als Russen aus, während sein Vater Jude ist‹, haben sie gesagt. Ich habe ihnen immer wieder erklärt, Sie seien ein führender Spezialist, ein hervorragender Wissenschaftler, der vor einer glänzenden Karriere steht, und Sie hätten im jugendlichen Alter von vierzig Jahren mehr Erfindungen gemacht als alle unsere anderen Professoren zusammen. Aber auch dadurch ließen sie sich nicht überzeugen. ›Ja, aber er ist Jude und nicht in der Partei.‹ Nun, mehrere unserer Professoren sind Juden, das ist also nichts Neues. Aber sie alle sind in der Partei. Denken Sie einmal; wir haben fünfzig Lehrstühle, und außer Ihnen sind alle diese Professoren Parteimitglieder. Aber mir ist das egal. Ich brauche einen Mann von Welt und vor allem jemanden, der einen guten Geschäftssinn hat. Lassen Sie uns den Schnaps probieren.«

Wir öffneten die Flasche Gin. Auch den Gin tranken wir aus Teegläsern und aßen eingelegte Pilze dazu. Ich wollte nicht die gleichen Mengen Schnaps vertilgen wie er, meine Zurückhaltung durfte aber auch nicht auffallen. So hatte ich schon einen kleinen Schwips, aber ihm wurde die Zunge immer schwerer. Trotzdem sprach er unaufhörlich weiter und bestätigte damit das russische Sprichwort, »was ein Nüchterner für sich behält, spuckt der Betrunkene aus«.

»Im übrigen macht es gar nichts aus, daß Ihr Vater Jude ist. Ich kann mich noch an ihn erinnern. Er war stellvertretender Direktor des Chirurgischen Instituts und der Dekan der chirurgischen Abteilung, nicht wahr?«

Kein Wunder, daß Belusow das noch wußte, denn auf seine Veranlassung war mein Vater entlassen worden.

»Vor allem weist Sie Ihr Reisepaß als Russen aus«, fuhr er fort. »Das bedeutet, mit Ihrer Ernennung wird die zulässige Quote an Juden nicht überzogen, und unsere Statistik ist, so weit es das Distriktparteikomitee betrifft, in Ordnung. Außerdem, was ist an einem Juden auszusetzen? Ich persönlich habe noch keine schlechten Erfahrungen mit Juden gemacht.«

Ich mußte mich sehr zusammennehmen. Am liebsten hätte ich ihn angebrüllt: »Aber die Juden haben mit dir sehr schlechte Erfahrungen gemacht!« Aber ich mußte den Mund halten.

»Ich habe viele jüdische Freunde, jawohl, mein Herr! Wenn ich meine Geschäfte abwickeln will, dann sind die Juden die einzigen, an die ich mich wenden kann. Verstehen Sie? Sie gefallen mir, und ich werde Sie schützen. Aber ich möchte Ihnen einen Rat geben; seien Sie sehr vorsichtig. Es gibt zu viele Schurken, und sie alle sind eifersüchtig aufeinander; jeder will dem anderen ein Bein stellen. Wissen Sie, wieviele von ihnen immer wieder versuchen, mich aus meiner Stellung zu verdrängen? Jeden Tag schreiben sie Denunziationen. Aber sie werden mich nicht kriegen; ihre Arme sind zu kurz. Doch eines dürfen Sie nicht vergessen ... vergessen ...«

Damit fielen ihm die Augen zu, und ich habe nie erfahren, was ich nicht vergessen sollte.

29
Die normalen Probleme des Berufsalltags

Am frühen Morgen des 1. November 1971 nahm ich meine Arbeit im Basmannaja-Krankenhaus Nummer 6 in Moskau auf. Es war kalt und neblig. Vor mir tauchten mehrere zweistöckige alte, baufällige Holzbaracken auf, die Gebäude des Krankenhauses. Später erfuhr ich, daß sie vor hundert Jahren während des russisch-türkischen Krieges von 1873 zur Unterbringung der an Typhus erkrankten Soldaten gebaut worden waren. Von außen hätte man nicht geglaubt, daß in diesen Baracken eine Klinik untergebracht war. Als ich hineinging, verstärkte sich dieser Eindruck.

In einer kleinen Garderobe am Eingang saß eine alte Frau. Sie war in eine Wolldecke gewickelt und schlief fest. Ich weckte sie behutsam auf.

Sie starrte mich an. »Was wollen *Sie* hier?«

»Es tut mir leid, daß ich Sie wecken mußte. Ich bin Dr. Goljachowski, der neue Direktor. Guten Morgen! Ich möchte meinen Mantel abgeben und brauche einen Kittel.«

»Kommt nicht in Frage«, sagte sie gelassen.

»Entschuldigen Sie, aber Sie haben mich wahrscheinlich nicht richtig verstanden. Heute ist mein erster Arbeitstag als Professor und Direktor dieser Abteilung.«

»Das geht mich nichts an«, sagte sie gähnend. »Wenn man mir befiehlt, Ihnen einen Kittel zu geben, dann werde ich es tun; wenn nicht, dann nicht.«

Inzwischen trafen auch die anderen Ärzte ein. Sie kannten mich und veranlaßten die alte Garderobenfrau, mir einen grauen, verwaschenen Besucherkittel zu geben. Ich wollte gerade die alte, ausgetretene Holztreppe in den ersten Stock hinaufgehen, als die Haustür aufgestoßen wurde und der kalte Wind hereinblies. Zwei junge Ärzte trugen einen Patienten auf einer hölzernen Tragbahre herein. Es waren die diensttuenden Orthopäden. Der Patient war in der Notaufnahme eingeliefert worden, die in einer etwa hundertfünfzig Meter entfernten ähnlichen Baracke untergebracht war. Schwer atmend trugen sie die Tragbahre die Treppe hinauf, denn der Patient war schwer und die Treppe steil und schmal. Auf halbem Wege stolperten sie und hätten ihn fast fallen lassen. Ich folgte ihnen und sah, wie sie die Tragbahre auf dem Korridor neben einigen anderen Patienten, die auf Matratzen und Tragbahren lagen, auf den Boden stellten. Andere Kranke lagen auf zusammenklappbaren Feldbetten.

»Warum liegen diese Leute auf dem Fußboden?« fragte ich.

»Wir haben nicht genügend Betten, Genosse Professor. Alle Zimmer sind überbelegt.«

»Ist irgend etwas Besonderes vorgefallen? Ein Massenunfall oder so etwas?«

»Nein, nichts Besonderes; das ist hier das Übliche. Sie müssen ein paar Tage auf dem Boden liegen, bis ein Bett in einem der Krankenzimmer oder auf dem Korridor frei wird.«

Seit ich vor siebzehn Jahren in Pudosch gearbeitet hatte, hatte ich solche elenden Zustände nicht mehr gesehen.

Es wäre leichter für mich, eine Liste der in diesem Krankenhaus vorhandenen medizinischen Ausrüstung zusammenzustellen als zu sagen, welche Geräte und Instrumente fehlten.

Die Skalpelle waren so stumpf, daß sie die Haut aufrissen und es nicht möglich war, einen feinen, sauberen Schnitt anzulegen. Aber die stumpfen Skalpelle wurden nicht fortgeworfen. Sie wurden vielmehr gesammelt und mit gewöhnlichen Schleifsteinen geschliffen. Dabei wurden die Klingen zerkratzt und setzten Rost an.

Das ärztliche Personal war schon vor meinem Eintreffen zusammengestellt worden. Unter meinen Mitarbeitern fand ich zwei alte Bekannte vor, Dr. Wladimir Michailenko und Dr. Anatolij Petschenkin. Sie begrüßten mich lächelnd:

»Sie haben sich Zeit gelassen!«

Ich war nicht besonders froh, sie hier vorzufinden, denn als wir in den 1960er Jahren am Zentralinstitut für Orthopädie zusammengearbeitet hatten, hatten beide mehr Zeit und Energie für die Parteiarbeit als für die Erfüllung ihrer ärztlichen Pflichten aufgewendet. Ich ließ mir aber nichts anmerken, sondern begrüßte sie mit besonderer Herzlichkeit.

Dr. W. Michailenko war Sekretär der Parteigruppe der Abteilung, deren Direktor ich jetzt war. Offensichtlich war er sehr stolz auf diese einflußreiche Position und sagte mir schon bei einem unserer ersten Gespräche: »Jetzt werden Sie und ich gemeinsam die Leitung dieser Abteilung übernehmen.«

Ich hatte nicht die Absicht, meine Pflichten als Direktor mit ihm zu teilen. Deshalb erwiderte ich: »Ich werde die Abteilung leiten, und Sie werden mir dabei helfen.«

Meine Antwort irritierte ihn offenbar, denn er wendete den Blick ab und vermied es, mir in die Augen zu sehen.

Meine Eltern freuten sich über meinen Erfolg und waren sehr stolz auf mich. Meine Mutter war überzeugt, ich würde es in der Medizin noch weit bringen. Mein Vater, der sich schon hatte pensionieren lassen, aber von Zeit zu Zeit noch einige Patienten in seiner ehemaligen Klinik behandelte, fragte mich:

»Wie gefällt dir deine neue Abteilung?«

»Alles in Ordnung, vielen Dank.«

»Und wie fühlst du dich in deiner neuen Stellung?«

»Ausgezeichnet.«

»Scheinbar willst du mit mir nicht über deine Arbeit sprechen.«

»Ich habe zu viel zu tun, und außerdem bin ich sehr müde.«

»Schon gut, du wirst mir ein anderes Mal darüber berichten.«

Als ich nach einiger Zeit wiederkam, war mein Vater ausgegangen und meine Mutter allein zu Hause. Sie fragte mich:

»Warum bist du in letzter Zeit so bedrückt? Ist es irgend etwas Besonderes?«

»Nein. Aber meine neue Arbeit befriedigt mich nicht.«

»Wirklich? Ich dachte, du seist sehr glücklich in deiner neuen Stellung.«

»Ich war es. Aber in letzter Zeit gefällt mir meine Arbeit immer weniger. Nun, vielleicht werde ich mich daran gewöhnen, und dann wird es mir besser gefallen.«

»Du meinst, in deinem Honigeimer ist ein Löffel Teer?«

»Manchmal kommt es mir so vor, als sei es ein Eimer Teer mit nur einem kleinen Löffelchen Honig.«

Als Abteilungsdirektor rückte ich in die höchste Gehaltsstufe auf, die ein Arzt in der Sowjetunion erreichen kann, und bezog fünfhundert Rubel im Monat. Daneben verdiente ich weitere zweihundert Rubel bei Konsultationen in mehreren ambulanten Spezialkliniken. Nach sowjetischen Maßstäben war das ein beträchtliches Einkommen, und wir konnten es uns sogar leisten, ein Sparkonto bei einer staatlichen Sparkasse zu eröffnen. Auch die Zahl der Privatpatienten, die mich, beeindruckt durch meinen Titel, darum baten, sie ärztlich zu beraten oder zu operieren – und die bereit waren, mich dafür zu bezahlen –, nahm ständig zu.

Zum ersten Mal hatten Irina und ich das Gefühl, reich zu sein, und zum ersten Mal mußten wir nicht jeden Rubel, den wir ausgeben wollten, zweimal umdrehen. Zu meinem Bekanntenkreis gehörten jetzt auch Geschäftsführer von Lebensmittelgeschäften und Warenlagern, und wenn ich Fleisch kaufen wollte, mußte ich nicht mehr durch die Hintertür zu meinem bisherigen Lieferanten, dem Fleischer Slawka gehen.

Mein Lebensmittellieferant war jetzt ein anderer Patient, Gusman, der Tatar, ein Lagerverwalter beim Außenhandelsministerium. Leonid Breschnews Sohn Juri war stellvertretender Außenhandelsminister. Auf seine Veranlassung wurde in dem Stockwerk, wo auch sein Büro untergebracht war, eine Kantine eingerichtet. Dort gab es alles, was man sich nur vorstellen konnte. Natürlich ließ sich diese Kantine nicht mit einem New Yorker Feinkostgeschäft vergleichen, aber für sowjetische Verhältnisse war es geradezu ein Paradies. Hier wurden nur Funktionäre der ersten Garnitur bedient, vom stellvertretenden Minister aufwärts. Die Bestellungen dieser wenigen Privilegierten wurden in der Kantine für sie verpackt und in ihren Wohnungen ausgeliefert. Mein Patient Gusman war für die Zusammenstellung und Auslieferung dieser Waren verantwortlich und hatte damit das freie Verfügungsrecht über das ganze Warenlager. Er setzte meinen Namen auf die Liste der Dauerkunden. Ich brauchte ihn nur anzurufen und ihm zu sagen, was ich brauchte: Kaviar – kein Problem; Filet Mignon – selbstverständlich; jede Sorte Fisch steht Ihnen zur Verfügung; Kaffeepulver (sonst nirgends zu bekommen!) – selbstverständlich; Salami aus dem für den Kreml eingerichteten Spezialgeschäft der Moskauer Fleischfabrik – jederzeit (diese Wurst hatte ein ganz anderes Aroma und schmeckte viel besser als die anderen Wurstsorten, die in normalen Geschäften verkauft wurden). Die einzige Unbequemlichkeit bestand nur darin, daß ich bei jedem Einkauf an dem Schilderhäuschen hinter dem Ministerium darauf warten mußte, daß mein Paket herausgebracht wurde, denn ich durfte das Gebäude nicht betreten.

Gusman versorgte nicht nur die Bonzen mit seinen Waren, sondern machte auch umfangreiche Privatgeschäfte. Einen Teil seiner Waren verkaufte er gegen das Doppelte und Dreifache des offiziellen Preises an einen bestimmten Kundenkreis. Mit den Gewinnen, die er dabei machte, verfügte er über ein sehr viel höheres Einkommen als viele bekannte Ärzte und Professoren.

Irina beschloß, nachdem sie kürzlich erfolgreich promoviert hatte, sich eine neue Arbeitsstelle zu suchen. Bald fand sich eine Stelle am Chirurgischen Institut. Doch als sie die Arbeit antreten wollte, stellte sich heraus, daß die Institutsleitung nach anfänglicher Zusage doch abgelehnt hatte.

Mein Vater war ein alter Freund des Leiters, Dr. Wischnewskij. Er sprach bei ihm vor.

»Was ist passiert? Warum hat man Irina abgelehnt? Du hattest es uns doch versprochen?«

Wischnewskij war die Offenheit meines Vaters sichtlich unangenehm. »Du mußt mich verstehen«, sagte er »ich fühle mich wirklich schuldig, aber ich sehe keine Möglichkeit, sie anzustellen. Nachdem ich ihr diese Stelle versprochen hatte, kam eine Abordnung des Distriktparteikomitees in unser Institut. Sie überprüfte das gesamte Personal und erklärte anschließend, ich beschäftige zu viele Juden. Und du weißt selbst, wieviele meiner Mitarbeiter Juden sind.«

Es waren etwa fünfzehn Prozent aller Mitarbeiter in der Forschungsabteilung des Instituts. Dr. Wischnewskij selbst war Halbjude, denn seine Mutter war Jüdin. Offiziell galt er allerdings als reinrassiger Russe.

»Ich mußte ihnen versprechen, keine Juden mehr einzustellen«, fuhr er fort. »Und schon am nächsten Tage war Irina die erste, die sich um eine Anstellung bewarb. Meine Angestellten kannten selbstverständlich meine Absprache mit dem Parteikomitee und weigerten sich, ihre Papiere zu registrieren, obwohl ich sie persönlich nicht abgelehnt hatte. Doch jetzt müssen wir warten.«

Ich tat alles, um Irina aufzuheitern. Ich führte sie ins Theater und in Konzerte, und sonntags fuhren wir zum Skilanglauf in das Opalicha-Waldgebiet in der Nähe Moskaus. Außerdem gingen wir häufiger aus und besuchten unsere Freunde, obwohl Irina und ich kein besonderes Vergnügen am üblichen Gesellschaftstratsch hatten, der Lieblingsbeschäftigung der meisten Intellektuellen in Moskau.

Unter anderem besuchten wir auch einen ehemaligen Patienten von mir, mit dem uns jetzt eine enge Freundschaft verband, den mehr als fünfzig Jahre alten jüdischen Rechtsanwalt Mark Keller. Er und seine Frau waren intelligente Menschen, und ich hatte ihn schon vorher einige Male um seinen Rat gebeten. Diesmal wollte ich Irinas Lage mit ihm besprechen und ihn um seine Meinung bitten.

Die einzige Tochter des Ehepaars Keller war zweiundzwanzig Jahre alt, jung verheiratet und hatte ihr Abschlußexamen am Sprachinstitut der Moskauer Universität bestanden. Sie war sehr sprachbegabt und beherrschte sogar mehrere arabische Dialekte. Nun erfuhren wir, daß Galja und ihr Mann vor ein paar Monaten nach Israel ausgewandert waren. Zum ersten Mal wurden wir mit der Tatsache konfrontiert, daß jemand aus unserem engsten Freundeskreis Rußland verlassen hatte. Die Nachricht traf uns wie ein Blitz aus heiterem Himmel. Wir konnten es kaum glauben, als Galjas Vater uns die Ereignisse in ruhigem Ton schilderte.

»Galja hatte ihr Examen mit Auszeichnung bestanden, aber da sie Jüdin war, wollte niemand sie anstellen. Sechs Monate bemühte sie sich vergeblich um einen Arbeitsplatz, aber jedesmal, wenn ihre Nationalität zur Sprache kam, stieß sie auf Ablehnung. Schließlich war das arme Mädchen vollkommen demoralisiert. Natürlich taten wir alles, um sie zu trösten. Sie und ihr Mann, der noch studierte, lebten bei uns, und wir kamen auch für ihren Lebensunterhalt auf. Eines Tages erklärte sie: ›Jetzt reicht es uns! Wir werden einen Antrag auf Auswanderungsgenehmigung nach Israel stellen. Ich will nicht länger in diesem Land bleiben!‹ Was konnten wir sagen? Wir verstanden ihre Gefühle.«

Während wir die Einzelheiten der Geschichte Galjas hörten, beobachtete ich Irinas Gesichtsausdruck. Zunächst hatten die Behörden Galja und ihrem Mann die Ausreise verweigert. Viele jüdische Freunde aus den Vereinigten Staaten besuchten sie in Moskau, und sogar einige amerikanische Senatoren schrieben Briefe an die sowjetische Regierung, um ihnen zu helfen. Nach langem Warten erhielten sie endlich die Erlaubnis, das Land zu verlassen. Jetzt waren sie in Israel, hatten sofort Arbeit gefunden und führten dort ein glückliches Leben.

Nun stellte mir Mark die entscheidende Frage: »Warum wanderst du nicht aus? Hast du schon einmal daran gedacht?«

Weder Irina noch ich waren bisher auf diesen Gedanken gekommen. Für uns gehörte die Vorstellung, Rußland zu verlassen, in das Reich der Phantasie. Erst Anfang der 1970er Jahre, als der Kongreß der Vereinigten Staaten den Jackson-Vanick-Zusatzartikel zu dem Gesetz verabschiedete, das die Handelsbeziehungen zu Rußland regelte und nach dem die Meistbegünstigungsklausel der Sowjetunion so lange nicht gewährt werden sollte, wie die russische Regierung die Auswanderung von Juden, Armeniern und Deutschen behinderte, die zu ihren ausländischen Verwandten ausreisen wollten, ergaben sich reale Möglichkeiten. Die ersten Familien wanderten Ende der 1960er Jahre aus, und allmählich erhöhte sich die Zahl der

Emigranten. Aber ich hatte bisher noch nicht an eine solche Möglichkeit gedacht.

Was sollte ich Mark auf seine Frage antworten?

»Du weißt«, murmelte ich etwas beklommen, »ich habe eben erst eine sehr gute neue Stellung angetreten. Natürlich ist nicht alles so, wie ich es mir wünschen könnte, aber ich habe vielversprechende Pläne und, wie ich glaube, auch die Energie, sie zu verwirklichen. Deshalb sehe ich jetzt keinen triftigen Grund, auszuwandern.«

Am gleichen Abend schrieb ich den Inhalt dieses Gesprächs in meinem Tagebuch nieder und mußte in der Folgezeit immer wieder daran denken.

Endlich gelang es mir auch, für Irina einen neuen Arbeitsplatz zu finden. Wie immer in solchen Fällen halfen mir gute persönliche Beziehungen zu einflußreichen Leuten dabei. Sie wurde mit einem Monatsgehalt von zweihundert Rubel als Forschungsassistentin am Gamaleja-Institut für Mikrobiologie und Epidemiologie eingestellt.

30

Vireninfektion aus Geheimlabors

Wenn die staatseigene schwarze Wolga Limousine mit dem Nummerschild MAC-00-II den Mittelstreifen einer Moskauer Straße entlangraste, hielten die Verkehrspolizisten sofort den übrigen Verkehr an, stellten sich in strammer Haltung auf und legten die Hand zum militärischen Gruß an die Mütze. Sie wußten, der Wagen gehörte General Igor Karpetz, dem Chef der Abteilung für die Verbrechensaufklärung im Innenministerium.

Ich habe oft in diesem Wagen gesessen, denn General Karpetz war mein Patient und schon lange mit mir befreundet. Von 1967 bis 1977 arbeitete ich als beratender Chirurg in der Klinik des Innenministeriums an der Petrowka-Straße 25.

Die Beamten des sowjetischen Kriminalamts klären jährlich Hunderttausende von Verbrechen auf wie Morde, Raubüberfälle, Vergewaltigungen, Diebstähle und Betrugsdelikte. All diese Verbrechen beschäftigen natürlich auch die Strafverfolgungsbehörden in anderen Ländern, es gibt aber einen wichtigen Unterschied. In der Sowjetunion wird fast niemals in den Medien darüber berichtet, und die meisten Gerichtsverhandlungen finden unter Ausschluß der Öffentlichkeit statt. Was die Öffentlichkeit über die Kriminalität erfährt, ist nur die Spitze eines Eisbergs, während alles andere in den vertraulichen Akten der Abteilung für die Verbrechensbekämpfung, des sowjetischen Kriminalamts, verborgen bleibt.

Im Herbst 1976 erkrankte General Karpetz schwer. Die Spezialisten standen zunächst vor einem Rätsel: heftige Temperaturschwankungen, hohes Fieber und Schmerzen in Gelenken und Muskeln am ganzen Körper. Er wurde von einem Spezialistenteam in der Zentralklinik des Innenministeriums behandelt, aber die Ärzte konnten seine Krankheit nicht diagnostizieren. Der Zustand des Generals veränderte sich in unregelmäßigen Abständen. Manchmal fühlte er sich besser, aber schon am folgenden Tag verschlimmerte sich der Zustand wieder, und die Beschwerden verdoppelten sich. Schließlich wurden die Ärzte des Kreml-Krankenhauses hinzugezogen, aber auch sie fanden nicht die richtige Diagnose. Im Kreml-Krankenhaus wurde General Karpetz von Dr. W. Pokrowskij untersucht, einem anerkannten Spezialisten für Infektionskrankheiten, der davon überzeugt war, daß sein Patient an einem tropischen Fieber litt. Solche Krankheiten kommen sehr häufig in Gebieten vor, in denen es tropische Stechmücken gibt, aber solche Insekten gibt es in Moskau nicht, und der General hatte die sowjetische Hauptstadt in den letzten Monaten nicht verlassen.

Sein Zustand verschlechterte sich zusehends; die Fieberstöße erfolgten in immer kürzeren Abständen, und der Patient litt unter häufigen Schweißausbrüchen und starken Schmerzen. Natürlich war er außerordentlich deprimiert. Eines Tages rief mich seine Frau an und bat mich um meinen Rat. Am folgenden Sonntag besuchten Irina und ich den General in seiner Staatsdatscha.

Der General war von der langen Krankheit stark geschwächt und überlegte sich immer wieder, wo er sich infiziert haben könnte. In seinem Beruf war es ihm zur Gewohnheit geworden, alle Möglichkeiten zu analysieren, aber seine Bemühungen hatten bisher keinen Erfolg gehabt. Obwohl ich selbst nicht in der Behandlung von Infektionskrankheiten ausgebildet war, kam es mir seltsam vor, daß man sein Leiden nicht hatte diagnostizieren können. Ich schlug deshalb vor, um seine Krankheit richtig zu diagnostizieren, sollte eine Blutprobe zum N. Gamaleja-Institut für Mikrobiologie und Epidemiologie geschickt werden, wo die notwendigen serologischen Untersuchungen vorgenommen werden konnten. Irina arbeitete dort und kannte viele gute Spezialisten.

Die Ärztin, die Irina bat, eine solche serologische Untersuchung der Blutprobe des Generals vorzunehmen, bombardierte sie mit Fragen: Wann und wie hat der Patient sich angesteckt? Und schließlich kam die entscheidende Frage: »Lebt er in Krasnaja Presnja?« (Ein Moskauer Stadtbezirk).

Der General wohnte nicht dort, aber sein Blutgerinnungsfaktor war ungewöhnlich hoch, und die Untersuchung zeigte eindeutig, daß er an Bruzellose, einer sehr gefährlichen Infektionskrankheit litt. Mit Bruzellose infiziert man sich meist durch den Kontakt mit kranken Tieren, vor allem mit Kühen, oder wenn man nicht pasteurisierte Milch getrunken hat. Daher kommt diese Krankheit, wenn überhaupt, nur sehr selten außerhalb ländlicher Gebiete vor. Sie ist auch nicht von Mensch zu Mensch übertragbar. Bruzellose ist sehr schwer zu behandeln und hat fast immer Dauerschäden zur Folge.

Nachdem das Leiden diagnostiziert war, suchte ich Karpetz sofort wieder auf. Um sicher zu sein, daß er wirklich an Bruzellose litt, fragte ich ihn, ob er irgendwo rohe Milch getrunken habe oder mit Kühen oder anderen Tieren in Berührung gekommen sei. Er verneinte alle diese Fragen.

Dann fragte ich ihn: »Sind Sie vielleicht unmittelbar vor Ihrer Erkrankung in der Nähe von Krasnaja Presnja gewesen?«

»Ja, aber nur einmal, und dann auch nur wenige Minuten. Ich habe dort das Forschungsinstitut für Kriminologie besucht, zu dessen wissenschaftlichem Rat ich gehöre. Ich hatte es sehr eilig, und deshalb habe ich nur an der Abstimmung über die Benotung einer Dissertation teilgenommen und bin gleich wieder abgefahren.«

Nun konnte ich der Serologin am Gamaleja-Institut bestätigen, daß der Patient kurz vor seiner Erkrankung tatsächlich in Krasnaja Presnja gewesen war.

»Aber was hat die Bruzellose mit diesem Gebiet zu tun?« fragte ich sie. Darauf erzählte sie mir, daß sie mehrere Monate Hunderte von Bewohnern von Krasnaja Presnja serologisch untersucht habe, die alle an einer ähnlichen Infektionskrankheit litten wie der General. Es stellte sich heraus, daß es Bruzellose war, aber die Fachleute konnten es sich nicht erklären, denn es gab dort keine Kühe, und in den Läden wurde auch keine rohe Milch verkauft. Es war die erste Bruzelloseepidemie in Moskau.

Ich kam ganz zufällig hinter das Geheimnis, als mir unter dem Siegel der Verschwiegenheit mitgeteilt wurde, daß es im Krasnaja Presnja ein kleines, streng geheimes Laboratorium für die biologische Kriegsführung gab, wo gefährliche Infektionskrankheiten, unter anderem auch die Bruzellose, erforscht wurden. Die bei diesen gefährlichen Experimenten mit Bruzellosebakterien verseuchte Luft wurde hier einfach durch einen Gummischlauch aus dem Fenster ins Freie geleitet. Auf diese Weise entstand in der Umgebung eine so hohe Konzentration von diesen Bazillen, daß die Bewohner der benachbarten Gebäude einer nach dem anderen an Bruzellose erkrankten. Die Forscher im Gamaleja-Institut waren sprachlos vor Staunen: Bisher hatte niemand geglaubt, daß die Bruzellose durch das Einatmen der mit Bakterien verseuchten Luft übertragen werden könnte.

Als Karpetz davon erfuhr, bekam er einen Wutanfall. Er drohte, die Verantwortlichen streng bestrafen zu lassen, setzte sich ans Telefon und wählte alle möglichen Geheimnummern, um festzustellen, wo sich dieses Laboratorium für die bakteriologische Kriegführung befand.

Wochen später (wir saßen allein in seinem Wagen) sagte er mir: »Ich habe nichts erreichen können. Ich habe nicht das Recht, im militärischen Bereich Untersuchungen anzustellen. Das Militär hat seine eigenen Untersuchungsbeamten, und hier gelten besondere Regeln.«

Damit endete die Geschichte, und der General mußte weiter unter den Folgen der Bruzellose leiden.

Die Ärzte in den Ambulanzen und kleinen Krankenhäusern in der Nachbarschaft des Laboratoriums konnten sich die Ursache der eigenartigen Krankheit nicht erklären, unter der Hunderte ihrer Patienten litten. Sie glaubten, es sei eine besondere Abart der Grippe. Bei vielen Patienten konnte die Krankheit auch nicht diagnostiziert werden, weil nicht bei allen serologische Untersuchungen vorgenommen wurden. Außer dem Chef des sowjetischen Kriminalamtes erfuhr auch niemand, wo sich der Infektionsherd befand.

31
Entscheidung in Jugoslawien

Ich erfreute mich immer noch der tatkräftigen Unterstützung des Dekans der Medizinischen Hochschule, Dr. A. Belusow, bei all meinen Vorhaben. Als er erfuhr, daß ich im Keller des Krankenhauses eine Station für die Behandlung verletzter Alkoholiker eingerichtet hatte, inspizierte er sie und war begeistert. Und als er gehört hatte, daß es mir gelungen war, einen Satz erstklassiger Instrumente zu bekommen, ging er sogar so weit, auf einer Sitzung des wissenschaftlichen Rats zu erklären: »Ich erinnere mich noch, daß es vor der Ernennung von Dr. Goljachowski zum Inhaber eines Lehrstuhl gewisse Widerstände gegeben hat. Jawohl, Genossen, das ist so gewesen, und ich mußte meine ganze Überredungskunst aufwenden, um Sie davon zu überzeugen, daß Goljachowski, auch wenn er kein Parteimitglied ist, die Eignung besitzt, hier zu arbeiten. Und sehen Sie, wie recht ich hatte. Goljachowski hatte eine wunderbare neue Station eingerichtet und zahlreiche wesentliche Neuerungen eingeführt. Und jetzt verfügt er sogar über die modernsten ausländischen technologischen Hilfsmittel! Sie sehen also, daß ich recht gehabt habe.«

Viele Mitglieder des Parteikomitees und manche meiner Kollegen hörten diese Komplimente mit sichtlichem Unbehagen. Sie fürchteten sich aber, dem Dekan zu widersprechen, und mußten sich mit meiner Existenz abfinden.

Wenig später erlitt der Dekan Belusow auf einer Sitzung während einer Ansprache einen Herzanfall und starb. Ich verlor mit ihm einen einflußreichen Gönner. Allerdings glaubte ich damals, daß sich meine Position schon genügend gefestigt hatte.

Bald nach seinem Tode führte ich ein Gespräch mit General Igor Karpetz, dem Chef der Abteilung für Verbrechensaufklärung.

»Ihr Dekan hat offenbar genau gewußt, daß es Zeit für ihn war, abzutreten«, sagte er. »Wir hatten gegen ihn eine Untersuchung wegen Korruption eingeleitet, und wäre er nicht gestorben, dann hätten ihn meine Assistenten inzwischen überführt. Viele Ihrer Professoren waren Belusows Komplizen in einem großen Bestechungsskandal. Der Dekan hatte für die Zulassung einzelner Studenten zum Studium bis zu fünftausend Rubel verlangt, und Professoren, die ein Lehramt an der Hochschule anstrebten, mußten ihm dafür Diamanten im Wert von zehntausend bis fünfzehntausend Rubel bezahlen. Ihr Name erscheint allerdings nicht auf der Liste.«

Nun, auch ich hatte ihn bestechen müssen, aber nicht mit einer so hohen Geldsumme. Der Preis, den ich bezahlt hatte, bestand in einigen hübschen Geschenken. Ich bedauerte nur, daß ich ihm auch meine neue Aktentasche hatte überlassen müssen.

Bald darauf gelang es mir, mit meiner Abteilung aus den alten verfallenen Baracken auszuziehen. Im Südosten Moskaus wurde das neue Krankenhaus Nummer 36 auf dem Fundament des alten Blaguschinskaja-Krankenhauses errichtet, und ich konnte mir die Hälfte eines großen siebenstöckigen Gebäudes mit hellen, sauberen Zimmern sichern. Zwar gab es auch hier einiges auszusetzen, und die Ausrüstung war nicht besser als in den alten Baracken, aber in den neuen Räumlichkeiten herrschte eine viel angenehmere Atmosphäre.

Es kam oft vor, daß Alkoholiker in betrunkenem Zustand verletzt wurden, und für diese Patienten richteten wir im Kellergeschoß des Krankenhauses eine besondere Station ein. Einige dieser Patienten halfen uns, die dafür notwendigen Ziegelsteine, Zement, Farbe, elektrische Leitungen und anderes Baumaterial zu besorgen. Jeden Tag schlüpften zwei oder drei von uns Ärzten in ihre Overalls und beteiligten sich während der Arbeitszeit an diesem Projekt, das wir mit dem Namen

»Aufbau des Kommunismus« bezeichneten. Ich persönlich verbrachte etwa ein Drittel meiner Zeit dabei. Wir brachen Löcher in die Mauern, um neue Türen einzusetzen, mauerten einige alte Türen zu, verputzten die Wände und strichen sie an. Wir staunten selbst darüber, wie gut uns die Arbeit von der Hand ging. Am Schluß waren wir erleichtert, daß die Krankenhausverwaltung, die diesen Umbau nicht genehmigt und auch nichts dafür bezahlt hatte, unsere Initiative nicht nur billigte, sondern uns sogar ein Lob dafür aussprach.

Den Alkoholikern gefiel die neue Station allerdings weniger. Sie fühlten sich hier wie in einem Verließ. Die Mauern waren dick, die Fenster vergittert, und die Türen hatten Gucklöcher und waren verriegelt. Aber das Schlimmste war für sie, daß sie für ihre Behandlung etwas bezahlen mußten, denn im allgemeinen war die medizinische Versorgung im Kommunismus unentgeltlich. Einer von ihnen meinte sogar, im Kommunismus sollten an jeder Straßenecke Wodkafässer mit den entsprechenden Trinkgefäßen stehen. Diese Trinkgefäße müßten allerdings durch Ketten gesichert sein. Als ich ihn nach dem Grund fragte, sagte er, die Trinkgefäße könnten sonst gestohlen werden. Eine schöne Vorstellung vom Kommunismus!

Der Alkoholismus ist eine Erkrankung des Individuums, aber in einem bestimmten sozialen Umfeld wird er zu einem Massenphänomen, einer nationalen Seuche.

Die Neigung zum Alkoholismus läßt sich bis in die Zeit der barbarischen Vorfahren der Russen zurückverfolgen, der Skythen. Wir wissen aus der russischen Vorgeschichte, daß die skythischen Stämme, die vor mehr als tausend Jahren Südrußland und die Ukraine bevölkerten, in jeder Beziehung unbeherrscht waren. Vor allem waren sie leidenschaftliche Trinker, und diese Leidenschaft kam besonders in ihren wilden Massenorgien zum Ausdruck. So arteten zum Beispiel die Begräbnisse ihrer Führer in hemmungslose Trinkgelage aus. Der ganze Stamm betrank sich, und die betrunkenen Männer vergewaltigten die Frauen des verstorbenen Führers, um sie anschließend zu töten und zusammen mit ihm zu begraben.

Während der tausend Jahre nach der Christianisierung Rußlands und der Ukraine haben sich diese eng miteinander verwandten Volksstämme durch ihren übermäßigen Alkoholgenuß ausgezeichnet. Die Bauern in den Dörfern tranken seit jeher selbstgebrannten Schnaps, und als im achtzehnten Jahrhundert die Arbeiterklasse entstand, waren fast alle Arbeiter Alkoholiker.

Auch die berühmten russischen Zaren Iwan der Schreckliche und Peter der Große waren Trinker, und bei Hofe wurden ständig große Trinkgelage gefeiert. Viele bedeutende Russen waren Alkoholiker und sind an den Folgen des Alkoholismus vorzeitig gestorben.

In Rußland findet man die Neigung zum Alkoholismus am häufigsten bei den Fabrikarbeitern, den Bauern und im Offizierkorps. Unter den Intellektuellen ist der Alkoholismus nicht so verbreitet, aber es gibt auch unter den russischen Künstlern – den Schauspielern, Malern, Schriftstellern und Musikern – zahlreiche Alkoholiker. Unter den einhundertneunundzwanzig sowjetischen Nationalitäten sind drei – die Russen, die Weißrussen und die Ukrainer – am stärksten gefährdet. Diese drei Nationalitäten haben einen gemeinsamen Ursprung. Aber auch unter den Letten, Litauern und Esten gibt es viele Alkoholiker. Die wenigsten Alkoholiker findet man bei den mohammedanischen Nationalitäten, den Tadschiken, Usbeken, Kirgisen, Tataren und Turkmenen. Das liegt daran, daß der Koran den Alkoholgenuß verbietet. Aber allmählich nimmt auch dort der Alkoholkonsum zu, und zwar in der Regel unter dem Einfluß russischer Freunde.

Niemand weiß, wieviele Alkoholiker es in der Sowjetunion gibt, aber nach den vorsichtigsten Schätzungen ist es die Hälfte der erwachsenen männlichen Bevölkerung und ein Fünftel der erwachsenen Frauen, und das wären mindestens fünfzig Millionen. Zwei Faktoren im Leben der sowjetischen Gesellschaft tragen zur Verbreitung des Alkoholismus bei – wirtschaftliche Schwierigkeiten und durch Propaganda verursachte moralische Depressionen. Das Verlangen, »seinen Kummer zu ertränken«, nimmt ständig zu. Dazu kommt die entmutigende Wirkung der durch die Zeitungen, den Rundfunk, das Fernsehen, die Filme, die Zeitschriften, die Bücher und das Theater verbreiteten Progaganda. Die ganze Bevölkerung wird aufgerufen, sich intensiv mit dem Marxismus-Leninismus zu beschäftigen, muß sich während der Arbeit politische Vorträge anhören und jede Woche an politischen Versammlungen teilnehmen. Unter dem Einfluß dieser unerträglichen, langweiligen Propaganda, gegen die sich niemand wehren kann, weil jeder fürchten muß, politisch denunziert zu werden, begehren die Menschen auf und finden die einzig mögliche Ablenkung im Alkohol.

Irina, unser Sohn und ich fuhren während dieser Zeit im Urlaub oft mit dem Wagen in die osteuropäischen Länder. Ich hatte Beziehungen zu der für die Erteilung von Visen und die Registrierung von Personen zuständige Abteilung des Innenministeriums, OWIR, die meiner Familie und mir halfen, die Erlaubnis für solche Reisen als einzelne Touristen und nicht im Rahmen einer organisierten Touristengruppe zu bekommen. Der Chef des Moskauer OWIR, Oberst E. Smirnow, und seine Assistentin, Leutnant Marina Durawko, wußten, daß ich als beratender Chirurg am Polizeikrankenhaus arbeitete, und sorgten dafür, daß meine Anträge beschleunigt bearbeitet wurden. Bulgarien, Ungarn, Rumänien, die Tschechoslowakei, Polen und Ostdeutschland interessierten uns viel mehr als die wenigen alten und langweiligen russischen Kurorte. Doch nachdem wir das kommunistische Imperium genauer kennengelernt hatten, wollten wir auch einen Blick in die Länder jenseits des Eisernen Vorhangs werfen. Aber ich erhielt nicht die Erlaubnis, dorthin zu reisen. Zwei Vettern meines Vaters aus der belgischen Stadt Antwerpen schickten Irina und mir eine offiziell bestätigte Einladung, aber das OWIR lehnte unseren Antrag ab. Es wäre sinnlos gewesen, nach den Gründen zu fragen; Reisen in den Westen bedurften der Genehmigung des KGB.

Nun wollten wir Jugoslawien besuchen, ein Land, das teilweise zum sowjetischen Machtbereich, teilweise aber auch zur freien Welt gehörte. Um als Tourist nach Jugoslawien zu reisen, muß man das gleiche komplexe und langwierige Verfahren und die gleichen Sicherheitsüberprüfungen über sich ergehen lassen wie bei einer Reise in ein westliches Land, und das alles, weil Jugoslawien jenseits des eisernen Vorhangs liegt und leicht als Sprungbrett für die Flucht aus der Sowjetunion benutzt werden kann.

Jetzt mußte ich mich nach Möglichkeiten umsehen, die Erlaubnis zu bekommen. Die Erfahrung hatte mich gelehrt, daß man nicht immer in eine Sackgasse geraten mußte, sondern in den meisten Fällen einen Ausweg finden konnte, besonders wenn es sich darum handelte, irgendwelche offiziellen Bestimmungen zu umgehen.

Auch diesmal war es ein ehemaliger Patient, Juwenalij Poljakow, ein hoher Beamter des Außenministeriums, der mir die entscheidenden Verbindungen verschaffte.

Aber es dauerte wieder Wochen und Monate des nervenaufreibenden Wartens, Antragstellens und Besucheabstattens, ehe wir die Visa für Jugoslawien erhielten. Allerdings nur für meine Frau und mich. Unseren Sohn mußten wir als Geisel zurücklassen. Wir versprachen ihm, einen japanischen Kassettenrecorder mitzubringen.

Jugoslawien empfing uns mit einer Hitzewelle. Wir waren überwältigt von den neuen Eindrücken, aber der größte Schock erwartete uns auf dem Markt in Zagreb. Zum ersten Mal in unserem Leben sahen Irina und ich mehr frisches Fleisch, als wir je gesehen hatten. Und keine Schlangen, niemand mußte warten! Wir starrten wie gebannt auf die Berge von Fleisch und konnten uns kaum von diesem Anblick losreißen. Etwas Vergleichbares war in Rußland unvorstellbar. Auch in den osteuropäischen Ländern, wo die Lebensmittelversorgung besser war als in Rußland, hatten wir eine solche Fülle nicht gesehen. In allen jugoslawischen Fleischerläden bogen sich die Ladentische unter den Mengen von Fleisch, und wenn wir das sahen, erlebten wir jedesmal den gleichen Schock. Das Leben hier war in der Tat etwas völlig anderes!

Neben dem reichlichen Warenangebot in den Geschäften versetzten uns auch die vielen Elemente der Freiheit in Erstaunen, die wir noch nirgends erlebt hatten. An jeder Straßenecke konnte man westliche Zeitungen und Zeitschriften kaufen, und in den Filmtheatern wurden westliche Filme gezeigt. Wir sahen uns den Letzten Tango in Paris mit Marlon Brando und Maria Schneider an. Die russische Presse hat über diesen Film ein vernichtendes Urteil gefällt, obwohl er bei uns nirgends gezeigt wurde. An der schönen Adria fielen uns auch die FKK-Strände auf. Und überall auf der weiten Wasserfläche sahen wir die elegantesten Privatjachten. Wenn wir auf den Campingplätzen unser Zelt aufschlugen, sprachen wir mit Engländern, Deutschen, Schweizern und Schweden. Wenn sie erfuhren, wer wir waren, zeigten sie sich überrascht, denn Russen kamen normalerweise niemals als Einzeltouristen nach Jugoslawien. Wir mußten viele Fragen über uns selbst und über Rußland beantworten. Wenn unsere Gesprächspartner erfuhren, daß ich Professor für orthopädische Chirurgie war, behandelten sie uns mit ausgesuchter Höflichkeit. Zum ersten Mal im Leben fiel es uns sehr viel leichter, mit Fremden in einer fremden Sprache zu sprechen als uns in Rußland mit unseren Bekannten in unserer Muttersprache zu unterhalten. Diese Freiheit der Kommunikation war etwas ganz Neues für uns. Sie beeindruckte uns noch mehr als das reichliche Angebot an Fleisch und Lebensmitteln in den Geschäften.

Ich wußte sehr wohl, daß Jugoslawien keineswegs der Inbegriff der Freiheit und Demokratie war. Aber doch gab es hier von beidem sehr viel mehr als wir uns vorstellen konnten. Wenn es schon in Jugoslawien so war, wie mußte es dann erst in den westlichen Ländern sein! Unsere Freunde in Zagreb und später in Makoscica bei Dubrovnik kritisierten leidenschaftlich das wirtschaftliche und politische System in ihrem Land. Sie ärgerten sich über vieles: »Die Verhältnisse sind unerträglich, und es wird von Tag zu Tag schlimmer«, sagten sie.

»Sie haben keine Ahnung, wie es ist, unter wirklich schwierigen Verhältnissen zu leben«, sagte ich ihnen. »Das würden Sie erst begreifen, wenn Sie eine Zeitlang in Rußland gelebt hätten.«

Dieser Monat in Jugoslawien war für Irina und mich ein zur Wirklichkeit gewordenes Märchen. Die Reise weckte in uns das Verlangen, mehr von der Welt zu sehen. Wir wußten, das war nur ein Traum, aber warum sollten wir nicht träumen?

Wir brachten unserem Sohn den versprochenen japanischen Kassettenrekorder mit. Aber in unserem Reisegepäck befand sich etwas noch viel Wichtigeres, und das war der Entschluß,

Rußland zu verlassen. Wir wußten noch nicht, wann oder wie das geschehen sollte, aber zwei entscheidende Dinge waren uns jetzt schon klar: wir wollten Rußland den Rücken kehren und nach Amerkika auswandern.

Sehr bald nach unserer Rückkehr schrieb ich die folgenden Sätze in mein Tagebuch:

»Heute morgen haben Irina und ich endgültig den Entschluß gefaßt, Rußland zu verlassen. Vor uns liegt ein langer und qualvoller Weg, aber wir werden diesen Weg beschreiten.«

32

Das kaukasische Traumland der Sowjet-Elite

1975 ernannten mich das Ministerium und die Akademie der medizinischen Wissenschaften zum Mitglied des wissenschaftlichen Rats für Chirurgie an der Ersten Moskauer Medizinischen Hochschule. Dieses Gremium war das bedeutendste seiner Art im Lande, und die Hochschule die angesehenste in der ganzen Sowjetunion. Dem Rat gehörten siebzehn Chirurgen an, und nur drei von ihnen waren Orthopäden. Sie alle waren angesehene Fachleute und bekleideten hohe Stellungen. Unter anderem waren es der Gesundheitsminister, der Vizepräsident der Akademie, der Direktor des Chirurgischen Instituts und der Dekan der Ersten Medizinischen Hochschule. Sie alle waren Träger hoher Auszeichnungen, und einige von ihnen trugen sogar den goldenen Stern eines Helden der sozialistischen Arbeit (die höchste Auszeichnung, die das Land an Zivilisten vergeben konnte), und alle waren älter als sechzig Jahre.

Ich war das einzige Ratsmitglied, das nicht der Kommunistischen Partei angehörte. Als ich an der ersten Ratssitzung teilnahm, waren die anderen sechzehn Mitglieder schon alle miteinander bekannt, aber nur wenige von ihnen wußten, wer ich war.

Zum Aufgabenbereich des wissenschaftlichen Rates gehörte die Beurteilung wissenschaftlicher Arbeiten und die Genehmigung von Planungen im Bereich der Chirurgie. Auf Grund des hohen Ansehens, das die Mitglieder des Rats genossen, war dieses Gremium tonangebend für alle anderen Institutionen gleicher Art und bestimmte praktisch das Niveau der Chirurgischen Wissenschaft im Lande.

Natürlich freute ich mich über meine Wahl. Mein Einkommen erhöhte sich deshalb nicht, wohl aber mein Prestige. Offen gesagt hatte ich von einem so großen beruflichen Erfolg nicht zu träumen gewagt, und die damit verbundene Ehre war eine angenehme Überraschung für mich. Ich hatte damals allerdings schon etwa hundert wissenschaftliche Arbeiten veröffentlicht, und zwölf meiner Erfindungen waren in Rußland, den Vereinigten Staaten, Großbritannien und Italien patentiert worden. Außerdem gehörte ich zahlreichen Beratungsgremien, Ausschüssen, Präsidien und Kommissionen an. Dennoch fühlte ich mich den anderen Ratsmitgliedern nicht ebenbürtig.

Doch sehr bald lernte ich sie näher kennen, und ihre anmaßende Haltung, der Stolz, mit dem sie ihre Auszeichnungen am Rockaufschlag trugen, und ihre Selbstherrlichkeit reizten mich zum Lachen, wenn ich beobachtete, wie sie während unserer Sitzungen gelangweilt vor sich hinstarrten und schließlich einschliefen. Ihre törichten Reden brachten mich zur Verzweiflung. In dreifacher Hinsicht waren sie sich alle einig: erstens konnte niemand ohne ihre Protektion beruflich vorwärtskommen; zweitens wurden Parteimitglieder und vor allem Personen rein russischer Herkunft bevorzugt, und drittens wurden Juden und Personen, die nicht der Partei angehörten, in ihrem beruflichen Fortkommen behindert. Diesen drei Grundsätzen folgend waren alle ihre Entscheidungen von politischen Überlegungen und Intrigen bestimmt, minderwertige wissenschaftliche Arbeiten wurden über den grünen Klee gelobt, und hervorragende Forschungsergebnisse kritisiert und verworfen. Da alle Entscheidungen in geheimer Abstimmung getroffen wurden und die Stimmzettel nicht unterzeichnet werden mußten, stimmte ich in den meisten Fällen gegen die Mehrheitsentscheidung. So ergab sich fast jedesmal das gleiche Bild; entweder waren es sechzehn Ja-Stimmen gegen eine Nein-Stimme oder umgekehrt, sechzehn Mal nein gegen ein Ja.

Inzwischen beschäftigte ich mich mit einem für mich sehr viel angenehmeren Vorhaben, dem Plan für ein Fachbuch. Um konzentriert daran arbeiten zu können, nahm ich den mir noch aus dem vergangenen Jahr zustehenden vierwöchigen Urlaub und fuhr im Januar 1976 nach Kislowodsk in ein Sanatorium, um mich dort in der schönen Natur zu entspannen und an dem Buch zu arbeiten. Irina sollte vierzehn Tage später nachkommen und in den beiden letzten Wochen mit mir Schi laufen und Bergwanderungen unternehmen. Wir beide führten ein ausgefülltes Leben und hatten gelegentlich das Bedürfnis, uns zu entspannen und auszuruhen. Den Aufenthalt in dem Sanatorium hatte mir Dr. Michail Pestrikow, der Vater eines meiner Patienten ermöglicht, nachdem ich das Schultergelenk seines Sohnes erfolgreich behandelt hatte. Pestrikow verwaltete eine ganze Reihe exklusiver Sanatorien, die dem Zentralkomitee der Kommunistischen Partei zur Verfügung standen. Als ich in Kislowodsk im Kaukasus eintraf, war es, als hätte ich plötzlich ein Traumland betreten. Ich wurde im Luxusgebäude des Sanatoriums ›Zehnter Oktober‹ untergebracht.

Es gab Schwimmbäder, Saunen und stets das feinste Essen. Außerdem kümmerte sich eine private Krankenschwester um mich. Als Irina nachkam, mußten die kommunistischen Funktionäre, die dort ihre Kur verbrachten, den schwersten Schlag hinnehmen; nur die höchsten Parteibeamten – vom Range des Sekretärs eines Regionalkomitees oder des Sekretärs des Zentralkomitees angefangen – waren berechtigt, ihre Ehefrauen zu einem solchen Urlaub mitzunehmen. Jetzt begrüßten sie mich, den Unbekannten, noch ehrfürchtiger, und ich winkte ihnen fröhlich zu.

Eine staatliche Limousine mit entsprechendem Nummernschild und einem Chauffeur wurde mir zur Verfügung gestellt. Irina und ich unternahmen kurze Ausflüge und übernachteten in ähnlich exklusiven Sanatorien in Pjatigorsk, Schelesnowodsk oder Jessentuki. Wenn wir ein solches Unternehmen vorhatten, brauchten wir es nur der Krankenschwester zu sagen, die mich betreute. Unsere Wünsche wurden unverzüglich erfüllt. Überall wurden wir großzügig bewirtet, in luxuriösen Appartements untergebracht und bestens verpflegt. Im Sanatorium von Pjatigorsk saßen wir am gleichen Tisch wie die Frau und Tochter von Juri Andropow, des KGB-Ministers und späteren Nachfolgers von Breschnew. Entsprechend ihrer hohen Stellung nahmen sie ihre Mahlzeiten in einem anderen Raum ein als die übrigen Gäste. Aber wir kamen ganz gut miteinander aus.

Bei dieser Gelegenheit wollte ich auch das etwa einhundertsechzig Kilometer von hier in den Bergen gelegene Dombai besuchen. Dort gab es eine in ganz Rußland berühmte Schiabfahrt. Ich mußte diesen Ausflug jedoch um eine Woche verschieben, weil die Gebirgspässe nach heftigen Schneefällen gesperrt waren. Doch dann machten wir uns auf den Weg. Da wir uns inzwischen daran gewöhnt hatten, wie prominente Staatsgäste behandelt zu werden, machten wir uns um die Unterbringung keine Sorgen. In Dombai angekommen fuhren wir zuerst an einem siebenstöckigen Hotel und einem zweistöckigen für Touristen bestimmten Blockhaus vorbei, wendeten dann nach links und gelangten durch ein hohes Tor auf ein umfriedetes Grundstück. In einiger Entfernung sahen wir ein dreistöckiges palastartiges Gebäude aus Holz und Glas. Wir wußten nicht, welchem Zweck dieses Gebäude sonst diente, wurden aber schon bei unserer Ankunft vor dem Eingang von sieben Dienstboten begrüßt, als seien wir die Herrschaft, die nach einer längeren Reise zu ihrem Schloß zurückkehrt. Wir bedankten uns für den freundlichen Empfang und konnten, als wir das Haus betraten, feststellen, das selbst unser großartiges Sanatorium den Vergleich mit diesem reich ausgestatteten, luxuriösen Palast nicht aushielt. Durch eine riesige Halle, die mit teuren Teppichen ausgelegt war und an deren Wänden wertvolle Gemälde und alte Wappen hingen, wurden wir zu einem Treppenaufgang geführt und kamen oben in einen geräumigen Flur. Hier lagen das sogenannte große und kleine Luxusappartement. Wir bezogen das Kleine, in dem schon alles für unsere Ankunft vorbereitet war. Es bestand, anders als sein Name hätte vermuten lassen, aus einem großen Schlafzimmer mit dem dazugehörigen Badezimmer, einer Bibliothek und einem Salon. Wände und Decke waren holzgetäfelt. Die Täfelung, die mir besonders gefiel, bestand aus den verschiedensten, in der Maserung zueinanderpassenden Holzarten. Die Möbel waren bequem und geschmackvoll, und die ganze Einrichtung war offensichtlich aus dem Ausland importiert.

Wir hatten uns kaum richtig umgesehen, als uns das Zimmermädchen über das Haustelefon anrief und fragte, wann wir essen wollten. »Sobald das Essen fertig ist.« »Dann kommen Sie bitte gleich nach unten.«

Das Erdgeschoß bestand aus einigen Wohn- und Speisezimmern, einer Bibliothek und der Halle, die wir bereits gesehen hatten. Man geleitete uns in ein kleines Speisezimmer. Das Fenster nahm die ganze Außenwand ein und gewährte uns einen atemberaubenden Ausblick auf die Berge. Der Tisch war für zwei Personen gedeckt. Auf dem gestärkten Leinentischtuch standen wenigstens fünfzehn verschiedene Gerichte. Das Mädchen und die Köchin bedienten uns und machten dabei einen äußerst schüchternen Eindruck. Ich machte den Vorschlag, unseren Fahrer mit uns essen zu lassen. Meine Bitte traf die beiden Frauen wie ein Blitz aus heiterem Himmel, aber eine von ihnen ging sofort ans Telefon und ließ den Fahrer aus einem anderen Gebäude holen, in dem die Garagen und die Unterkünfte für die Fahrer untergebracht waren.

Nach dem Essen unternahmen wir einen Spaziergang in die Umgebung und bewunderten die schöne Landschaft. Nach unserer Rückkehr fragte uns die Haushälterin, ob wir einen Film ansehen wollten. Ja, gerne, aber wo und welchen Film? Jederzeit und ganz nach Ihrem Geschmack. Sie gab uns eine lange Liste der verfügbaren Filme. Zunächst entschieden wir uns für einen Kulturfilm über den Kaukasus. Zur Vorführung wurden wir ins Billardzimmer im ersten Stock geführt, wo nur ein alter Billardtisch und einige Armsessel standen. Die Vorhänge vor der Leinwand öffneten sich, und zum ersten Mal in unserem Leben wurde ein Film nur für uns beide vorgeführt. Man sagte uns, der Filmvorführer stünde uns jederzeit zur Verfügung, und wir brauchten nur unsere Wünsche zu äußern.

Ich erkundigte mich, ob es hier auch eine Sauna gäbe. »Aber selbstverständlich. Wann wollen Sie ein Dampfbad nehmen?« »Nun, etwa in einer Stunde. Vorher wollen wir noch ein wenig an die frische Luft gehen.« »Wie Sie wünschen!« Wir schlenderten eine Zeitlang auf den sauber geharkten Wegen des von einem hohen Zaun umgebenen Grundstücks umher. Zum ersten Mal befanden wir uns innerhalb eines solchen Zaunes, wie er jede Regierungsdatscha umgibt. Anschließend bewunderten wir vom Balkon im ersten Stock aus den herrrlichen Sonnenuntergang.

Nach der Sauna – es war das erste Mal, daß wir beide gemeinsam ein solches Dampfbad nahmen – servierte man uns Pilsener Bier und einen aus den hier üblichen Delikatessen bestehenden Imbiß. Dann fragte uns die Haushälterin, was wir am Abend zu essen wünschten. Das Essen sollten wir im großen Speisezimmer einnehmen. Am späten Abend sollte es noch einen letzten Imbiß im Jagdzimmer geben. Ein wenig erschöpft und verwirrt von all den neuen Eindrücken zogen wir uns ins Schlafzimmer zurück, um uns etwas auszuruhen. Die Betten waren groß und bequem. Die weichen, warmen Wolldecken waren mit feiner Bettwäsche bezogen. Wir fragten uns, wem dieser Luxus sonst zur Verfügung stand.

Nach der Hauptmahlzeit, die aus den verschiedensten delikaten Vorspeisen und einem fantastischen kaukasischen Hirschsteak bestand, fragte ich das junge Mädchen, das uns bediente: »Wie lange dauert Ihr Dienst heute abend?«

»Ich bleibe hier, bis Sie nach dem späten Imbiß zu Bett gehen.«

»Möchten Sie nicht schon jetzt Schluß machen?«

Das Mädchen errötete bei dem Gedanken, schon so bald nach Hause gehen zu dürfen.

»Nun, warum gehen Sie nicht«, sagte ich. »Wir können heute abend auch ganz gut ohne Sie auskommen.«

»Danke! Vielen herzlichen Dank!« flüsterte sie erregt und lief aus dem Zimmer.

Der späte Imbiß wurde im Jagdzimmer serviert, dessen Wände mit Wildschwein- und Hirschtrophäen geschmückt waren. Tisch und Stühle waren im bäuerlichen Stil aus rohem Holz gezimmert. Die Köchin erzählte, das Mädchen, dem wir erlaubt hatten, schon vorzeitig nach Hause zu gehen, sei verlobt und würde jeden Abend am Tor von ihrem Verlobten abgeholt, der das Grundstück nicht betreten dürfe. Die alte Frau freute sich offensichtlich darüber, daß wir ihm die Wartezeit verkürzt hatten. Bei einem Glas Wein begann ich ein Gespräch mit ihr.

Sie erzählte mir, das Herrenhaus werde offiziell als Staatsdatscha für die Mitglieder des Politbüros bezeichnet. Es war vor einigen Jahren von finnischen Architekten entworfen und in nur sechs Monaten von finnischen Handwerkern aus besonders ausgesuchten Hölzern errichtet worden. Von außen konnte man das Haus nicht sehen, aber aus den Fenstern hatte man eine herrliche Aussicht auf das ganze Gebirgspanorama. Alle Mitglieder der Politbüros verbrachten ihren Urlaub hier, aber der Vorsitzende des Ministerrats, Alexei Kosygin, benutzte es am häufigsten. Im Volksmund hieß es daher »Kosygins Sommerhaus«. Erst vor wenigen Tagen hatte Kosygin hier einen kurzen Urlaub mit dem finnischen Präsidenten Urho Kekkonen verbracht. Allerdings wurden die beiden Männer länger aufgehalten als geplant, denn die Zufahrtsstraßen waren nach heftigen Schneefällen unpassierbar geworden. Schließlich wurden sie von einem Hubschrauber abgeholt, aber der russische Premierminister und der finnische Präsident äußerten den Wunsch, die Strecke über den Gebirgspaß auf Schiern zurückzulegen. Von militärischen Wachen begleitet machten sie sich auf den Weg, während der Hubschrauber über ihnen kreiste. Kosygin benutzte gewöhnlich das »kleine Luxusappartement«, das sich von dem »großen« allerdings nur durch die Einrichtung unterschied. Die russische Köchin stammte aus dieser Gegend und kannte alle Geheimnisse der kaukasischen Küche. Sie sagte mir, wir gefielen ihr, weil wir einfache, anspruchslose Menschen seien. Es hatte sie besonders beeindruckt, daß wir unseren Fahrer zum Essen eingeladen und das Mädchen frühzeitig entlassen hatten. Sie fragte nicht, wer wir seien. Alle Angestellten der Regierung wissen, daß alles, was hier geschieht, vertraulich behandelt werden muß, und stellen deshalb niemals irgendwelche Fragen.

Das also war es: vor uns lag nicht nur der höchste Gipfel des Kaukasus, sondern Irina und ich befanden uns hier auf dem absoluten Gipfelpunkt des luxuriösen Lebensstils der Mitglieder des Politbüros. Wir schliefen in Kosygins Betten, aßen von seinen Tellern und wurden von seinen sieben Dienstboten versorgt; einem Majordomo, einer Haushälterin, einer Köchin, einem Dienstmädchen, einem Filmvorführer, einem Fahrer und einem Wachmann. Außerdem gab es außerhalb des Hauses eine aus mehreren Posten bestehende Wachmannschaft, die wir nie zu Gesicht bekamen.

Irgendwann in der Nacht wurde ich von einem seltsamen Geräusch geweckt. Ich stand auf und ging ins Wohnzimmer, um festzustellen, was es war. Augenscheinlich war eine Wasserleitung geplatzt, und das Wasser tropfte von der Decke auf den Kühlschrank in einer Zimmerecke. Ich wollte die Dienstboten nicht wecken, nahm eine große Fruchtschale vom Tisch und ging in die Ecke um sie auf den Kühlschrank zu stellen. In diesem Augenblick wachte Irina auf. Als sie mich im Schlafanzug mit der Kristallschale in der Hand sah, glaubte sie zunächst, ich sei durch die vielen neuen Eindrücke durchgedreht. Ich erklärte ihr den Grund, und wir brachen in haltloses Gelächter aus. Kosygin hatte ein wunderbares Bett!

Im Arbeitszimmer Kosygins legte ich meine Papiere auf Kosygins Schreibtisch, um an meinem Buch zu arbeiten. Irina setzte sich auf die Lehne meines Sessels und umarmte mich.

»Weißt du was«, sagte sie plötzlich, »laß uns abfahren. Hier gefällt es mir nicht.«

Um die Wahrheit zu sagen, ich teilte ihre Gefühle. Die Köchin war erstaunt, als wir ihr unseren Entschluß mitteilten.

»Ich hatte gehofft, Sie würden mindestens eine Woche bleiben«, sagte sie.

»Geschäfte, meine Liebe, Geschäfte«, erklärte ich.

33

Karriere mit Exilgedanken

Sich für die Auswanderung zu entscheiden war eine Sache, aber diese Entscheidung durchzusetzen, war etwas ganz anderes. In seiner menschlichen Schwäche unternimmt man nur selten einen so entscheidenden Schritt, wenn die äußeren Umstände einen nicht dazu zwingen. Und nachdem ein Untersuchungsverfahren wegen einer Denunziation gegen mich zu meinen Gunsten abgeschlossen war, erforderte meine Lage keineswegs eine so grundsätzliche Entscheidung. Ganz im Gegenteil, meine Stellung festigte sich zusehends.

Mein Selbstvertrauen wurde auch dadurch gestärkt, daß ich immer häufiger aufgefordert wurde, den Vorsitz bei den verschiedensten Konferenzen zu übernehmen. Immer wieder wurden mir für meine Dienstfahrten staatseigene Limousinen zur Verfügung gestellt, und ich hatte keine Schwierigkeiten mehr, für meine Familie und mich die notwendigen Verbrauchsgüter und Lebensmittel zu besorgen.

Unser Sohn hatte die Absicht, Medizin zu studieren. Das war seine ganz persönliche Entscheidung. Er folgte damit zum Teil der Familientradition, wußte aber auch, daß sein Vater ihm helfen würde, in die Medizinische Hochschule aufgenommen zu werden und das Studium erfolgreich zu beenden. Ich mußte deshalb jetzt die notwendigen Vorbereitungen für seine Zulassung zur Universität treffen.

Inzwischen erschien fast jedes Jahr ein neues Buch mit meinen Kindergedichten, und die Gesamtauflage hatte zwei Millionen erreicht. Meine Gedichte wurden in Zeitschriften abgedruckt, im Rundfunk und Fernsehen vorgelesen, und so war ich jetzt ein bekannter und beliebter Verfasser von Kindergedichten.

Auf dem Felde der Orthopädie machte ich eine Reihe von Erfindungen und entwickelte neue chirurgische Verfahren. Unter anderem konstruierte ich Prothesen für Schulter- und Handgelenke, die immer noch von den gleichen trunksüchtigen Mechanikern in der Avantgardfabrik hergestellt wurden. Bei der Arbeit an meinen Entwürfen waren sie zu Experten für die Herstellung von Prothesen geworden, aber der von mir gelieferte Alkohol hatte sie zu unheilbaren Gewohnheitstrinkern gemacht.

Meine Erfindungen wurden auch im Ausland, so vor allem in den Vereinigten Staaten, Großbritannien, Italien und Japan patentiert. Die schriftlichen Unterlagen wurden offiziell vom Komitee für Erfindungen und Entdeckungen bearbeitet, aber in Wirklichkeit mußte ich diese Arbeit selbst leisten und auch die ganze Korrespondenz führen. Die Beschäftigung mit meinen Erfindungen kostete viel Zeit, und es stand mir noch eine Menge Arbeit bevor.

Mein Zögern hatte aber auch noch einen anderen Grund, und das war die Situation meiner alten Eltern. Sie waren jetzt beide über siebzig Jahre alt und gesundheitlich nicht mehr ganz auf der Höhe. Ich durfte sie nicht in Rußland zurücklassen, aber wie konnte ich es wagen, ihnen den Vorschlag zu machen, uns ins Ausland zu folgen? In ihrem vorgeschrittenen Alter konnte sie die damit verbundene Aufregung töten. Außerdem wußte ich nicht, wie ich meinem jetzt schon fast senilen Vater erklären sollte, warum ich mich entschlossen hatte, das Land ausgerechnet jetzt zu verlassen, da ich mich auf dem Gipfelpunkt meiner beruflichen Karriere befand. Das würden beide Eltern wahrscheinlich nie begreifen können.

Von Zeit zu Zeit sprach ich zwar zu Hause davon, daß wir Rußland verlassen müßte, unternahm aber keinen Versuch, meine Worte in die Tat umzusetzen. 1973 trat ich in den sowjetischen Schriftstellerverband ein. Das ist eine einflußreiche Organisation, die ihren Mitgliedern bedeutende Privilegien einräumt. Bald darauf wurde ich in den Verwaltungsrat der Literarischen Stiftung aufgenommen, und da ich nicht nur

Schriftsteller, sondern auch Arzt war, fiel mir die Aufgabe zu, die Moskauer Schriftsteller ärztlich zu betreuen. Diese neuen Verpflichtungen befriedigten mich keineswegs, sondern belasteten mich nur. Außerdem war ich jetzt gezwungen, an den Versammlungen des Schriftstellerverbandes teilzunehmen.

Auf einer dieser Versammlungen im Haus der Schriftsteller in der Herzenstraße hielt der Erste Sekretär des Moskauer Zweiges des Verbandes, Felix Kusnezow, einen Vortrag über das Thema »Die ideologische Erziehung der Schriftsteller«. Er zitierte flüssig lange Passagen aus den Werken von Marx und Lenin und berief sich bei seinen Ausführungen immer wieder ehrfurchtsvoll auf die Schriften von Breschnew. Ich war zwischen Lachen und Ekel hin- und hergerissen, denn ich hatte genau den gleichen Vortrag schon auf einer Sitzung des Wissenschaftlichen Rats an meiner Medizinischen Hochschule gehört. Der einzige Unterschied bestand darin, daß Kusnezow seine Zuhörer als »Schriftsteller«, »Dichter« und »Kritiker« anredete, während Dr. W. Rodionow – ohne von dem vor ihm liegenden Text aufzublicken – zu den versammelten »Professoren«, »Mitgliedern der Medizinischen Fakultät« und »Ärzten« gesprochen hatte. Ich war auf meinem Stuhl eingenickt, als Kusnezow mich plötzlich mit dem lauten Ruf weckte:

»Alle unsere Schriftsteller, Dichter und Kritiker sollten täglich die Werke des großen Lenin lesen!«

Unfähig, das Geschwätz noch länger mitanzuhören, stand ich auf und verließ den Raum während alle anderen applaudierten, ohne darauf zu warten, daß mich jemand nach meiner Meinung zu dem Vorschlag von Kusnezow fragte.

Bevor mein Sohn sich um einen Studienplatz an der Medizinischen Hochschule, wo ich arbeitete, bewarb, sprach ich mit dem neuen Dekan, meinem ehemaligen Mitschüler, Dr. K. Lakin.

»In Ordnung, er kann sich bewerben«, sagte der Dekan.

Damit war mein Sohn so gut wie zugelassen. Neben den Aufnahmeprüfungen führte der Dekan seine eigene geheime Liste, auf der die Bewerber eingetragen waren, die aufgenommen werden sollten, die sogenannte »Dekansliste«. Alle jungen Leute, die auf der Liste standen, konnten damit rechnen, zum Studium zugelassen zu werden, gleichgültig wie ihre Examensnoten ausfielen. Die meisten von ihnen waren die Kinder von Parteigrößen, bekannten Schauspielern, Schriftstellern und Professoren und von Angestellten an der Hochschule.

Indessen nahm meine innere Unsicherheit ständig zu. Ich konnte meinen Zustand eigentlich nicht recht erklären, aber das Gefühl, das mich bedrückte, machte mich nervös, und ich diagnostizierte an mir eine gewisse »Herzschwäche«. Ich kann diesen Zustand nicht anders beschreiben. An meinem Herzen ließ sich medizinisch nichts feststellen. Ich litt weder an Kurzatmigkeit noch an Herzrhythmusstörungen, und doch spürte ich eine ständige Belastung des Herzens. Ich begann sogar mit dem Gedanken zu spielen, den Arztberuf aufzugeben und mich, sobald mein Sohn das Abschlußexamen bestanden hatte, nur noch der Schriftstellerei zu widmen. Dieser Plan entwickelte sich zwar nicht weiter, er zeigte aber deutlich mein Verlangen, die Fesseln zu sprengen, die mich an eine Welt banden, in der ich dazu verurteilt war, Dinge zu tun, die ich eigentlich nicht tun wollte.

Obwohl mein Sohn die vier mündlichen Aufnahmeprüfungen bestand und einen Studienplatz an der Medizinischen Hochschule bekam, mußte er vorher zwei Wochen als Hilfsarbeiter beim Bau eines neuen Schulgebäudes arbeiten. Das war die Voraussetzung, die jeder neue Student zu erfüllen hatte, bevor er an den Vorlesungen teilnehmen durfte. Dieses illegale Verfahren wurde schon seit Jahren befolgt, aber niemand wagte es, dagegen zu protestieren, denn es war vom Parteikomitee eingeführt worden. Einige weitblickende junge Studenten gaben sich bei der Arbeit an der Baustelle besondere Mühe, um bei den Parteibonzen einen günstigen Eindruck zu machen. Und während des anschließenden Studiums verwendeten solche Studenten mehr Zeit und Energie auf ihre Arbeit im Komsomol als auf ihre akademischen Pflichten.

Als ich hörte, was mein Sohn uns erzählte, und ihn beim Beginn seines Lebens als Student beobachtete, fiel es mir auf, wie wenig sich seit der Zeit geändert hatte, als ich noch die Universität besuchte. In gewisser Hinsicht hatten es die Studenten jetzt sogar noch schwerer, als ich es damals gehabt hatte.

Als er von seiner ersten Vorlesung nach Hause kam, fragte ich meinen Sohn: »Was hast du heute gelernt?«

»Nichts«, antwortete er.

»Was soll das heißen, nichts?«

»Sehr einfach: unsere erste Vorlesung war über marxistische Philosophie. Die Studenten unterhielten sich, stellten sich einander vor, und niemand hörte dem Professor zu. Was er am Pult sagte, war nicht zu verstehen. Von Zeit zu Zeit machte er den zaghaften Versuch, die Ruhe im Hörsaal herzustellen. Nach der Vorstellung sprach der Sekretär des Parteikomitees mit uns und hielt einen langen und sehr langweiligen Vortrag. Er ermahnte uns, uns der Ehre, sowjetische Studenten und künftige Ärzte sein zu dürfen, würdig zu erweisen. Als das vorüber war, fand eine weitere Versammlung statt, auf der wir die Sekretäre des Komsomol wählen mußtn. Dann sagte man uns, wir würden jedes Jahr einen Monat lang in einem landwirtschaftlichen Kollektiv arbeiten müssen, um bei der Einbringung der Kartoffelernte zu helfen. Dann wurden wir in Gruppen eingeteilt und mußten wieder die Führer dieser Gruppen und die Komsomolsekretäre wählen. Wahlen waren das allerdings nicht, denn alle Sekretäre waren schon vorher vom Parteikomitee ernannt worden. Und das ist alles, was ich an meinem ersten Tag gelernt habe.«

Das war nicht viel. Es war sogar noch weniger, als ich 1947 am ersten Tage meines Medizinstudiums gelernt hatte.

»Und zu welcher Gruppe hat man dich zugeteilt?« fragte ich.

»Zur jüdischen«, sagte er mit einem müden Lächeln.

»Was heißt das?«

»Es bedeutet das Folgende: alle jüdischen und halbjüdischen Jungen und Mädchen des ersten Semesters wurden in der Gruppe dreizehn zusammengefaßt. Auch ich bin dort gelandet. Aber mach dir keine Sorgen. Der Gruppenführer und der Komsomolsekretär in unserer Gruppe sind reinblütige Russen, und sie haben die Aufgabe, uns zu überwachen und zu denunzieren.«

Während er sprach, bemerkte ich einen stählernen Glanz in seinen Augen. Ich wußte, das bedeutete nichts Gutes; alle meine ethnischen Konflikte hatten in genau der gleichen Weise begonnen. Seit dem Tage, als im Jahr 1958 seine Geburtsurkunde im Standesamt ausgefertigt worden war, hatte ich mich nach Kräften darum bemüht, dafür zu sorgen, daß ihm seine jüdische Abstammung keine Nachteile brachte. Aber die Gesellschaft mit ihren Vorurteilen und Traditionen war stärker als ich.

Nach unserem Gespräch wurde ich von tiefer Mutlosigkeit ergriffen, und nichts konnte den Kummer verscheuchen, der mir das Herz belastete; die Wehmut überschattete jedes Gefühl der Freude.

34
Im Netz der Denunziationen

Ich habe mich nicht intensiv mit Weltraummedizin befaßt, aber als Orthopäde wußte ich, daß ein längerer Aufenthalt im Weltraum zu »Knochenerweichung« und dem Abbau von Kalzium im Knochengewebe führen kann. Der erste Kosmonaut, der sich 1964 längere Zeit in der Erdumlaufbahn aufgehalten hatte (drei Wochen), General Adrian Nikolajew, konnte sich nach der Landung kaum auf den Beinen halten. Im Weltraum befindet man sich außerhalb des Wirkungsbereichs des Erdmagnetismus, während der menschliche Körper darauf eingestellt ist, auf der Erde ständig einem schwachen magnetischen Feld ausgesetzt zu sein. Meine Methode zur Beschleunigung der Heilung von Knochenbrüchen durch die Anwendung permanenter magnetischer Felder intensivierte die Mikrozirkulation innerhalb des Gewebes, und genau das brauchten die Kosmonauten, um zu verhindern, daß das Kalzium in ihrem Knochengewebe abgebaut wurde.

Nach langen Vorverhandlungen bekam ich endlich die Erlaubnis, eine Studiengruppe zusammenzustellen und in den Jahren 1974 und 1975 Tierversuche durchzuführen und klinische Beobachtungen an Patienten vorzunehmen. Meine Feststellungen sollten an das Laboratorium von Dr. Boris Jegorow weitergegeben werden. Er war der einzige Arzt, der an einem Raumflug teilgenommen hatte und jetzt die Auswirkungen eines längeren Aufenthalts im Weltraum auf die Menschen untersuchte. Man ließ mich nicht in die Nähe irgendwelcher Raumfahrzeuge, aber ich hatte nichts dagegen einzuwenden, denn ich interessierte mich eigentlich nur für die Erforschung der Auswirkungen von magnetischen Feldern auf Knochenbrüche.

Für diese Arbeit stellte man mir eine Summe von zehntausend Rubeln zur Verfügung. Das war nicht viel, aber besser als gar nichts. Von dieser Summe bekam ich zweitausendvierhundert Rubel als Sonderhonorar. Den Rest sollte ich für die Gehälter der Assistenten und die Beschaffung der notwendigen Geräte und Ausrüstungsgegenstände ausgeben. Solche Zuweisungen werden in Rußland als »Bewilligungen für wirtschaftliche Projekte« bezeichnet. Die wissenschaftliche Forschung wird erst seit neuester Zeit auf diese Weise unterstützt, und nur wenige Menschen sind mit diesem Verfahren vertraut.

Nach meinen Vorstellungen sollten sich meine Assistenten an dem Vorhaben beteiligen. Erstens wollte ich, daß meine ganze Abteilung zur Mitarbeit an dem Projekt herangezogen wurde, und außerdem hatten meine Assistenten auf diese Weise die Möglichkeit, ihr Gehalt etwas aufzubessern. Wir hielten eine Reihe von Besprechungen ab, auf denen wir das Programm im einzelnen besprachen und die Aufgaben auf die einzelnen Mitarbeiter verteilten. Der Parteisekretär, Dr. Michailenko, und der Gewerkschaftsführer, Dr. Kosmatow, wurden von dem Vorhaben unterrichtet und unterstützten mich tatkräftig. Wir vereinbarten, fünfzehn Prozent des uns zur Verfügung stehenden Geldes für die Bezahlung der Mitarbeiter aufzuwenden, die nicht auf die offizielle Gehaltsliste gesetzt werden konnten. Auf mein Verlangen sollte Dr. Kosmatow an meiner Stelle die Kasse der Forschungsgruppe verwalten. Endlich waren die Formalitäten erledigt, und wir konnten mit der Arbeit beginnen. Wir stellten Hunderte von Versuchen mit Ratten und Kaninchen an und konnten dann die Verwendung magnetischer Felder für den Heilungsprozeß von Knochenbrüchen wesentlich intensivieren. Außerdem sammelten wir wertvolle Daten über die gleichzeitige Verbesserung der Mikrozirkulation im Gewebe.

Meine Assistenten zeigten wenig Begeisterung und arbeiteten sehr nachlässig, so daß ich sie ständig antreiben mußte. So kam es immer wieder zu Reibereien, aber das war nichts verglichen mit den Diskussionen über die richtige Verteilung des Geldes, das uns alle sechs Monate zur Verfügung gestellt wurde. Gegen unsere Vereinbarung und obwohl sie nur einen sehr geringen Beitrag leisteten, verzichteten meine Assistenten nur sehr ungern auf die fünfzehn Prozent ihres Honorars für die Bezahlung derjenigen, die den größten Teil der Arbeit übernommen hatten. Ich kannte ihre Einstellung, machte mir aber keine besonderen Sorgen darum, denn wir hatten eine ausgezeichnete Buchführung.

Doch im Frühjahr 1976 denunzierten mich Dr. Michailenko, Dr. Kosmatow und Dr. Burlakow, die alle drei der Partei angehörten, bei der Abteilung des Innenministeriums für die Verfolgung von Wirtschaftsverbrechen. In ihrem Bericht behaupteten sie, ich hätte Staatsgelder in Höhe von zwanzigtausend Rubeln aus der Summe unterschlagen, die mir vom Raumforschungsinstitut zur Verfügung gestellt worden waren, und ich hätte darüber hinaus meine Auftraggeber betrogen, denn ich könnte keine positiven Ergebnisse meiner Forschung vorweisen. Dazu lieferten sie einen gefälschten Bericht über meine Tätigkeit.

Ich erfuhr von dieser Denunziation durch ein zufälliges Gespräch mit dem Chirurgen Professor Alexander Kismitschew. »Ihr Assistent Burlakow verbreitet das Gerücht, Sie hätten zwanzigtausend Rubel Staatsgelder gestohlen«, sagte er mir. »Nehmen Sie sich vor ihm in acht.«

»Welche zwanzigtausend Rubel?« fragte ich erstaunt.

»Aus dem Ihnen zu Forschungszwecken überlassenen Betrag.«

»Oh, ich verstehe ...« Ich ließ die Denunzianten in mein Büro kommen. »Welchen Zweck verfolgen Sie mit dieser schmutzigen Denunziation?« fragte ich.

Sie schwiegen und sahen mich haßerfüllt an. Noch war ich ihr Vorgesetzter, und niemand konnte sagen, wer aus diesem Streit als Sieger hervorgehen würde.

»Sie wissen sehr genau, daß mein Bericht vom Institut für die Erforschung medizinisch-biologischer Probleme ohne Beanstandung akzeptiert worden ist. Man hat uns im ganzen nur zehntausend Rubel bewilligt, und aus dieser Summe wird auch

Ihr Honorar bezahlt. Also weshalb lügen Sie in Ihrem Bericht?«

Sie beantworteten meine Frage nicht, wollten aber auch nicht zugeben, daß sie mich denunziert hatten, obwohl sie den Inhalt der Denunziation nicht bestritten.

Ich habe Intrigen seit jeher verabscheut, aber diesmal wünschte ich, ein besserer Intrigant zu sein, denn jetzt mußte ich zum Gegenangriff übergehen. Als ich den Ersten Sekretär des Parteikomitees der Hochschule, Dr. Gennadi Trojanski bat, die Angelegenheit zu prüfen und meine Feinde zur Ordnung zu rufen, antwortete er: »Es sind mehrere, und alle sind Parteimitglieder. Versuchen Sie, einen von ihnen auf Ihre Seite zu ziehen. Andernfalls könnte das Parteikomitee Ihnen nicht helfen. Eine Gruppe Kommunisten ist ein beachtlicher Machtfaktor. Kommunisten können wir nicht entlassen. Aber wenn sie sich nicht mehr einig sind und anfangen, gegeneinander zu arbeiten, ist es etwas anderes. Dann kommt es zu einem innerparteilichen Skandal, und das Parteikomitee kann eingreifen und die Ordnung wieder herstellen.«

Es widerstrebte mir, einen Feind auf meine Seite zu ziehen. Aber ich überwand mich und sprach mit Dr. Kosmatow, dessen Dissertation ich verfaßt hatte, und der mir seine Position als Dozent verdankte.

Wir führten ein Gespräch unter vier Augen, und ich sagte: »Was mich am meisten überrascht, ist die Tatsache, daß Sie sich bereitgefunden haben, dieses Schriftstück zu unterschreiben, denn gerade Sie haben seinerzeit nicht mit Worten gespart, um mir für alles zu danken, was ich für Sie getan habe.«

»Ich bin Ihnen immer noch dankbar«, sagte er, und ich spürte, wie peinlich ihm das war.

»Dann sagen Sie doch, warum Sie diesen Brief unterschrieben haben.«

»Ich konnte das Ersuchen meiner Parteigenossen nicht ablehnen, hätte ich mich geweigert, dann hätte ich meine Pflichten gegenüber der Partei verletzt.«

»Was sind das für Pflichten?« rief ich empört aus. »Ist es Ihre Pflicht, Ihren Wohltäter zu denunzieren?«

»Es ist meine Pflicht, mich jederzeit auf die Seite meiner

kommunistischen Parteigenossen zu stellen«, erwiderte er eigensinnig.

Nun wendete ich mich an meinen Patienten, Oberst Alexei Musjatschenko, einen hohen Beamten bei der Behörde zur Verfolgung von Wirtschaftsverbrechen. Eines Abends suchte ich ihn in seinem Büro in der Sadowajastraße in einem alten Gebäude auf, das aber nicht mit einer entsprechenden Plakette gekennzeichnet war. Als ich das Echo meiner Schritte in den leeren Gängen hörte, dachte ich, das ist das gleiche Geräusch, das ich hören werde, wenn ich durch die Gefängniskorridore gehe.

Oberst Musjatschenko war ein typischer russischer Bauer, schlau und verschlagen. Er hatte es sein ganzes Leben mit Fälschern, Betrügern und Dieben zu tun gehabt, war ein Spezialist auf dem Gebiet der Wirtschaftskriminalität und verstand sich auf die Psychologie der Menschen, die solche Verbrechen verübten. Ich paßte in keine der kriminellen Kategorien, die er kannte.

»Die Gehässigkeit Ihrer Feinde ist wirklich erstaunlich!« sagte er, nachdem er sich meine Geschichte angehört hatte. »Und was wollen Sie erreichen? Ich nehme an, sie wollen Ihre Karriere unterminieren, aber was können sie dabei gewinnen? Ich kann mir das nicht erklären. Wissen Sie, im Botkin hat es einen ganz ähnlichen Fall gegeben. Ein Dr. Ratner wurde von übelwollenden Kollegen mit Denunziationen verfolgt. Sie taten das so ausdauernd und hartnäckig, daß er schließlich einen Ausreiseantrag nach Israel stellte. Der Antrag wurde genehmigt, und das Krankenhaus verlor einen hervorragenden Röntgenologen. Das hatte auch für mich unangenehme Folgen, denn Dr. Ratner behandelte mein Magenleiden. Ich kenne keinen zuverlässigen Arzt, an den ich mich heute wenden könnte.«

Ich kannte diese Geschichte noch nicht, aber der Oberst gab mir praktisch zu verstehen, daß ich keine Möglichkeit hätte, mich vor diesen Verleumdungen zu schützen, es sei denn, ich entschloß mich, Rußland zu verlassen. Der Gedanke an diese Möglichkeit ließ mich nun nicht mehr los.

Im Verlauf eines halben Jahres hatten meine Gegner meine angeblichen Verfehlungen so aufgebauscht, daß in der Moskauer Ärzteschaft die schlimmsten Gerüchte über mich kursierten, was meinem Ansehen bei den Kollegen schweren Schaden zufügte. Wie nicht anders zu erwarten verzerrten diese Gerüchte sogar die von Dr. Michailenko erfundenen lügenhaften Anschuldigungen.

Doch trotz dieser Lügenkampagne versuchte ich, einen klaren Kopf zu behalten. Das Ringen wurde zu einer Nervenprobe. Eine Zeitlang konnte keine Seite den Sieg für sich in Anspruch nehmen. Die Vorwürfe wurden in zahlreichen Untersuchungsverfahren entkräftet. Schließlich waren auch meine Gegner am Ende ihrer Nervenkraft. Dr. Michailenko war besonders verzweifelt.

Einmal sagte er mir ganz offen: »Ich kann das nicht viel länger aushalten. Ich kann nachts nichts mehr schlafen. Wenn das so weitergeht, werde ich meine Stelle kündigen.« So töricht und lächerlich es auch war, sich ausgerechnet bei mir über seine Lage zu beschweren, antwortete ich doch mit einem Lächeln: »Es gibt ein sicheres Heilmittel für Ihren Zustand: Hören Sie auf, verleumderische Briefe zu schreiben, dann werden Sie sich sofort besser fühlen. Entspannen Sie sich.«

»Das kann ich nicht«, erwiderte er. »Mein Parteigewissen erlaubt mir nicht, mich zu entspannen.«

Nach einiger Zeit wurde ein neuer Ausschuß berufen, der meine Arbeit überprüfen und den Konflikt beilegen sollte. Er bestand aus drei Männern, dem Parteisekretär W. Kornienko, Professor S. Babitschew und Professor W. Rodionow. Die letzteren beiden hatten bis vor kurzem einflußreiche Positionen in der medizinischen administrativen Hierarchie innegehabt, waren aber internen Streitigkeiten zum Opfer gefallen und auf niedrigere Posten abgeschoben worden. Trotz ihrer Niederlage beherrschten sie immer noch die Kunst der Intrige und der Demagogie. Auf Grund ihrer guten Beziehungen gelang es ihnen, nach ihrem Sturz in verhältnismäßig hohen Positionen eingesetzt zu werden, und zwar als Inhaber von Lehrstühlen für Chirurgie. Das genügte ihnen aber nicht, und in ihrer Wut versuchten sie, sich irgendwie zu rächen. Man hätte sie beide auch beim besten Willen nicht als Chirurgen bezeichnen dürfen. Dr. Babitschew hieß bei seinen Kollegen »das Bügeleisen ohne Griff«, und das illustrierte sehr treffend seine Ungeschicklichkeit im Operationssaal. Über die chirurgischen Vorlesungen von Dr. Rodionow erzählten mir meine Studenten Viktor und Igor empört und belustigt das Folgende:

»Er verliest die auf einem Blatt Papier wörtlich abgeschriebenen Texte aus einem Standardlehrbuch für Chirurgie. Wir haben uns die Mühe gemacht, das Lehrbuch in die Vorlesung mitzunehmen und den von ihm verlesenen Text damit zu vergleichen. Er enthielt kein einziges eigenes Wort. Welche Zeitverschwendung! Wie in aller Welt konnte ein solcher Mann Professor für Chirurgie werden?!«

Ich wußte, der Ausschuß war einzig und allein zu dem Zweck zusammengestellt worden, um mir den Garaus zu machen. Aber wie konnten diese Leute meine Arbeit objektiv beurteilen, ohne selbst Orthopäden zu sein?

Sie waren Ungeheuer, die alles vernichteten, was sich ihnen in den Weg stellte. Um ihren Angriffen zu begegnen, legte ich alle mein Patentschriften und Muster meiner Erfindungen auf den Tisch, dazu das mir vom Komitee für Erfindung und Entdeckungen verliehene Diplom, das mir bescheinigte, der erfolgreichste Erfinder des Jahres zu sein, und die Abdrucke aller von mir und meinen Assistenten verfaßten Aufsätze. Aber der Ausschuß würdigte diese Beweismittel keines Blickes. Die drei Männer nahmen in meinem Büro Platz und überschütteten mich mit Vorwürfen.

»Was haben Sie nur getan!« sagte Dr. Babitschew.

»Ja, das ist eine sehr häßliche Sache, eine sehr häßliche Sache«, bestätigte Dr. Rodionow.

»Was meinen Sie?« fragte ich.

»Was wir meinen ist, daß Sie uns vor Ihren Studenten lächerlich gemacht haben, das ist es!«

»Das muß ein Irrtum sein«, sagte ich, »ich würde mir nie eine solche Indiskretion erlauben ...«

»Aber Sie haben es getan; Sie haben es wirklich getan!«

»Aber ich habe vor meinen Studenten nicht einmal Ihre Namen genannt.«

»Das will ich glauben! Aber Sie haben über die Operation gesprochen, die der amerikanische Chirurg Dr. De Bakey am Genossen Keldysch vorgenommen hat. Stimmt das nicht?«

»Ja, das habe ich getan. Ich habe die Fragen der Studenten nach dieser Operation beantwortet. Ich habe ihnen aber auch gesagt, daß ich bei der Operation nicht zugegen war. Und über Sie habe ich kein Wort verloren.«

Natürlich wußte ich ganz genau, was sie meinten. Meine Darstellung der Operation von De Bakey entsprach der Wahrheit, während sie beide die Studenten belogen hatten. Aber ich tat weiter so, als überraschte mich ihr Vorwurf und als könnte ich ihn nicht verstehen.

»Bei der Ausbildung eines Arztes sollte die ideologische Erziehung an erster Stelle stehen«, belehrte mich Dr. Rodionow im Ton eines ehemaligen Parteifunktionärs.

»Richtig!« rief Dr. Babitschew. »Wir wissen natürlich, daß die Regierung den Amerikaner beauftragt hatte, den Genossen Keldysch zu operieren.«

»Aber es war ein Sonderfall, und unsere Studenten brauchten es nicht zu wissen«, fuhr Rodionow fort.

Ich hatte den ganz bestimmten Eindruck, daß sie ihre Rollen vorher eingeübt hatten wie Zirkusclowns. Es war unmöglich, sie zu beobachten und anzuhören, ohne lachen zu müssen. Sogar Dr. Kornienko, der ihre Tiraden schweigend anhörte, mußte innerlich lächeln, was man deutlich an seinen Augen erkennen konnte.

»Sie hatten also keine Veranlassung, den Studenten etwas darüber zu sagen«, fuhr Babitschew fort. »Wir alle wissen, daß unsere Chirurgen solche Operationen ebenso gut wie die Amerikaner vornehmen können.«

Es hatte keinen Sinn, ihm zu widersprechen. Die gehässigen Blicke und die primitive Argumentation dieser Leute ekelten mich an. Ich dachte nur: »Mein Gott, wann wird das endlich aufhören?«

Nun mischte sich auch der Parteisekretär Kornienko in das Gespräch ein: »Unter den Studenten erzählt man sich, daß unsere geschätzten Professoren Rodionow und Babitschew nich ganz bei der Wahrheit geblieben sind«, sagte er.

»Richtig; die Studenten bezeichnen uns als Lügner«, sagt Rodionow.

»Wir wissen es aus zuverlässiger Quelle«, fügte Kornienk hinzu. Mit anderen Worten, irgend jemand hatte seine Kom militonen beim Parteikomitee denunziert.

Was sollte ich dazu sagen? Offengesagt hatten die Studen ten recht. Aber ich hatte die Namen der beiden Professoren nicht genannt. Jetzt machte man mir den Vorwurf, ihre Lü gen nicht bestätigt zu haben. Und das war auch richtig, denn ich hielt das Lügen für einen Fehler. Ich hatte nicht die Kraft, eine solche Haltung während meines ganzen Lebens zu bewahren.

»Zeigen Sie uns die Texte Ihrer Vorlesungen«, sagte Rodionow streng.

Ich reichte ihm ein paar zusammengeheftete Blätter, auf denen ich Zahlen, Zitate berühmter Chirurgen, Daten und Stichworte für meine Vorlesungen eingetragen hatte. Das war alles. Rodionow nahm sie, schüttelte mißbilligend den Kopf und fragte mit höhnischem Lächeln: »Ist das alles, was Sie Ihren Studenten vorlesen?«

»Es sind nur die Kernpunkte für meine Vorlesungen.«

»Und wo sind die Vorlesungen selbst?«

»In meinem Kopf. Ich verlese keine vorher verfaßten Texte. Ich bringe vielmehr jedesmal etwas Neues, modifiziere das Material und improvisiere. Die Studenten finden das Stan dardmaterial in ihren Lehrbüchern, und deshalb versuche ich ihnen zusätzliches Material zu bieten, lebendige Beispiele, um ihr Interesse anzuregen.«

Die Professoren starrten einander an, und man konnte deut lich in ihren Gesichtern lesen, was sie dachten: »Seht euc doch diesen Idioten an!«

»Mit anderen Worten, Sie können uns nicht mit schriftli chen Unterlagen beweisen, was Sie Ihren Studenten mit diesen Improvisationen sagen?«

»Sicher kann ich das. Ich habe zwar keine schriftlichen Un terlagen, kann Ihnen aber den Inhalt jedes beliebigen Teils meiner Vorträge vortragen, wenn Sie es wünschen. Wie gesagt, ich habe das alles im Kopf.«

»Sie sollten es auf dem Papier haben, auf dem Papier!« Rodionow war so erregt, daß sich seine Stimme überschlug.

Jetzt war mir schon alles gleichgültig. Ich zuckte mit den Schultern und sagte: »Jeder hat seine eigenen Methoden.«

»Nein, nein, sagen Sie das nicht!« unterbrach mich Babitschew. »Wir haben einheitliche Lehrmethoden im ganzen Lande. Wie ich schon sagte ...«

Sie blieben den ganzen Tag in meinem Büro und versuchten, mir systematisch nachzuweisen, daß ich von den geltenden Regeln abgewichen sei und schwerwiegende Fehler begangen habe. Dann ließen sie meine Assistenten kommen, die mich denunziert hatten, und während sie meine Feinde befragten, mußte ich hinausgehen. Auf dem Flur warteten zwei Gruppen von Ärzten auf das Ergebnis der Untersuchung - meine Anhänger und meine Gegner. Jedesmal wenn ich herauskam, versammelten sich meine Anhänger um mich und sprachen mir Mut zu, während meine Gegner beiseite standen und mir feindliche Blicke zuwarfen.

Am späten Nachmittag fragte mich Dr. Babitschew: »Ist es wahr, daß Sie nicht gern mit unseren russischen Instrumenten operieren?«

»Wenn die Instrumente gut sind, benutze ich sie mit Vergnügen.«

»Wie kommt es dann, daß Sie ausländische Instrumente haben?«

»Ich habe sie von meinen tschechischen Kollegen geschenkt bekommen. Sie wurden mir in einer offiziellen Zeremonie übergeben.«

»Sie mögen sie offiziell bekommen haben, aber Sie wissen doch sicher, daß viele sogenannte Intellektuelle in jenem Land in das kapitalistische Lager überlaufen wollten.«

»Also reden wir jetzt über Politik«, erwiderte ich, denn ich wollte nicht begreifen, was chirurgische Instrumente mit Überläufern zu tun haben.

»Ja, wir sprechen über Politik«, sagte Rodionow ernst.

»Keiner von uns sollte politischen Fragen ausweichen. Das betrifft auch Sie, wenn Sie noch auf unserer Seite stehen.«

Ich sah ihn durchdringend an. Das Gespräch nahm eine für mich sehr unangenehme Wendung. Die Behauptung, ich sei politisch desinteressiert, war ein ernster Vorwurf.

»Sie sollten wissen, was schon alles geschehen ist: Eines führt zum anderen; zuerst sind es ausländische Instrumente und dann ausländische Busenfreunde«, erklärte Babitschew. »So war es auch bei dem verstorbenen Chirurgen Sergei Judin. Wie ich schon sagte, es ist viel besser, unsere russischen Instrumente zu benutzen ...«

Die Mitglieder des Ausschusses entfernten sich zufrieden lächelnd. Sie hatten gute Arbeit geleistet. Meine Gegner begrüßten sie strahlend. Dr. Michailenko hüpfte wie ein übermütiges Hündchen herum und quietschte fast vor Vergnügen.

Erschöpft verließ ich mein Büro. Offenbar zeigte meine Haltung nur allzu deutlich, was geschehen war. Mit hängenden Schultern stand ich da, und nachdem meine Anhänger einen kurzen Blick auf mich geworfen hatten, wendeten sie sich wortlos von mir ab und verließen das Gebäude.

35

Krise

Was war aus mir geworden? Vor nicht langer Zeit war ich noch ein selbstbewußter, ruhiger und energischer Mann gewesen. Jetzt war ich ein Neurotiker und dem Verfolgungswahn nahe. Seit sechs Monaten hatte ich keine Nacht mehr richtig geschlafen und war valiumsüchtig. Häufig wachte ich mitten in der Nacht auf, geplagt von den Gedanken an meine zahlreichen Schwierigkeiten. Ich konnte mich nur beruhigen und meine Sorgen vergessen, wenn ich mich eng an Irina schmiegte. Die Wärme ihres Körpers und ihr ruhiges Atmen ließen mich wieder einschlafen, aber nur für kurze Zeit. Ich war so erschöpft, daß auch meine sexuelle Potenz darunter litt. Aber auch das beunruhigte mich nicht mehr. Ich hatte das Gefühl, in einen Abgrund zu stürzen. Ich hatte die Selbstachtung verloren und war dem Nervenzusammenbruch nahe. Das Schlimme war, daß ich die Situation nicht mehr objektiv analysieren konnte. Meine Moral war zutiefst getroffen.

Ein Gespräch mit dem Dekan der Medizinischen Hochschule, Dr. Kapiton Lakin, verlief kurz, höflich, aber nichtssagend. Ich spürte die unterschwellige Feindschaft der anderen Personen, die mit im Raum waren, denn der Dekan hatte darauf geachtet, daß wir nicht allein waren.

»Der Ausschuß, der Sie kürzlich überprüft hat, hat Ihnen für Ihre ideologische Haltung und Ihre Lehrmethoden schlechte Noten gegeben. Die Umstände sprechen nicht für Sie, Professor Goljachowski.«

Das war eine direkte Drohung. Ich mußte mich entscheiden. Wieder einmal war es soweit ...

Ich stieg in meinen Wagen und fuhr auf der rechten Straßenseite den Leningradskij-Prospekt hinunter. Das Herz schmerzte mir, und ich fürchtete, bei einem Herzanfall den Wagen im Straßenverkehr nicht mehr zu beherrschen. Aber irgendwie kam ich bis nach Hause. Irina und unser Sohn erwarteten mich. Sie sah mich besorgt an, aber mein Sohn beachtete mich nicht. Alle Kinder sind mit sich selbst beschäftigt und kümmern sich wenig um ihre Eltern. Auch ich war so gewesen.

Erschöpft warf ich mich auf das Bett. Irina setzte sich zu mir, und ich fing an, ihr über das Gespräch mit dem Dekan zu berichten. Wir wurden unterbrochen, als mein Sohn ins Zimmer kam und uns mit seinen eigenen Sorgen überfiel.

»Hör einmal zu«, sagte er. »Du hast mir versprochen, du würdest mich vom Arbeitseinsatz in der Landwirtschaft befreien lassen. Wie wäre es, wenn du dein Versprechen hieltest?«

Um das zu tun, hätte ich mit einem der Männer sprechen müssen, die mich noch vor kurzer Zeit im Büro des Dekans so feindselig angesehen und behandelt hatten.

»Ich kann nicht«, sagte ich ungeduldig.

Aber du hast mir dein Wort gegeben.«

Plötzlich bekam ich einen Wutanfall: »Was willst du von mir?« schrie ich. »Es hat eine Zeit gegeben, da konnte ich alles erreichen, mir gelang alles, was ich anfaßte, aber das ist vorbei! Jetzt bin ich ein Versager und vollkommen machtlos. Hast du mich verstanden?«

Ich griff nach dem erstbesten Gegenstand – zufällig war es meine Brille. Ich zerbrach sie und warf sie auf den Fußboden. Meine Hände bluteten. Erschreckt wischte Irina sie mit ihrem Taschentuch ab. Aber es war mir gleichgültig, daß ich mir die Hände verletzt hatte. Ich war kurz vor einem Nervenzusammenbruch. Dann fing ich den Blick meines Sohnes auf. Er sah mich mit einer Mischung von Verständnis und Mitleid an, ja, ich erkannte deutlich das Mitgefühl in seinen Augen.

Vor vierundzwanzig Jahren hatte ich meinen Vater mit dem gleichen Mitgefühl angesehen, als er darauf wartete, vom KGB verhaftet zu werden. Ich war den gleichen Weg gegangen wie er. Ich hatte eine erfolgreiche Karriere hinter mir, und jetzt stand ich kurz davor, alles zu verlieren. Er hatte 1952 das gleiche erlebt.

Ich rief meinen ehemaligen Schüler und Freund, Dr. Algis in der litauischen Stadt Kaunas an und bat ihn, für Irina und mich einen kurzen Urlaub in seinem Lande zu arrangieren. Er besorgte uns eine Unterkunft in dem kleinen Ort Sarasas, und an einem regnerischen Tag, dem 13. Juli 1976, machten wir uns auf die Reise. Nach zwei Tagen erreichten wir unser Ziel, das Haus eines Patienten von Dr. Algis. Die Frau des Besitzers, eine litauische Bäuerin, führte uns in das sehr behelfsmäßige Quartier. Es war ein kleines scheunenähnliches Holzhaus in einem verwilderten Garten am Ufer des Sarasassees. Die ganze Einrichtung bestand aus zwei Betten. Der Anblick dieser primitiven Hütte weckte wehmütige Gefühle in mir. Damit also mußte ich jetzt vorliebnehmen anstelle der Regierungspaläste, wo ich noch vor gar nicht langer Zeit ein luxuriöses Leben geführt hatte!

Jeden Morgen ging ich zur Pumpe im Garten, um Wasser zu holen. Um die Gemüsebeete zu gießen, brauchte ich fünfzig Eimer. Es tat mir gut, mich körperlich zu betätigen. Während ich den Pumpenschwengel betätigte, stellte ich mir immer wieder die gleiche Frage: Was sollte ich mit meinem zerstörten Leben anfangen? An meinem bisherigen Posten konnte ich nicht bleiben, das war mir klar. In dieser vergifteten Atmosphäre würde ich es nicht aushalten können. Und wenn ich meine Stelle einmal verloren hatte, bestand keine Aussicht, in einer ähnlichen Position unterzukommen. Im günstigsten Falle würde ich Jahre dafür brauchen, und ich war in einer sehr schlechten körperlichen und geistigen Verfassung.

»Ich glaube, die einzig richtige Lösung ist vielleicht die Emigration«, hatte Irina mir einmal gesagt, und ich hatte geantwortet: »Bist du verrückt? Das kann nicht die einzige Lösung sein!«

Aber solange ich auch an der Pumpe stand und ungezählte Wassereimer in den Gemüsegarten trug, auf eine andere Lösung kam ich nicht.

Um uns zu zerstreuen, unternahmen wir mit unserem Wagen

Ausflüge in die Umgebung und genossen die schöne Landschaft. Eines Tages stießen wir etwa zwölf Kilometer von Sarasas entfernt auf ein einzigartiges Naturdenkmal, die Stelmusch-Eiche, den ältesten Baum in Europa. Der Stamm des zweitausend Jahre alten Baumes hatte einen Umfang von dreizehn Metern, und die Krone hatte einen Durchmesser von dreiundzwanzig Metern. Der uralte Riese war immer noch mit schönen grünen Blättern geschmückt, obwohl viele Löcher in dem knorrigen Stamm mit Zement verschmiert waren, um den Baum am Leben zu erhalten.

Ich war tief beeindruckt von der Langlebigkeit und Vitalität dieses einzigartigen Geschöpfs. Was hatte der Baum im Lauf seines langen Lebens nicht schon durchmachen müssen! Römische Legionäre hatten unter seinen Zweigen gelagert. Er war älter als Jesus Christus. Und er hatte einem harten Klima widerstehen müssen. Mehr als zweitausend strenge, schneereiche Winter waren über ihn hinweggegangen! Erstaunlich!

Ich habe Bäume schon immer geliebt und halte sie für die großartigste Leistung der Schöpfung. Durch Photosynthese versorgen sie uns mit Sauerstoff. Wenn das Holz im Herd verbrennt, schützen sie uns vor der Kälte. Ihre Stämme liefern uns das Bauholz. Die ersten Hütten, Boote, Sitzgelegenheiten von den einfachsten bis zu den feinsten, das alles wird aus Holz hergestellt. Der Baum bietet Tieren, Vögeln, Insekten und sogar Menschen Zuflucht. Und die Früchte vieler Bäume ernähren uns. Bäume verlangen nichts von uns, sondern sind stets bereit, uns etwas zu geben – welcher Gegensatz zur Natur des Menschen!

Ja, mir sind die Bäume entschieden lieber als die Menschen!

Ich setzte mich unter das Blätterdach der Eiche und dachte nach. Ich dachte an all meine Bekannten, die ebenso wie ich ohne ihre Schuld von den Kommunisten verfolgt worden waren. Sie alle zogen vor meinem geistigen Auge vorüber – mein Professor, Dr. A. Geselewitsch, der »entwurzelte Kosmopolit«, der Chirurg S. Judin, der Komponist Dimitri Schostakowitsch, der Dichter Boris Pasternak. Und vor allem dachte ich natürlich an meinen Vater.

Sie alle hatten zwar überlebt, es war ihnen aber nicht gelungen, die Wunden zu heilen, die ihre Moral davongetragen hatte. Auch bei meinem Vater waren diese Narben nicht verheilt. Und wie viele Menschen waren dabei zugrunde gegangen? Nein, ich wollte nicht einer von ihnen sein. Ich war fest entschlossen, körperlich und geistig zu überleben. Aber wie? Es würde nur möglich sein, wenn ich Rußland verließ.

All diese Gedanken gingen mir durch den Kopf, während über mir die Blätter an den Zweigen der Eiche rauschten. Ich spürte, wie die Weisheit des uralten Baumes mir in die Seele drang. Meine Augen öffneten sich, und ich konnte jetzt sehen, daß alles, was mich bedrängte, kein unglücklicher Zufall war, sondern eine unausweichliche Kette von Ereignissen. Ich war nicht dazu geschaffen, in Sowjetrußland zu leben. Für die Kommunisten war ich ein Fremdkörper. Seit sie die Macht übernommen hatten, vernichteten sie alles Positive und Fortschrittliche in diesem Lande. Sie hatten eine blutige Furche des rücksichtslosen Terrors durch die Geschichte Rußlands gezogen und ihre Ideologie einem Volk aufgezwungen, das sich diesem System in seiner großen Masse innerlich widersetzte. Ich war nur ein Staubkörnchen auf ihrem Weg, aber ein fremdes Staubkörnchen – und deshalb mußte ich ausgelöscht werden wie Hunderttausende vor mir. Wenn ich bleiben wollte, der ich war, dann hatte ich keine andere Wahl; ich mußte Rußland verlassen. Ich mußte es nicht nur um meiner selbst willen tun, sondern auch um meines Sohnes willen.

36
Bruch mit den Privilegien

Irina und ich kamen unausgeruht und mit neuen Sorgen belastet nach Hause zurück. Wir mußten vor allem mit unseren Eltern und unserem Sohn über unser Vorhaben sprechen und ihnen den Entschluß, das Land zu verlassen, begründen.

Ich setzte mich mit meinem Sohn in die Küche und sagte:

»Deine Mutter und ich sind zu der Überzeugung gelangt, daß es am besten wäre, Rußland für immer zu verlassen.«

Der Gedanke schien ihn nicht zu beunruhigen. »Wohin sollen wir gehen?«

»Nach Amerika.«

»Großartig!« rief er in jugendlichem Übermut.

»Ja, großartig, aber ich bin nicht sicher, daß man mir die Genehmigung zur Auswanderung erteilen wird. Wenn mein Antrag abgelehnt wird und du bei uns bleibst, dann wirst du wahrscheinlich am meisten darunter leiden müssen.«

»Warum ich?«

»Deine Mutter und ich, wir haben den besten Teil unseres Lebens hinter uns. Aber dein Leben liegt noch vor dir. Wir müssen damit rechnen, daß man dir die größten Schwierigkeiten machen wird, sobald wir das Ausreisevisum beantragt haben. Du wirst ihrer Willkür schutzlos ausgeliefert sein, und was noch schlimmer ist, ich werde dir nicht helfen können.«

Er wehrte sich gegen diesen Gedanken. »Warum?«

»Im gleichen Augenblick, in dem du dein Ausreisevisum beantragst, betrachtet man dich als Regimegegner. Man wird dich wahrscheinlich bei jeder Prüfung durchfallen lassen, du wirst dein Studium aufgeben müssen und in die Armee eingezogen werden. Dort wird man dich so behandeln, daß du blutige Tränen weinen wirst. Denke einmal darüber nach.«

Er senkte den Kopf und schwieg. Dann sagte er: »Wir sollten es versuchen.«

Die vierzigjährige Sekretärin des Dekans, Schanna L. war im Aufzug ihres staatseigenen Wohnblocks am gleichen Tage, an dem die Listen der zum Studium zugelassenen Studenten veröffentlicht wurde, erstochen aufgefunden worden. Schannas Mann, ein hoher Funktionär beim Zentralkomitee der Kommunistischen Partei, hatte bei den Strafverfolgungsbehörden Himmel und Hölle in Bewegung gesetzt, um den oder die Mörder ausfindig zu machen. Allerdings wäre es ihm besser bekommen, wenn er geschwiegen hätte, denn bei der Untersuchung wurden für ihn sehr peinliche Dinge aufgedeckt. Es stellte sich heraus, daß seine Frau im Zusammenhang mit einer Bestechungsaffäre ermordet worden war. Sie und mehrere Professoren hatten sich von Bewerbern für die Zulassung zum Studium bezahlen lassen.

Zwei junge Georgier, die ihre Aufnahme in die Hochschule beantragt hatten, die Prüfung jedoch nicht bestanden, wurden festgenommen. Bei ihrem Verhör gestanden sie, Schanna jeweils fünftausend Rubel bezahlt zu haben. Nun wurden alle Angestellten der Hochschule von dem Beamten der Abteilung zur Aufklärung von Wirtschaftsverbrechen verhört und alle Akten der Zulassungsstelle geprüft. Auch ich wurde vernommen, aber die Sekretärin war während meines Urlaubs ermordet worden, und außerdem hatte ich nie etwas mit den Zulassungen zu tun gehabt. Natürlich erwähnte die Presse die Bestechungsaffäre und den Mord mit keinem einzigen Wort.

Der Dekan war so sehr mit dieser Affäre beschäftigt, daß er für nichts anderes Zeit hatte. Gegen ihn war ebenso wie gegen alle anderen Mitglieder des Parteikomitees ein Untersuchungsverfahren eröffnet worden, und zwar nicht nur von den Strafverfolgungsbehörden, sondern auch von einem Ausschuß des Distriktparteikomitees, was noch unangenehmer war. Nun fürchtete der Dekan die schlimmsten Folgen für den Fall, daß alle diese Praktiken bekannt wurden. Wir Ärzte wußten genau, wie korrupt die Verwaltung der Hochschule war, und deshalb überraschte es mich nicht, als der Dekan sich zunächst weigerte, mit mir zu sprechen. Mein Fall bedeutete für ihn eine weitere schwere Belastung. Doch irgendwie befriedigte es mich zu wissen, daß ich in meiner schwierigen Lage nicht allein war.

Unter diesen Umständen hätte ich dafür sorgen können, daß einige Abteilungsdirektoren unserer Hochschule und nicht ich entlassen wurden. Ich hätte den Untersuchungsbeamten nur die entsprechenden Hinweise geben müssen. Aber das hätte zu weiteren internen Kämpfen geführt, und ich war zu erschöpft, um so etwas durchzustehen. Meine bisherigen Erfahrungen genügten mir. Ich hatte genug davon und wollte nur noch das Land verlassen. Ich wollte keine neue Intrige beginnen, und es war mir vollkommen gleichgültig, wer sich hier bekämpfte, wer entlassen wurde und wer seinen akademischen Rang verlor. Mir kam es einzig und allein darauf an, mich in aller Ruhe von diesen Leuten zu trennen und einen möglichst großen Abstand zwischen ihnen und mir zu gewinnen.

Ich übergab dem Dekan einen Antrag auf Entlassung innerhalb eines Monats. Während dieser Zeit wollte ich mir eine neue Arbeit suchen. Natürlich hatte ich das bittere Gefühl, eine Niederlage erlitten zu haben. Trotz meiner ehrgeizigen Zukunftspläne bedeutete mein Antrag den Verzicht auf alles, was ich seit vielen Jahren angestrebt und für einen sehr hohen Preis erreicht hatte.

Ich war schon seit vielen Jahren mit dem angesehenen Professor für Immunologie, Alexander I. befreundet. Er war Jude und etwa so alt wie ich. Schon vor einigen Jahren hatte er sich entschlossen, seine Stelle aufzugeben und nach Israel auszuwandern. Aber er war als Geheimnisträger der dritten Sicherheitskategorie registriert und hatte Zugang zu wissenschaftlichem Material, über das nichts veröffentlicht wurde. Deshalb durfte er und seine Frau Rußland nicht verlassen. Mein Freund versuchte nun, in einem anderen Forschungsbereich zu arbeiten, um sich einigermaßen durchzubringen, bis die Wartezeit abgelaufen war. Aber niemand wollte ihn anstellen. Während er sich ein ganzes Jahr vergeblich um eine neue Stelle bemüht hatte, war er zum Experten auf dem Gebiet der Auswanderungsbestimmungen geworden und konnte mich mit wichtigen Informationen versorgen.

»Am günstigsten wird es sein, wenn Sie eine Stelle als Berater in einer Abteilung finden, die für die ambulante Behandlung von Patienten zuständig ist«, sagte er mir. »Dort gibt es keine einschränkenden Bestimmungen für die Einstellung von Mitarbeitern. Das wäre eine geeignete Durchgangsstation, auf der Sie bis zu Ihrer Auswanderung arbeiten könnten. Zahlreiche Ärzte haben Rußland verlassen, und sie alle konnten praktisch bis zum letzten Tag an solchen kommerziellen ambulanten Kliniken arbeiten. Und außerdem ist die Bezahlung auch nicht schlecht; drei Rubel in der Stunde.«

Ich folgte seinem Rat und bewarb mich bei der Kommerziellen Klinik Nummer 6 in der Petrowka-Straße. Das System der kommerziellen ambulanten Kliniken widersprach eindeutig den gesetzlichen Bestimmungen über die kostenlose medizinische Versorgung, aber es existierte mit Zustimmung der Behörden. Die Patienten bezahlten für die Untersuchungen, Analysen und Röntgenaufnahmen sowie die Behandlung bestimmte niedrige Sätze, aber die Kosten für den einzelnen betrugen schließlich doch durchschnittlich etwa fünfundzwanzig Rubel. Die kommerziellen Kliniken waren sehr beliebt und mit Patienten aus dem ganzen Lande ständig überfüllt. Hier arbeiteten erfahrene Ärzte, die oft noch Sonderhonorare verlangten. Damit verschafften sie sich einen lohnenden Nebenverdienst.

Die Klinik Nummer 6 war in einem Rückgebäude an einem kleinen schmutzigen Innenhof untergebracht. Es war ein schon recht baufälliges altes Holzhaus. Die Räume waren zu klein, und die Atmosphäre war bedrückend. Die Patienten mußten stundenlang Schlange stehen, um sich registrieren zu lassen, zu bezahlen und von den Ärzten untersucht zu werden. Der Chefarzt war mein alter Bekannter, Dr. Michail Chutorenko, ein ehemaliger Oberarzt aus dem Kreml-Krankenhaus. 1960 hatte er Dr. Jasykow und mich zur Datscha von Chruschtschow mitgenommen. Jetzt war er pensioniert und hatte, um nicht untätig herumzusitzen, die Arbeit in diesem Krankenhaus aufgenommen. Er erkannte mich nicht wieder, und ich beschloß, ihn nicht an unsere damalige Zusammenarbeit zu erinnern. Wenn ich meinen Antrag auf Auswanderung stellte, sollten möglichst wenige Menschen über mich Bescheid wissen. Die Klinik brauchte einen Orthopäden, und so konnten wir uns bald einigen. Ich wurde auf mein Anfangsgehalt zurückgestuft, aber das machte mir nicht viel aus, denn ich wollte nicht länger als ein Jahr dort arbeiten. Wir hatten genug gespart, um eine Zeitlang sorgenlos leben zu können.

Die Arbeit war nicht sehr aufregend, aber jeder Stellenwechsel ist interessant, denn man macht neue Bekanntschaften und lernt neue Arbeitsbedingungen kennen. Der Chefchirurg der Klinik war der über fünfzig Jahre alte, hochgewachsene jüdische Arzt Dr. W. Sanjuk. Er machte einen guten Eindruck auf mich, war immer höflich und ein guter Gesprächspartner. Ich sagte ihm nichts von meinen Plänen, sondern teilte ihm nur mit, daß ich vorübergehend in seiner Klinik arbeiten wolle, bis ich ein neues Forschungslaboratorium eingerichtet hätte, um mich dann wieder ganz der Forschung widmen zu können. Ich weiß nicht, ob er mir glaubte, aber er stellte keine weiteren Fragen. Sehr bald stellte ich fest, daß er der Parteisekretär in der Klinik war und meine Verschwiegenheit ihn veranlaßt hatte, mich für die Einstellung zu empfehlen.

Eines Tages saßen wir zusammen und unterhielten uns über vergangene Zeiten. »Die jüdische Frage liegt mir sehr am Herzen«, sagte er mir. »Wenn Sie nur wüßten, wie sehr mich alles berührt, was mit dieser Frage in Zusammenhang steht!«

Wir wurden gute Freunde. Er lud Irina und mich zum Essen ein, und seine Frau Bronja setzte uns einen köstlichen gefüllten Fisch vor. In seinem Haus spürte man deutlich die jüdische Tradition. Er besaß eine große Sammlung jüdischer Schallplatten und hatte eine besondere Vorliebe für israelische Lieder.

Unter seinem Einfluß entwickelte ich zum ersten Mal ein starkes Interesse für die Geschichte und die Traditionen der Juden. Ich wurde zwar nicht religiös, aber zum Jom Kippur 1977 fastete ich, um meinen jüdischen Landsleuten nahe zu sein.

Sehr günstig war es für mich, daß meine neue Arbeit nur wenig Zeit in Anspruch nahm. So konnte ich mich intensiv um meine privaten Angelegenheiten kümmern. Und ich war Alexander I. sehr dankbar dafür, daß er mir einen so angenehmen Arbeitsplatz verschafft hatte. Aber er selbst konnte tun, was er wollte, fand aber keine neue Stelle. Seine Bewerbungen wurden abgelehnt, weil er Jude war und einen Ausreiseantrag gestellt hatte. Was sollte er tun? Nach geltendem Recht konnte er offiziell in die Kategorie der *tunejadets* (sozialen Parasiten) eingestuft und aus Moskau verbannt werden. Außerdem waren alle seine Ersparnisse aufgebraucht, und er konnte seinen Lebensunterhalt nicht mehr bestreiten.

Nach einem entbehrungsreichen Jahr fand er schließlich eine Stelle als Nachtwächter im Journalistenklub. Bei der Besetzung so untergeordneter Posten spielte es keine Rolle, wenn der Bewerber Jude war. Hier arbeitete er jede dritte Nacht und bekam sechzig Rubel im Monat dafür.

»In meinem ganzen Leben habe ich keine so angenehme Arbeit gehabt«, erzählte er mir fröhlich. »Erstens ist es die einzige Stelle, wo niemand mich nach meiner Nationalität fragt. Zweitens arbeite ich ganz allein und muß mich nicht über irgendwelche Dummköpfe und ihre idiotischen Versammlungen ärgern. Aber vor allem habe ich viel freie Zeit, kann die Bibliothek benutzen und meine wissenschaftlichen Aufsätze schreiben. Natürlich habe ich nicht viel zu essen, aber irgendwie reicht es, um mein Gehirn zu ernähren. Und ich habe mich noch niemals so frei gefühlt!«

Ich machte den zum Nachwächter degradierten Professor und den kommunistischen Zionisten miteinander bekannt. Sie kamen gut miteinander aus. Wir potentielle Emigranten schlossen im allgemeinen sehr bald Freundschaft, denn wir hatten viele gemeinsame Probleme. Der Professor, der jetzt als Nachtwächter arbeitete, hörte sich gern die jüdischen Lieder in der Wohnung des kommunistischen Zionisten an, während dieser von den Geschichten des Professors über die Juden fasziniert war, denen die Behörden die Ausreise verweigert hatten. Auch mich fesselten seine Erzählungen. Allmählich veränderte sich mein Freundeskreis. Ich dachte nur noch an meine Auswanderung, und was bisher im Mittelpunkt meines Lebens gestanden hatte, war mir völlig gleichgültig geworden;

die wissenschaftlichen Leistungen, meine Karriere und der Erfolg.

Ich hatte mir das Valium abgewöhnt, schlief gut, hatte meine »Herzschwäche« überwunden und spürte keine Beklemmungen mehr in der Brust. Nachts umarmte ich meine Irina wieder mit jugendlicher Leidenschaft.

Ja, in mir und um mich her hatte sich alles verändert. Ich blickte ohne Ängste und Sorgen in die Zukunft und erwartete neue und erregende Entwicklungen. Ich rechnete nicht damit, ein leichtes Leben führen zu können, und wollte das auch nicht; es sollte ein *anderes* Leben werden.

Und ebenso wie der Professor, den man zum Nachtwächter gemacht hatte, fühlte ich mich so frei wie nie zuvor.

37

Werden sie den Antrag genehmigen?

Nur aus der Gerüchteküche konnten wir erfahren, was wir tun mußten, um eine Auswanderungsgenehmigung zu bekommen, denn das ist die einzige einigermaßen zuverlässige Informationsquelle, die dem russischen Bürger zur Verfügung steht. Von den Behörden erfuhren wir nichts, obwohl 1977 die Auswanderung bereits acht Jahre in Gange war und einhundertfünfzigtausend Juden, fast fünf Prozent der jüdischen Bevölkerung Rußlands, das Land verlassen hatten. Einen solchen Exodus hatte Rußland in seiner tausendjährigen Geschichte noch nie erlebt. Nach der Revolution von 1917 war jede Auswanderung offiziell verboten worden. Und jetzt hatte sie gewaltige Proportionen angenommen. Die Auswanderung war das Hauptgesprächsthema aller Juden. Einige waren schon abgereist, andere standen kurz davor, wieder andere bereiteten sich auf den entscheidenden Schritt vor, und die meisten hatten Bekannte, die schon ausgewandert waren.

Meine Freunde, der Professor und Nachtwächter und der kommunistische Zionist und ich hatten inzwischen viele nützliche Informationen gesammelt. Wir wußten, was und in welcher Reihenfolge wir unternehmen mußten, um ein Auswanderungsvisum zu bekommen, das es uns ermöglichen würde, in die Vereinigten Staaten oder nach Israel zu reisen. Wir hatten uns ein Leben lang daran gewöhnt, Gerüchte auszuwerten, und waren jetzt zu regelrechten Radargeräten geworden. Unsere Erfahrung half uns, den Inhalt der verschiedensten Gerüchte zu beurteilen und den Weizen von der Spreu zu trennen.

Nun kündigte auch Irina ihre Stelle. Nach unserem Plan sollte sie ihre Arbeit aufgeben, bevor wir den Antrag auf Auswanderungsgenehmigung stellten, um zu vermeiden, daß ihre Arbeitsstelle in unserem Antrag erwähnt wurde. Das Institut für Mikrobiologie und Epidemiologie war eine halbwegs geheime Einrichtung, wo bakteriologische Waffen entwickelt wurden, und obwohl Irina mit der geheimen Forschung nichts zu tun hatte, hielten wir es für angezeigt, daß sie vor der Antragstellung ihre Stelle aufgab. Der Institutsdirektor, Dr. O. Barojan, ein alter Parteispitzel, kannte nicht den wirklichen Grund für die Kündigung Irinas und versprach ihr eine Beförderung und eine Gehaltsaufbesserung, um sie zu halten. Aber sie sagte ihm, sie habe schon eine bessere Stelle gefunden.

Es amüsierte mich, daß wir den verschlagenen armenischen Fuchs hinters Licht geführt hatten. Aber es war nicht so leicht, ihre jüdischen Kollegen und Kolleginnen zu täuschen. Viele von ihnen konnten sich denken, weshalb Irina ihre Arbeit aufgab.

Eines Tages war es soweit: die Post brachte die Einladungen für uns und meine Eltern nach Israel. Sie kamen von Assja Berlowitsch. Ich hatte diesen Namen noch nie gehört, aber das war gleichgültig. In ihrem offiziell registrierten und abgestempelten Brief bat sie die russische Regierung, ihren Verwandten, und damit meinte sie uns alle, die Auswanderung nach Israel zu erlauben, um endlich die Zusammenführung der Familie zu ermöglichen.

Damit war der Augenblick gekommen, uns offiziell um die Ausreisegenehmigung zu bemühen. Unser Sohn ging zum Dekan seiner Medizinischen Hochschule und legte ihm ein Gesuch vor, in dem er angesichts seiner bevorstehenden Abreise nach Israel um ein Dokument bat, das seinen Status als Medizinstudent bescheinigte. Irina und ich warteten besorgt auf das Ergebnis. Vielleicht würde Wladimir sofort von der Schule gewiesen werden, und vielleicht weigerte sich der Dekan, eine solche Bescheinigung zu unterschreiben. Er hatte mir allerdings schon bevor ich ihm gesagt hatte, daß wir nach Israel auswandern wollten, sein Wort gegeben, meinem Sohn nicht zu schaden. Jeder, der einen Antrag auf Auswanderungsgenehmigung stellt, wird automatisch zum Ausgestoßenen, und alle vorher ihm gegenüber eingegangenen Verpflichtungen gelten als null und nichtig. Man zieht einen scharfen Trennungsstrich zwischen der Zeit vorher und nachher.

Bevor mein Sohn sich auf den Weg machte, sagte ich ihm: »Vielleicht wird man versuchen, dir die Auswanderung auszureden, man wird dir moralische Vorhaltungen machen und verlangen, daß du an deine Zukunft denkst und dich von niemandem beeinflussen läßt. Darauf mußt du antworten: ›Meine Eltern haben sich entschlossen zu gehen, und ich muß sie begleiten.‹ Gib uns alle Schuld und erwecke den Eindruck, daß du dich nicht gegen unseren schlechten Einfluß wehren kannst.«

Am Abend kam der junge Mann mit strahlendem Gesicht nach Hause: Der Dekan hatte die Bescheinigung unterschrieben und ihm keine Moralpredigt gehalten. In seinem Büro hatte unser Sohn einen anderen jüdischen Studenten getroffen, der ein ähnliches Anliegen hatte. In Gegenwart des Dekans hatten die beiden jungen Leute geschwiegen, aber als sie auf der Straße waren, waren sie sich vor Freude lachend in die Arme gefallen.

Ich selbst ging nun zum Chefarzt meiner Klinik und bat ihn, meine Auswanderungspapiere zu unterschreiben. Ich wußte, daß er im Rang eines Obersten des KGB stand, und bereitete mich innerlich auf ein peinliches Gespräch vor. Aber zu meinem größten Erstaunen warf er nur einen kurzen Blick auf meinen schriftlichen Antrag und unterschrieb ihn, ohne ein Wort zu sagen. Mein Freund, der kommunistische Zionist, erzählte mir am Abend des gleichen Tages, Chutorenko habe ihm gesagt: »Wissen Sie, Professor Goljachowski hat mir einen Antrag auf Auswanderungsgenehmigung nach Israel vorgelegt.«

»Was Sie nicht sagen!« Mein Freund tat so, als sei er empört und überrascht. Als Parteisekretär der Klinik war es seine Pflicht, ein solches »Verbrechen« zu verurteilen.

»Ich habe seine Papiere unterschrieben«, fuhr der Chefarzt fort. »Schließlich ist es seine Sache zu entscheiden, ob er gehen will. Manchmal gerät man bis über beide Ohren in Schwierigkeiten, wenn man nur die Wohnung wechseln will, während ein Antrag auf Auswanderung ... Nein, lassen Sie ihn gehen, es ist seine Sache.«

»Richtig«, sagte der Parteisekretär, der sich bereits entschlossen hatte, demnächst in meine Fußstapfen zu treten.

Ich füllte die notwendigen Formulare aus und brachte sie in das Büro des OWIR. Polizeileutnant Marina Durawko, die mich schon kannte, begrüßte mich mit einem Lächeln. Sie wußte noch, daß mir einflußreiche Leute geholfen hatten, eine Genehmigung für die Reise nach Jugoslawien zu bekommen. Als sie auf dem Formular aber die Worte »nach Israel« las, hob sie überrascht die dünnen Augenbrauen.

»Aber, aber, Herr Doktor, Sie kommen schnell voran; zuerst nach Jugoslawien und jetzt nach Israel ...«

»Nun, Sie wissen, solche Dinge kommen vor«, antwortete ich zurückhaltend.

Das Lächeln verschwand aus ihrem Gesicht, und ich ging mit einem ganz neuen Gefühl hinaus auf die Straße: Die Würfel sind gefallen, der Rubikon ist überschritten! Jetzt gab es kein Zurück mehr.

Die obligatorischen sechs Monate, die wir auf eine Antwort warten mußten, zogen sich unendlich in die Länge. Wie würde sie aussehen, Genehmigung oder Ablehnung?

Meine Verbindungen zur Außenwelt brachen ab. Ich schrieb keine Artikel mehr für die russischen Fachzeitschriften, nahm nicht mehr an den Sitzungen der wissenschaftlichen Beiräte teil, zu denen ich offiziell noch gehörte, und behandelte keine Patienten mehr in der Ambulanten Klinik des Innenministeriums. Ehemalige Freunde mieden uns.

Andere Bekannte, mit denen wir keine so engen Beziehungen unterhalten hatten, verhielten sich anders. Wenn sie uns trafen und erfuhren, daß wir auswandern wollten, riefen die meisten von ihnen erregt aus: »Das ist ja großartig! Wenn wir das doch auch könnten!«

Eine ehemalige Kollegin von Irina, die mit einem TASS-Korrespondenten in Österreich verheiratet war, verbreitete das Gerücht, ich werde vom KGB mit einem nachrichtendienstlichen Auftrag ins Ausland geschickt.

Das Warten war nervenaufreibend. Unser Sohn besuchte immer noch die Vorlesungen an der Medizinischen Hochschule, und ich arbeitete an der kommerziellen Ambulanten Klinik. Niemand versuchte, uns irgendwelche Schwierigkeiten zu machen. Durch Bekannte erfuhr ich, daß Beamte des KGB zur Medizinischen Hochschule gekommen waren und meine Personalakte durchgesehen hatten, um festzustellen, ob ich irgendwann etwas mit Geheimprojekten zu tun gehabt hätte.

Ich verkaufte meinen Wagen und meinen Stellplatz in der Gemeinschaftsgarage für zehntausend Rubel, nähte das Geld in meine Taschen ein und suchte nach Gelegenheiten, Edelsteine zu kaufen, um wenigstens einen Teil unseres Vermögens ins Ausland retten zu können.

Alle vier Wochen rief ich beim OWIR an und fragte Leutnant Durawko nach dem Stand der Dinge, bekam jedesmal die gleiche stereotype Antwort: »In Ihrem Fall ist noch nichts entschieden.«

Nach den in jüdischen Kreisen kursierenden Gerüchten erhielten achtzig bis fünfundachtzig Prozent der Antragsteller die Erlaubnis, das Land zu verlassen. Das bedeutete immerhin, daß fünfzehn bis zwanzig Prozent der Anträge abgelehnt wurden und niemand mit Sicherheit sagen konnte, wie die Entscheidung in seinem Fall aussehen werde.

Ich verbrachte manche Nacht bis zum Morgengrauen in meinem Arbeitszimmer, denn die Ungewißheit und die damit verbundenen Sorgen ließen mich nicht schlafen. Früher hatte ich an diesem Schreibtisch wissenschaftliche Berichte oder Gedichte geschrieben und Skizzen von den von mir entwickelten Prothesen gezeichnet, aber jetzt hatte ich nichts mehr zu tun. Eine einzige Frage ging mir immer wieder durch den Kopf: Würde man uns gehen lassen oder nicht? Manchmal setzte sich Irina, die auch nicht schlafen konnte, zu mir. Dann saß sie mir mit untergeschlagenen Beinen auf einem Lehnstuhl gegenüber, und wir beide hingen schweigend unseren Gedanken nach.

Ich beschäftigte mich aber auch noch mit einem anderen Problem: Wenn mein Antrag auf Auswanderungsgenehmigung abgelehnt werden sollte, was würde ich dann tun? Ich hatte es seit jeher verabscheut, mich schweigend irgendwelchen Zwängen zu beugen. Bisher hatten mich die Behörden nicht direkt angegriffen, und deshalb hatte ich auch nicht meine Stimme gegen sie erhoben. Aber wenn man mir das Recht, auszuwandern, verweigern sollte, dann würde ich mich dagegen wehren. Ich bereitete mich sogar innerlich darauf vor, ein aktiver Dissident zu werden. Ich hielt es auch für möglich, daß man mich schließlich ins Gefängnis werfen oder in einem Konzentrationslager einsperren würde. Der Gedanke daran konnte mich aber nicht umstimmen. Sollte es so weit kommen, dann mußte ich es als mein Schicksal annehmen. Ich mußte an das alte Gefängnis in Tschistopol mit seinen mit Brettern vernagelten Fenstern und der schmutzigen grauen Fassade hinter dem hohen Zaun denken. Das könnte mein letztes Zuhause werden!

Irina hatte ihre eigenen Sorgen. Wie würde unser Neubeginn in Amerika aussehen? Was erwartete unseren Sohn? Würden wir Arbeit finden können? Wie würden wir die unvermeidlichen Anfangsschwierigkeiten durchstehen, auf die wir stoßen mußten, bevor wir wieder Fuß gefaßt hatten? Irina war fünfundvierzig Jahre alt, und die Bedenken einer Frau ihren Alters angesichts einer so gewaltigen Umstellung waren verständlich.

So seltsam es klingen mag, ich machte mir um unsere Zukunft im Amerika keine besonders großen Sorgen. Ich wußte, das Leben dort würde für uns alle nicht leicht sein, besonders aber für mich, denn ich sprach fast kein Englisch und würde ein medizinisches Examen bestehen müssen.

Mitte Dezember 1977 sagte mir Leutnant Durawko auf meine Anfrage: »Rufen Sie mich am 30. Dezember noch einmal an.«

Diese Aufforderung löste Furcht und Hoffnung in uns aus, und wir warteten ungeduldig auf die Entscheidung. Am Morgen des 30. Dezember 1977 wählte ich die Nummer des OWIR und hörte die Stimme von Leutnant Durawko:

»Ihre Ausreise ist genehmigt, zusammen mit Ihrer ganzen Familie.«

Wir hatten gesiegt!

Unser Sohn rief uns von der Hochschule aus an, und als er die gute Nachricht gehört hatte, kam er sofort nach Hause. Nachdem bekanntgeworden war, daß er auswandern wollte, war die Atmosphäre dort für ihn so bedrückend geworden, daß er kaum noch atmen konnte. Die Nachricht kam gerade noch rechtzeitig. Er sollte sich demnächst vom Psychiater Dr. Sneschnewskij untersuchen lassen. Nun wurde ihm die Demütigung erspart, den Verrückten zu spielen. Ich ging sofort zu meinen Eltern, um ihnen die Nachricht zu überbringen. Meine Mutter weinte vor Freude, aber mein Vater machte sich Sorgen um die Zukunft. Dann ging ich zu meiner Schwiegermutter und ihrem Mann. Nachdem sie erfahren hatte, daß wir auswandern wollten, hatte sie kein Wort mehr mit Irina gesprochen. Jetzt mußte ich vor unserer Abreise Frieden mit ihr schließen. Sie bekam einen hysterischen Anfall, weinte und jammerte und beschwerte sich besonders über das Verhalten von Irina. Ich hörte ihr geduldig zu. Schließlich hatte ich es jahrelang mit ihr ausgehalten, und ein paar Tage mehr oder weniger machten jetzt nichts mehr aus.

Am folgenden Tag feierten wir Silvester und begrüßten zu Hause das Neue Jahr. Wir wußten, daß wir 1978 Rußland verlassen und nach Amerika gehen würden. Wir waren noch nie so glücklich gewesen.

Wir blickten durch das Fenster in die frostklare Nacht, wo am Himmel ein heller Stern funkelte. Es war unser Glücksstern.

38

Bürokratische Zerreißproben

Wir mußten noch einige Wochen auf die Ausreisevisa warten. Unsere Ungeduld wurde täglich größer. Von Zeit zu Zeit rief ich Leutnant Durawko an, bekam aber jedesmal die gleiche stereotype Antwort: »Ihre Visa sind noch nicht fertig.«

Ich hörte angestrengt auf den Ton ihrer Stimme, manchmal schien es mir, als lächle sie und wolle mich trösten: »Machen Sie sich keine Sorgen, alles wird in Ordnung gehen.« Dann wieder hatte ich den Eindruck, als wolle sie mir in strengem Ton sagen, unser Schicksal sei immer noch nicht entschieden. Ich schwankte zwischen Freude und Verzweiflung. Nur ein Verliebter konnte die Stimme einer Frau mit solchem Eifer zu interpretieren suchen. Endlich kam der Tag, an dem sie mir freundlich mitteilte: »Morgen können Sie Ihre Visa abholen. Bringen Sie auch das Geld mit, das Sie dafür bezahlen müssen.«

»Vielen, vielen herzlichen Dank!«

Jeder von uns mußte für das Privileg, auf seine Staatsbürgerschaft zu verzichten, fünfhundert Rubel bezahlen.

»Wenn ich nun meine sowjetische Staatsbürgerschaft wiederbekommen wollte«, fragte ich die Schalterbeamtin bei der Sparkasse, »wieviel würde das kosten?«

Sie sah mich an, als sei ich verrückt geworden, und reichte mir ein Antragsformular. »Hier steht«, sagte sie, »daß die Gewährung der Staatsbürgerschaft fünfzig Kopeken kostet.«

Das war ein Tausendstel dessen, was man für den Verzicht

auf die Staatsbürgerschaft bezahlen mußte! Am liebsten hätte ich laut gelacht.

Mit den Papieren in der Tasche nahm ich ein Taxi und fuhr zum Büro der Aeroflot am Fronze-Kai. Zunächst mußte ich Flugkarten nach Wien besorgen. Alle Juden mit israelischen Visa machten zunächst Zwischenstation in Wien. Hier übernahmen von der israelischen und amerikanischen Regierung finanzierte philanthropische Verbände die weitere Betreuung der Emigranten. Jeder von uns durfte nur neunzig Rubel in amerikanische Währung ($ 135) umtauschen, und so überschritten wir die Grenze praktisch vollkommen mittellos.

Ich beschloß, Flugkarten erster Klasse für unsere TU-134 zu besorgen. *Dort* wollte ich gern als armer Mann ankommen, aber *dieses* Land wollte ich als wohlhabender Mann verlassen und folgte damit einer alten russischen Tradition. »Die Stewardessen sollen uns mit Cognac und Kaviar verwöhnen, wie es Flugpassagieren der ersten Klasse zusteht«, dachte ich. »Wer weiß, wann wir uns wieder einen solchen Luxus leisten können.«

Am nächsten Morgen, es war noch dunkel, machte ich mich auf den Weg zur holländischen Botschaft, welche die israelischen Interessen in Rußland vertrat. Hier wurden die Einreisevisa nach Israel abgegeben. Ich war nun nicht mehr sowjetischer Staatsbürger, und als ich durch die Straßen Moskaus ging, ergriff mich ein ganz eigenartiges Gefühl, eine fast ekstatische Freude. Ich dachte ständig daran, daß ich ein gültiges Ausreisevisum und nicht mehr einen sowjetischen Paß in der Tasche hatte. Neben diesem Erfolg verblaßte alles andere, was ich bisher geleistet hatte. Meine Frau, mein Sohn, meine Eltern und ich selbst durften dieses Land verlassen! Wir waren frei!

Die Menge vor der holländischen Botschaft irritierte die Polizisten, die augenscheinlich den Befehl hatten, dafür zu sorgen, daß am Eingang kein Gedränge entstand, der Verkehr nicht behindert wurde und ausländische Journalisten nicht unnötig auf diese Vorgänge aufmerksam gemacht würden. Sie versuchten, die Menschen dazu zu bewegen, daß sie auseinandergingen und einzeln zurückkamen, sie drängten sich aber nur noch enger aneinander. Die hinter mir Stehenden drückten mich nach vorn gegen meinen Vordermann. Es war wie zu den Stoßzeiten in der Untergrundbahn. Aber ich wollte meinen Platz nicht räumen und wehrte mich dagegen, daß andere versuchten, sich an mir vorbeizudrücken. Schließlich gab der Polizist den Versuch auf, uns auseinanderzutreiben, und ließ uns in Ruhe.

Die Wartenden wurden in Gruppen von zehn bis fünfzehn in das Gebäude eingelassen. Die Polizeibeamten prüften ihre Visa und verglichen die Fotos mit den Gesichtern der Personen, die sie vorzeigten. Ihnen kam es vor allem darauf an, daß kein Unbefugter den geheiligten Bereich der Botschaft betrat. Die Polizei wußte, daß viele, die sich um eine Auswanderung bemühten, versuchten, ihre persönlichen Dokumente in holländischem Diplomatengepäck außer Landes zu schmuggeln. Deshalb durfte niemand eine Aktentasche mitnehmen. Aber die Emigranten wußten das und versteckten ihre Papiere deshalb in ihren Taschen oder sogar in Hosen und Röcken. Ich war erstaunt, wie genau meine Nachbarn in der Schlange über alle Einzelheiten des ganzen Vorgangs der Auswanderung unterrichtet waren. Ich hörte Gesprächsfetzen wie die folgenden: »Siehst du, heute sind viel mehr Menschen gekommen als gestern.« »Viele kommen aus Kiew, um sich ihre neuen Einladungen abzuholen. In letzter Zeit sind viele Anträge abgelehnt worden.« »Heute sind die Bullen nicht so bösartig wie sonst.« »Sie sind noch nicht in der richtigen Stimmung. Warte nur, bis sie hungrig und müde geworden sind.«

Schließlich wurde auch ich hineingelassen, noch einmal überprüft und mit den anderen in den ersten Stock hinaufgeführt. Von Zeit zu Zeit kam eine hübsche junge Frau mit einem Packen Visa in der Hand aus einem Büro in den Flur und rief die Namen der Antragsteller auf. Man konnte sie aber in dem lauten Stimmengewirr nicht verstehen, und deshalb wurden die Namen von Mund zu Mund weitergegeben. Wenn der Betreffende gefunden war, konnte er die Papiere in Empfang nehmen. Die Unruhe und das laute Sprechen der Wartenden ließen aus diesem einfachen Verfahren ein Chaos entstehen. Aber die Menschen beruhigten sich deshalb nicht. Schließlich gab die verzweifelte Sekretärin den Versuch auf, die Namen aufzurufen und wartete schweigend darauf, daß die Menschen ihr zuhörten. Ganz allmählich wurde es still, und sie sagte mit starkem ausländischen Akzent:

»Meine Damen und Herren, *gospoda,* ich kann nicht lauter sprechen als Sie alle zusammen. Halten Sie bitte Ruhe.«

Ihre Worte wurden mit lautem Lachen quittiert. Zum ersten Mal in unserem Leben wurden wir als *gospoda* und nicht als »Genossen« angeredet. Ja, unser Leben begann sich tatsächlich zu verändern!

Endlich war die Prozedur vorüber, und ich hatte alle meine Papiere in der Hand. Ich hatte den halben Tag bei den russischen Emigranten zugebracht. Es war ein Vorspiel dessen, was uns in den folgenden Monaten erwartete. In den kommenden Wochen und Monaten würden wir ständig von lauten Geräuschen und Unordnung begleitet werden.

Den Besuch der ersten Botschaft hatte ich hinter mir. Jetzt mußte ich mir in der österreichischen Botschaft die Durchreisevisa besorgen. Aber dort dauerte das Ganze nur eine halbe Stunde.

39
Abschied

An einem unserer letzten Abende zu Hause setzte ich mich an meinen Schreibtisch und schrieb ein Abschiedsgedicht mit dem Titel »Lebewohl«: »Ich werde mich nicht von dir umarmen lassen / Ich werde deine Asche nicht mit auf die Reise nehmen, Rußland / Ohne Bedauern lasse ich dich zurück / Und niemals werde ich zurückkehren zu dir./ Weder deine Birkenwälder noch deine unendlichen Weiten / Werden mich zurücklocken,/ Ohne Kummer und ohne Herzweh / Sage ich dir freudig lebewohl./ Mich wird kein Heimweh quälen / Nichts wird mich traurig machen,/ Du bist mir fremd geworden, Rußland / Alles was du bist, schreit danach, vergessen zu werden.«

Bis zu unserer Abreise waren es nur noch wenige Tage, und alles, was wir taten, taten wir zum letzten Mal. Irina und ich gaben ein Abschiedsfest für siebzehn unserer Freunde. Sie alle waren Juden, sie alle wollten Rußland verlassen oder dachten ernsthaft daran, es zu tun, wenigstens aber hatten sie gegen eine Auswanderung nichts einzuwenden. Wir hatten unsere Gäste nicht deswegen eingeladen, weil sie Juden waren oder ähnlich dachten wie wir. Die Menschen, die kamen, um sich von uns zu verabschieden, waren ganz einfach die Freunde, die uns noch geblieben waren, die letzten, die sich nicht von uns abgewendet hatten.

Meine Freunde und Patienten, der Anwalt Keller und seine Frau, kamen auch. Ihre einzige Tochter Golja war 1970 nach Israel ausgewandert.

»Erinnern Sie sich noch, wie Sie vor sechs Jahren versucht

haben, mich zu überreden, ich sollte auswandern?« fragte ich ihn. »Heute möchte ich Ihnen für diesen guten Rat danken.«

»Besser spät als nie«, sagte er. Wir mußten lachen.

Der kommunistische Zionist Dr. Sanjuk hatte einen ganzen Stoß jüdischer Schallplatten mitgebracht. Wir alle hatten noch nie so viel jüdische Musik gehört. Die schönen Melodien versetzten uns in eine fröhliche Stimmung; wir wollten lachen und tanzen.

Mein Freund, der Professor, den man zum Nachtwächter gemacht hatte, nachdem ihm die Ausreise verweigert worden war, kam in seiner Arbeitskleidung, weil um Mitternacht seine Schicht begann. Er trug dicke, warme Hosen, die er in die Stiefel gesteckt hatte, einen alten Soldatenrock, rindslederne hohe Stiefel und ein breites Soldatenkoppel. In diesem Aufzug tanzte er begeistert zu den jüdischen Liedern und stampfte übermütig mit den schweren Stiefeln auf den Boden.

»Zu meinem Abschiedsfest habe ich nicht tanzen können, so lassen Sie mich wenigstens zu Ihrem tanzen«, rief er laut. Irina umkreiste ihn und wedelte dabei mit dem Taschentuch. Es sah aus, als tanzten sie einen russischen Volkstanz, während wir anderen uns an den Schultern gefaßt hatten und nach jüdischer Art im Kreis um sie herumhüpften, bis wir völlig außer Atem waren.

Betrunken und glücklich zeigte ich den Gästen unsere Ausreisevisa.

Der Nachtwächter-Professor hielt uns eine Abschiedsrede:

»Schwören Sie uns bei Gott, daß sie bis zum allerletzten Augenblick vorsichtig sein werden. Vergessen Sie nicht, bevor Sie nicht das sowjetische Flugzeug verlassen haben, sind Sie nicht frei. Aber wenn Sie fest auf österreichischem Boden stehen, und nicht vorher, sammeln Sie allen Speichel, den Sie im Mund haben, wenden Sie sich um und spucken Sie das Flugzeug an. Und dann tun Sie es noch einmal für mich!«

Vierundzwanzig Stunden vor unserer Abreise mußten wir unser ganzes Gepäck zum Flughafen Scheremetjewo bringen, um es gründlich vom Zoll untersuchen zu lassen. Ich wußte, diese Prozedur dauerte für jede Familie mehrere Stunden, und einige Gegenstände würden, auch wenn sie offiziell außer Landes gebracht werden durften, beschlagnahmt werden. Obwohl wir ganz vorn in der Schlange standen, begann die Untersuchung unseres Gepäcks erst um die Mittagszeit. Das lange Warten hatte uns ermüdet, und besonders mein Vater, um den sich Irina kümmerte, war am Ende seiner Kräfte.

Drei Zollbeamte überprüften das Gepäck bis auf die kleinste Kleinigkeit. Sie schraubten die Deckplatten der Schreibmaschinen und des Tonbandgeräts ab, um festzustellen, ob wir darin Edelsteine oder andere verbotene Artikel versteckt hätten. Unsere silbernen Löffel wurden genau gewogen, und die beiden kleinsten mußten wir zurücklassen – das zulässige Gewicht war überschritten. Die Familienikone meiner Mutter, mit der Generationen jungverheirateter Ehepaare gesegnet worden waren, durfte ebenfalls nicht außer Landes gebracht werden, obwohl sie kaum einen kommerziellen Wert besaß. Die Tonbänder meines Sohnes wurden in ein besonderes Zimmer gebracht und auf ihren Inhalt überprüft, um festzustellen, ob es wirklich Musikaufnahmen oder etwas anderes waren.

Jetzt mußten wir nur noch eine Nacht und einen Vormittag in Rußland zubringen. Mein Sohn ging noch einmal fort, um sich von seiner Freundin zu verabschieden. Ich fürchtete, er könnte unterwegs überfallen und verprügelt werden, denn vielleicht wollten ihm die Behörden einen letzten Denkzettel verpassen. Deshalb bat ich ihn, nur zwei Stunden auszubleiben und sehr vorsichtig zu sein. Als er zurückkam, hatte er Tränen in den Augen – der erste Liebeskummer!

Meine Schwiegermutter und ihr Mann verbrachten den Abend mit uns. Sie schluckte eine Beruhigungspille nach der anderen. Obwohl sich Irina mit ihrer Mutter versöhnt hatte, war noch eine gewisse Animosität zwischen den beiden zu spüren. Irinas Tante holte Irinas alten Pelz für ihre Tochter ab. Wir trennten uns ohne Bedauern von diesen Gegenständen. Uns beherrschte nur ein einziger Gedanke: Nur fort, und je eher desto besser! Doch die Zurückbleibenden brauchten diese Dinge noch.

Am frühen Morgen des 8. Februar 1978 kamen wir zum letzten Mal zum Flughafen.

Über das Lautsprechersystem hörten wir, wie unser Flug aufgerufen wurde. Für uns klang diese Stimme wie Beethovens Neunte Sinfonie: »Achtung, alle Passagiere mit Karten für den Flug Moskau-Wien, Aeroflot TU 134, werden gebeten, sich zum Flugsteig sieben zu begeben.« Die Ansage wurde auf englisch, französisch und deutsch wiederholt. Flugsteig sieben – die Sieben ist eine Glückszahl!

In einer vorher verabredeten Reihenfolge gingen wir die Treppe hinauf zur letzten Personenkontrolle im ersten Stock: Wladimir junior ging voraus, weil er als jüngster am ehesten noch in letzter Minute hätte aufgehalten werden können (ich hatte von solchen Fällen schon gehört), dann kam Irina, die ihren Jungen auf keinen Fall aus den Augen lassen wollte. Ihr folgten meine Eltern. Ich rechnete nicht damit, daß sie Schwierigkeiten haben würden. Ich selbst übernahm die Nachhut, um beobachten zu können, wie meine Familie durch die Kontrolle kam. Ich mißtraute den Behörden bis zum letzten Augenblick und war immer darauf gefaßt, daß man uns noch irgendwelche Fallen stellen würde. Wenn das geschah, wollte ich wissen, ob meine Familie sich in Sicherheit befand. Das Herz schlug mir bis zum Hals hinauf, als wir uns dem Kontrollpunkt näherten.

Die KGB-Offiziere nahmen unsere Visa, verglichen die Fotos mit unseren Gesichtern, stempelten die Visa ab und öffneten schließlich die Schranke vor der Grenze. Ich war ein paar Schritte hinter den anderen stehengeblieben und beobachtete genau alles, was geschah, immer darauf gefaßt, daß es noch Schwierigkeiten geben könnte. Nun öffnete sich die Schranke vor meinem Sohn, und er überquerte die Grenze. Irina folgte ihm. Wenigstens sie waren jetzt zusammen, falls irgend etwas geschehen sollte. Dann wurden meine Eltern durchgewinkt. Und nun kam ich an die Reihe. Ich trat an den Schalter und reichte dem Offizier mein Visum. Ohne daß ich es wollte, zitterte meine Hand. Er blickte auf das Foto und richtete dann seine völlig ausdruckslosen Augen auf mein Gesicht. Er stempelte das Visum ab, gab es mir zurück, die Schranke öffnete sich, und ich überquerte die russische Grenze – es war, als träumte ich.

Plötzlich wachte ich auf. Die Spannung hatte sich gelöst,

und mich überkam eine Welle überschäumender Freude. Wir umarmten und küßten uns, dann liefen wir zum Flugsteig sieben.

Nach dem Start überflog die Maschine im großen Halbkreis noch einmal den Teil Moskaus, in dem wir gewohnt hatten. Zum letzten Mal sah ich diesen schmerzlich vertrauten Bezirk aus der Vogelperspektive. Der Flug nach Wien dauerte zweieinhalb Stunden. In der ersten Klasse genossen wir den als Vorspeise gereichten Schnaps und Kaviar und ein vorzügliches Mittagessen. Großartig! Hin und wieder stießen wir uns an und lächelten. Hinter uns in der Touristenklasse saßen drei KGB-Agenten. Das ist Vorschrift auf allen Auslandsflügen. Ich konnte sie sofort erkennen. Sie dösten vor sich hin und sahen gelegentlich in unsere Richtung. Beobachtet uns nur nach Herzenslust, dachte ich, und seid euch eurer Macht bewußt, aber bald werden wir frei sein.

Am fernen Horizont erkannte ich die Silhouette der Stadt Wien. Die Nase des Flugzeugs senkte sich, und es verlor an Höhe. In wenigen Minuten würden wir das russische Hoheitsgebiet verlassen. Wir landeten. Die Maschine rollte zum Flugsteig. Ich blickte aus dem Fenster und sah mich dann nach den KGB-Agenten um. Sie blieben auf ihren Plätzen. Die Tür öffnete sich, und wir stiegen aus. Die Luft war klar und frisch.

Wir gingen in der gleichen Reihenfolge die Gangway hinunter; unser Sohn als erster, dann Irina gefolgt von meinen Eltern und ich am Schluß. Nun betraten wir österreichischen Boden. Dort stand ein Omnibus – ein Wiener Bus, nicht ein russischer. Ich dachte an die Bitte meines Freundes, und bevor ich in den Bus stieg, spuckte ich in Richtung auf das Flugzeug aus.

Eine charmante junge Frau, eine Vertreterin des israelischen Sohnuth, begrüßte uns mit strahlendem Lächeln.

»Shalom.« Das ungewohnte Wort klang wie eine schöne Melodie. »Wohin reisen Sie, nach Israel oder nach Amerika?«

»Shalom! Wir gehen nach Amerika.«

In einem Wagen fuhren wir zu dem für russische Flüchtlinge reservierten kleinen Donauhotel. Wir mußten zu fünft mit einem großen Zimmer vorliebnehmen, aber ohne Badezimmer

und Telefon. Aber das machte uns nichts aus! Die jüdischen Organisationen hatten die Kosten übernommen, und wir waren ihnen dankbar.

Irina und ich gingen hinaus auf die beschneite, breite Straße. Unser erster Gang führte uns zum Postamt, denn wir wollten ihre Mutter in Moskau anrufen, um ihr zu sagen, daß wir alles gut überstanden hatten. Hier waren wir in einer völlig neuen Umgebung. Während wir durch die Straßen gingen, hatte ich plötzlich ein eigenartiges, mystisches Gefühl. Mir war, als befände ich mich in einer langen, engen Röhre. Am Ende dieser Röhre schimmerte ein schwaches Licht. Ich hatte das ganz bestimmte Gefühl, irgend etwas habe mich verlassen und glitte sanft durch die Röhre auf das ferne Licht zu. Was war das gewesen? Mir schien, ich könnte jetzt leichter atmen. Ich blieb stehen. Irina sah mich erschreckt an. Ich sagte ihr:

»Weißt du, mein vergangenes Leben ist eben davongeflogen.«